实用神经外科学

SHIYONG SHENJING WAIKEXUE

黄昌尧　徐溥澄　主编

天津出版传媒集团

▲ 天津科技翻译出版有限公司

图书在版编目（CIP）数据

实用神经外科学 / 黄昌尧，徐溥澄主编 . — 天津：
天津科技翻译出版有限公司，2019.7（2024.4重印）
ISBN 978-7-5433-3894-4

Ⅰ . ①实… Ⅱ . ①黄… ②徐… Ⅲ . ①神经外科学
Ⅳ . ① R651

中国版本图书馆 CIP 数据核字（2018）第 245589 号

出　　　版：天津科技翻译出版有限公司
出 版 人：刘子媛
地　　　址：天津市南开区白堤路 244 号
邮政编码：300192
电　　　话：022-87894896
传　　　真：022-87895650
网　　　址：www.tsttpc.com
印　　　刷：三河市华东印刷有限公司
发　　　行：全国新华书店
版本记录：787×1092　16 开本　12.5 印张　300 千字
　　　　　　2019 年 7 月第 1 版　2024 年 4 月第 2 次印刷
　　　　　　定价：78.00 元

作 者 简 介

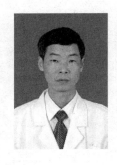

　　黄昌尧，毕业于贵阳医学院，本科学历，副主任医师。现任职于贵州省黔西南州人民医院神经外科，已从事神经外科工作28年。曾到四川大学华西医院、北京三博脑科医院等进修学习。现为中华医学会贵州省神经外科学会常委，中国医药教育协会神经外科专业委员会委员。主要研究颅脑损伤、颅内肿瘤、脑血管病，具有扎实的理论基础和丰富的临床实践，并且在多部医学杂志发表过多篇学术文章。

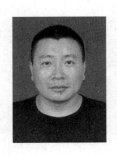

　　徐溥澄，毕业于贵州省贵阳医学院，本科学历，副主任医师。现任职于贵州省黔西南州人民医院神经外科。从事神经外科临床诊疗工作15年，主要工作领域为创伤神经外科及神经外科微创、功能神经外科治疗。近五年来作为第一作者发表论文三篇。

前　言

　　神经外科学是外科学中的一个分支，是在外科学以手术为主要治疗手段的基础上，应用独特的神经外科学研究方法，研究人体神经系统，如脑、脊髓和周围神经系统，以及与之相关的附属结构(如颅骨、头皮、脑血管、脑膜等)的损伤、炎症、肿瘤、畸形，和某些遗传代谢障碍或功能紊乱疾病，如癫痫、帕金森病、神经痛等疾病的病因及发病机制，并探索新的诊断、治疗、预防技术的一门高精尖学科。近年来，神经外科医学发展突飞猛进，新知识、新理论、新技术、新手术和新器械大量涌现，面对信息爆炸时代，人们在新世纪需要一本能反映时代气息的，指导神经外科医、教、研工作的综合性参考书。由此，编者在参阅了近年来大量相关文献资料的基础上，结合多年的临床工作经验编写了《实用神经外科学》一书。

　　全书共分七章，详细介绍了颅脑发育畸形、颅内和椎管内血管性疾病、脑疝和颅内压增高、脊髓疾病、颅脑损伤、脑积水等方面的内容。本书内容涵盖神经外科的各个方面，全书结构合理、内容新颖、图文并茂，可供各级医院神经外科医师、护士、研究生和其他相关学科医师参考使用。

　　由于编者水平有限，加之时间仓促，书中难免会有失误与不足之处，恳请各位读者予以批评指正。

前言

目　录

第一章 颅脑发育畸形

第一节 寰枕畸形

一、概述

枕骨、枕大孔或第一、二颈椎的先天性或获得性骨质异常使下脑干与颈段脊髓的活动空间
有所缩小，有可能造成小脑、后组脑神经和脊髓的症状。

由于脊髓有一定的柔顺性，易感受间歇的压迫，颅颈交界处的若干类型的病变可以产生一
些症状，后者不但在不同病例中各不相同，而且还可时隐时现。当寰椎与枕骨发生融合，齿状
突后枕大孔前后直径 < 19 mm 时，可以引起颈段脊髓病变。平底颅是可引起或不引起临床症
状的颅底扁平畸形；在侧位头颅 X 线片上，斜坡平面与前颅凹平面的相交角 > 135°。颅底凹
陷 (齿状突伸入枕大孔) 产生短颈项，伴有小脑、脑干、后组脑神经与脊髓体征组合而成的各
种临床表现。Klippel-Feil 畸形 (颈椎骨的融合) 除颈部畸形与颈椎活动受限外，通常不引起神
经症状。寰枢椎脱位 (寰椎相对向前移位) 可引起急性或慢性脊髓压迫症。

(一) 病因

先天性异常包括齿状突小骨，寰椎吸收或发育不全，与 Arnold-Chiari 畸形 (小脑扁桃体
或蚓部向下伸入颈段椎管脑部畸形)。软骨发育不全可造成枕大孔变窄，产生神经压迫。Down
综合征、Morquio 综合征 (IV型黏多糖沉积病) 以及成骨不全都能引起寰枢椎不稳与脊髓压迫症。

获得性异常可由外伤或疾病造成。当枕骨－寰椎－枢椎复合结构受到损伤时，在出事现场
发生的死亡率很高。原因为骨质的损伤 (骨折)，韧带的损伤 (脱位)，或复合伤 (C_2 半脱位，
经枢椎的颈髓延髓交界处损伤与骨韧带的破裂)。半数是由车祸引起，25% 由跌跤造成，10%
由娱乐活动引起，特别是跳水意外。原来有颅颈交界处异常的患者在发生轻微颈部损伤后可以
激发程度不等的进展性症状和体征。颈椎的类风湿关节炎和转移性疾病可引起寰枢椎脱位。颅
颈交界处的缓慢生长的肿瘤 (如脊膜瘤、脊索瘤) 通过对脑干与脊髓的压迫也可产生症状。类
风湿性关节炎与 Paget 病可造成颅底凹陷伴脊髓与脑干压迫、类风湿关节炎是颅颈不稳定性最
为常见的病因，外伤、肿瘤侵蚀或 Paget 病也可引起颅颈不稳定。

(二) 临床表现

由于骨质与软组织异常可以通过各种不同的配合对颈段脊髓、脑干、脑神经、颈神经根或
它们的血液供应产生压迫，因此，发病征象变动不定。头部异常的姿势属常见，在某些病例中
颈短或呈蹼状。最常见的临床表现是颈部疼痛与脊髓受压 (脊髓病变)。运动传导束的受压引
起上肢和 (或) 下肢的无力、强直与腱反射亢进。下运动神经元被累及则引起臂部与手部肌肉
萎缩与无力。感觉障碍 (包括关节位置感觉与振动觉得异常) 往往反映脊髓后柱的功能障碍，
患者可能诉说在屈颈时出现沿背脊向下往往直达腿部的放射性发麻感 (Lhermine 征)。脊髓丘
脑束被累及 (例如，痛觉与温度觉丧失) 的情况不常见，但某些患者有手套－袜子型感觉异常

或麻木。脑干与脑神经障碍包括睡眠呼吸暂停，核间性眼肌麻痹，向下的眼球震颤，声音嘶哑以及吞咽困难。常见向上臂扩展的颈部疼痛，与向头顶放射的枕下部头痛。头部的动作可使症状加重，咳嗽或躯体前倾可引发症状。疼痛是由于 C_2 神经根与枕大神经受压与局部骨骼－肌肉的功能障碍。

血管性症状包括昏厥，倾倒发作，眩晕，间歇的精神错乱或意识障碍，阵发性无力以及短暂的视觉障碍。身体移动或头位改变可以引发椎－基底动脉缺血。

（三）诊断

遇到涉及下脑干、上颈段脊髓或小脑的神经障碍，不论是固定的或进展性加重的，都应当考虑到颅颈交界处异常的可能。

进行 X 线片检查（头颅侧位片连带颈椎在内，颈椎前后位与左、右斜位片）有助于明确可能影响治疗的一些因素，这些因素包括异常情况的可复位性（可恢复正常的骨质弧度，从而解除对神经结构的压迫），骨质的侵蚀，压迫的力学机制，以及有无异常的骨化中心或伴有畸形发育的骨骺生长板。CT 椎管造影可对神经结构的异常以及伴发的骨质变形提供解剖学方面的细节。矢状面 MRI 能很好地显示伴发的神经病变（脑干和颈髓受压情况，合并下疝畸形、脊髓空洞症以及血管性异常）。MRI 能将骨质与软组织的病理学联系起来，并明确显示畸形与伴发神经缺陷（如 Amold-Chinri 畸形、脊髓空洞症）的水平与范围。椎动脉造影或 MRA 可选择性地用于明确固定的或动态的血管受压情况。

（四）治疗

某些颅颈交界处异常（例如，急性损伤性寰枢椎脱位与急性韧带损伤）只需要通过头位的调整就可以得到整复。大多数病例需要应用帽形光环状支架做骨骼牵引，牵引重量逐步增加至 3.6 ～ 4 kg 以达到复位。牵引通常能在 5 ～ 6 d 内奏效。如能达到复位目的，需用光环连带的马甲背心维持固定 8 ～ 12 周；然后做 X 线片复查以证实复位的稳定性。如果复位仍不能解除神经结构的受压，必须进行手术减压，采用腹侧或背侧入路。如果减压后有不稳定现象出现，则需要做后固定术。对其他一些异常（例如类风湿关节炎），单纯进行外固定不大可能达到永久的复位，需要后固定（稳定术）或前减压加稳定术。颅颈交界部位的融合手术有多种方式，对所有不稳定的部位都必须予以融合。对转移性疾病，放射治疗与硬的颈托常有帮助。对Paget 病，降钙素、二磷酸盐有帮助。

二、扁平颅底和颅底凹陷

（一）概述

颅底凹陷是指枕大孔周围的颅底骨向上方凹陷进颅腔，并使之下方的寰枢椎，特别是齿状突升高甚至进入颅底。这种畸形极少单独存在，常合并枕大孔区其他畸形，如寰椎枕骨化、枕骨颈椎化、枕大孔狭窄及齿状突发育畸形等。颅底凹陷通常分为两类：原发性与继发性，前者指先天性畸形，较常见。常合并寰枢椎畸形、寰枕融合、寰椎前弓、后弓或侧块发育不良、齿状突发育异常，以及 Klippel-Feil 综合征等。有时也可因为严重的佝偻病、骨质软化症、骨质疏松症、肾性骨病等因素造成颅底凹陷、因骨质变软，受头颅重力作用而下沉，引起颅底凹陷，称为继发性。本型极少见，其临床重要性远不如先天性重要。扁平颅底是指后颅窝发育位置较高，即由蝶鞍中心至枕大孔前缘与鼻根至蝶鞍两线交角的基底角增大导致整个颅底平坦。在正常成年人为 132°～140°。基底角减少无临床意义，而增大则表示颅底发育畸形。

（二）临床表现

先天性颅底凹陷常在中午以后逐渐出现神经系统症状，通常在 20～30 岁以后，常因轻微创伤、跌倒，促使脑干或脊髓受损。虽然幼童也可能发病，然而多数患者往往因年龄增长，椎间关节退变及韧带松弛，逐渐发展而引起症状。

先天性颅底凹陷易累及小脑、脑干及前庭功能。不仅表现四肢运动及感觉障碍和共济失调，还可能出现眩晕、眼震及第 5、9、10、11 脑神经受损的症状与体征，性功能障碍，括约肌功能异常以及椎-基底动脉供血不足的临床症状。

呼吸肌功能衰减常常使患者感觉气短，说话无力，严重者可能出现不同程度的中枢性呼吸抑制、睡眠性呼吸困难等。

（三）诊断

本病常合并寰枢椎畸形，或 Arnold-Chiari 畸形，此时神经受损的表现更为复杂。

先天性扁平颅底或颅底凹陷在未出现神经症状之前不易诊断，但部分患者伴有低发际，头面部发育不对称，斜颈或短颈畸形，这些表现常常引导医师做进一步的 X 线检查。

以寰椎为中心颅颈侧位 X 线片可以做以下测量。

Chamberlain 线：由枕大孔下缘至硬腭后极的连线。齿状突顶点位此线之上超过 3 mm 为异常。有时枕大孔下缘在 X 线片上显示不清，也可因颅底凹陷后缘也随之内陷，影响测量结果。

McGregor 线：枕大孔鳞部的最低点至硬腭后极的连线。正常时齿状突顶点位于此线之上，但小于 4.5 mm。大于此值则说明颅底凹陷。此线避免了 Chamberlain 线的缺点。

McRac 线：枕大孔下缘至斜坡最低点的连线。此线无助于诊断，而用以表明齿状突凸入枕大孔程度。据 McRac 观察，齿突位于此线之下时很少出现症状；反之则多有症状。

断层摄片及 CT 扫描对了解该部位骨性结构的形态、相互关系，确定其发育缺陷有一定的帮助。CTM（脊髓造影加 CT）及 MRI 对了解神经受压的部位和程度是必要的。MRI 尚可以观察神经结构内部的病损状况，有时可以代替 CTM 及脊髓造影。

（四）治疗

无症状的颅底凹陷不需要治疗，但应定期随诊。有神经压迫症状者则需手术治疗。枕大孔后缘压迫则需行后路枕大孔扩大减压术，若同时行寰椎后弓切除则以同时行枕颈融合术。然而，脑干或脊髓腹侧受压比较常见，并且常伴有先天性寰枕融合或齿状突畸形。此时以前方减压为宜。口腔径路显露，可以在直视下切除寰椎前弓、齿状突，必要时可将枢椎椎体及斜坡下部一并切除。但该手术途径显露并不十分清晰，还需特殊的自动拉钩、光源、气动钻等特殊器械，由于减压在前方，破坏较多的稳定结构，通常需要先行后路枕颈融合术。

三、小脑扁桃体下疝

小脑扁桃体下疝又称 Amold-Chiari 畸形，这是一种常与颅底凹陷畸形伴发的中枢神经系统发育异常。

（一）病理改变

小脑扁桃体下疝是由于后颅凹中线结构在胚胎期的发育异常，其主要病理变化为小脑扁桃体呈舌状向下延长，与延髓下段一并越出枕大孔而进入椎管内，与其延续的脑桥和小脑蚓部亦随之向下移位，亦可能造成中脑导水管和第四脑室变形，枕大孔与椎管起始部的蛛网膜下隙狭窄等一系列变化。扁桃体下疝有的低至枢椎或更低水平。重型者，可见部分下蚓部也疝入椎管内，由于上述的改变，使舌咽、迷走、副、舌下神经等脑神经，上部颈脊髓神经根被牵下移；枕大孔和颈上段椎管被填塞引起脑积水。本病若与脊髓脊膜膨出、其他枕大孔区畸形伴发，则症状出现较单纯者早而重。依据病理变化可分为 A 型 (合并脊髓空洞症) 及 B 型 (单纯扁桃体下疝)。

(二) 临床表现

由于脑干、上颈段脊髓受压，神经组织缺血，脑神经、脊神经受累和脑脊液循环受阻，通常出现下列症状。

1. 延髓、上颈段脊髓受压症状

表现为某一侧或四肢运动及感觉有不同程度的障碍，腱反射亢进，病理反射阳性，膀胱及肛门括约肌功能障碍，呼吸困难等。

2. 脑神经、上颈段脊神经症状

表现为面部麻木、复视、耳鸣、听力障碍、发音及吞咽困难，枕下部疼痛等。

3. 小脑症状

表现为眼球震颤、步态不稳或共济失调等。

4. 颅内高压症

由于脑干和上颈段脊髓受压变扁，周围的蛛网膜粘连增厚，有时可形成囊肿；延髓和颈段脊髓可因受压而缺血及脑脊液压力的影响，形成继发性空洞病变、颈段脊髓积水等。

(三) 诊断

为明确诊断和鉴别诊断需要，可做 MRI、CT 扫描，椎动脉造影。对有颅内压增高的患者，检查时要注意突然呼吸停止，故应谨慎从事并有应急措施。目前，最好的检查手段是 MRI 检查，在矢状位上可以清楚地看到小脑扁桃体下疝的具体部位，有无延髓及第四脑室下疝，脑干的移位，脊髓空洞症及脑积水等。

(四) 治疗

本病并非一经诊断都需手术治疗，因为有相当多的病例，临床症状并不严重。对于年龄较小或较长者，应密切观察。仅对症状和体征严重者，方可施行手术。手术的目的是解除对神经组织的压迫，重建脑脊液循环通路，并对不稳定的枕颈关节加以固定。

手术适应证：①延髓、上颈段脊髓受压；②小脑和脑神经症状进行性加重；③脑脊液循环障碍，颅内压增高；④寰枢椎脱位或不稳定。

手术方法主要为枕骨部分切除以扩大枕大孔，以及寰椎后弓切除减压术。硬脑脊膜应广泛切开，分离粘连，探查第四脑室正中孔，如粘连闭塞，应小心分离扩张，使之通畅。不能解除梗阻者则应考虑重建脑脊液循环通路的分流手术。对不稳定的寰枢椎脱位，则行枕骨和颈椎融合术。

第二节 颅裂

颅骨闭合不全的先天畸形。与脊柱裂相似，发生率远低于脊柱裂。往往在颅骨中线部位有骨缺损，无局部症以及神经症状者称隐性颅裂，多偶然发现。若颅内结构从骨缺损处膨出，则称为脑膨出。可按膨出部所含结构的不同分为四大类：①脑膜膨出，囊内仅为硬脑膜和脑脊液；②脑脑膜膨出，囊内有脑组织疝出，但脑室并未延伸进入囊内；③积水性脑膨出，脑室系统的一部分与脑膨出的腔相交通；④囊性脑脑膜膨出，有脑和脑室膨出，硬膜和脑组织之间的空间有液体存在。临床上以前两型多见。

最常见的膨出部位在颅骨后部枕外隆凸附近。也可位于颅底，向前下进入鼻腔或鼻额、鼻眶区。位于鼻根、眼眶、前额者称为前额部脑膨出。覆盖膨出的被膜常为正常皮肤。颅骨缺损大小变异很大，小者仅数毫米，大者数厘米。后者多有脑膨出。

枕部脑膨出常为圆形软肿块。基底形态不同，有广基者亦有呈蒂状者，其大小依颅骨缺损的程度而异。膨出部的张力可随患儿哭闹而增加，常可触及搏动。前额部和突入鼻腔的膨出尚需与鼻根部肿物、眶内肿物和鼻息肉相鉴别。穿刺吸出脑脊液即可确诊。患儿常见智力发育迟缓，局限性肢体力弱或痉挛。枕叶受损则可见视觉障碍。有脑组织膨出者几乎均合并脑积水。也可合并全身其他器官的畸形，如唇腭裂、脑穿通畸形、脊柱裂和畸形足。膨出包块可逐渐增大，囊壁菲薄者可破裂 造成脑膜炎。

治疗以手术为主。多数学者主张早期手术。手术以修补缺损为主，其内容物要予以切除避免还纳。前额鼻根部的脑膨出需行开颅修补和颅外整形二期手术，此手术可待患儿稍大后方进行。合并脑积水者尚需行脑脊液分流手术治疗。

一、鼻根部膨出

鼻根部脑膨出分鼻额型、鼻筛型和鼻眶型三类。有共同的颅骨缺损内口，位于鸡冠前的额、筛骨间，或在中线部，或一侧，或两侧。但从面部看，膨出囊位置各不相同；鼻额型位于眉间或鼻根部；鼻筛型较鼻额型低，并伸向双眼眦，形成双叶状；鼻眶型在单侧或双侧眼眶的前下方，使眼球移向外上方。膨出的神经组织有额叶和嗅觉结构，严重者囊内含有双侧额叶和大脑镰。

（一）病因

鼻根部脑膨出儿母亲常有孕期感染、外伤和服用药物史。

（二）临床表现

鼻根部脑膨出的临床表现。

1. 鼻根部脑膨出患者母亲常有孕期感染、外伤和服用药物史。

2. 可合并脑的其他先天性畸形，如脑积水、胼胝体发育不良、小脑回、多趾（指）畸形和室间隔缺损等。

3. 在眉间、鼻根部和眶部有一个或两个（两侧）包块，通常有皮肤覆盖。膨出包块逐渐增大。可引起面部畸形，如鼻根扁宽、眶距增宽，有时眼睑呈三角形，双眼挤向外侧，鼻根部脑膨出严重时，双眼闭合不全。如膨出囊自眼眶后方膨出时，可使病侧眼眶扩大、眼球突出。压迫鼻腔时，可引起呼吸困难和胃炎。有时膨出囊突入鼻腔，可形如鼻息肉。

4. 一般无神经系统症状；有时有嗅觉丧失，若膨出囊突入眶内者，可引起Ⅱ、Ⅲ、Ⅳ、Ⅵ和Ⅴ第一支等脑神经损害的症状。

（三）辅助检查

同前部分"枕部膨出"，行冠状位 CT 及脑池造影可以进一步明确漏出部位。鸡冠明显向后方移位。

（四）诊断要点

鼻根部软组织包块；影像学阳性发现。

（五）鉴别诊断

注意同皮下肿物的鉴别。

（六）治疗

1. 鼻根部脑膨出的手术目的

减轻面部畸形，减少双眼视力和脑组织的损害。

2. 鼻根部脑膨出的手术时机

手术宜在出现明显面部畸形和神经功能障碍之前施行。

3. 鼻根部脑膨出的手术要点与注意事项

取额底入路，探查膨出囊，细心勿撕破硬脑膜。如果囊颈宽，疝出的脑组织有功能的话，应将其回纳颅内。多数情况下，骨缺损小，膨出囊内脑组织无功能，此时宜在囊颈内割断之，用颞肌筋膜或大脑镰瓣严密修补缝合硬脑膜缺损，并用纤维蛋白胶粘封，以防脑脊液漏。膨出囊的颅外部分，一般不需处理，日后会皱缩至不需再次手术切除；如果颅外膨出包块大，且引起呼吸梗阻的话，需分块切除囊内容物。对于小的颅骨缺损，用纤维组织充填即可；对于大的缺损，需用颞区自体颅骨修复之，固定于骨缺损周缘的硬脑膜上，或用钛网固定，以支持修复的硬脑膜，防止脑膨出复发。面部畸形明显的，以后做颅面整形术。

（七）预后

预后较好，比其他部位的膨出治疗效果好；脑积水的发生率为 12%～20%。

二、枕部颅裂伴膨出

（一）病理

枕部缺损位于枕外隆凸下方中线上，严重者缺损可自枕外隆凸至枕大孔，后颅窝静脉窦可以包绕骨质缺损的边缘，有时直窦可以进入膨出的部分。在脑膜脑膨出中，小脑蚓部常可膨出，严重者可包含枕叶和侧脑室，甚至形成积水性脑膨出。更严重者，脑干可以疝入囊腔。

（二）临床症状

患儿出生后即可见枕部中线处的膨出，随生长逐渐长大。有些基底宽，有些基底窄。多数可以直接扪及骨质缺损，可以有脑积水体征。

（三）辅助检查

CT 和 MRI 可以显示膨出的脑膜，脑脊液和神经组织。X 线片可以显示骨质缺损。

（四）诊断要点

生后枕部软组织膨出，逐渐增大，X线、CT、MRI等可以证实其颅骨缺损和显示软组织膨出。

（五）鉴别诊断

注意与一般的皮下肿物进行鉴别。

（六）治疗

对于新生儿应该同产科，儿科共同进行治疗，注意保温和一般情况的救治。手术治疗的目的是去除囊壁，保留有功能的脑组织并封闭硬膜，术中注意对膨出的脑组织的处理和止血。

（七）预后

术中死亡常由于出血和损伤脑干所致。而术后死亡主要原因为脑膜炎。因此对高颅压的患儿先行分流术可以减小切口缝合的张力，以减少感染的发生。远期预后与有无脑积水，膨出中神经组织的多少有关。单纯的脑膜膨出的死亡率为15%，而脑膜脑膨出的死亡率为50%。约有半数的脑膜膨出患者术后生长发育是正常的。脑积水是常见的并发症，应该注意随访，并及时处理。

三、颅底膨出

（一）病理和临床表现

颅底膨出与鼻根部膨出相似，同样是前颅底的缺损，只是缺损的部位偏后，从面部见不到软组织肿物的脑膨出，表现为鼻腔堵塞，脑脊液漏或反复发作的脑膜炎。可伴有其他颅面畸形，包括唇裂、鼻裂、腭裂，视神经发育不良、眼组织缺损、眼小畸形，下丘脑-垂体功能障碍。伴有腭裂的患儿在哭闹时有时可以软组织自腭裂突出。膨出的囊内可能包裹有重要结构，如前动脉，视神经或视交叉，垂体柄等，可以分为：

1. 经筛骨

经筛板缺损突入鼻腔。

2. 蝶-筛

突入下鼻腔。

3. 经蝶骨

经未闭合的颅咽管（孔盲端）突入蝶窦或鼻咽部。

4. 额-蝶或蝶-眶

经眶上裂突入眶。

（二）检查

同前述；冠扫CT和脑池造影利于制订手术方案，X线片可以证实顶骨的缺损。

（三）诊断要点

患儿有脑脊液漏和脑膜炎，可以伴有其他头面部畸形；X线、CT和MRI可以确诊。

（四）鉴别诊断

注意与单纯的肿物，如鼻腔息肉等进行鉴别。

（五）治疗

手术时机和方案选择：何时进行手术各家意见不一。由于此类畸形可以导致致命的后果，因此宜早期手术治疗。但是术中和术后的风险很大，婴儿的死亡率可以高达46%，而成人为0。

经蝶修补损伤小，适于婴儿，尤其是合并腭裂的患儿。如条件允许，经颅修补更好。此两种入路术中均需要注意。

(1) 膨出囊内容物务必保留。

(2) 无论硬膜还是黏膜要保持完整，以防脑脊液漏。

（六）手术并发症

脑脊液鼻漏、脑膜炎和垂体功能低下等。

（七）预后

长期预后与膨出部位、囊腔内是否有神经组织和是否有其他神经系统疾病等有关。

四、顶部膨出

约占所有脑膨出的 13%，近半数患者合并有脑发育不良等畸形，如穿通畸形、胼胝体发育不良、小脑蚓部发育不良或缺如。多数患者智力发育障碍。影像学表现和治疗等与枕部膨出等相似。

第三节 枕大孔区畸形

枕大孔区畸形是指枕骨、上颈椎和此区域的脑、脊髓先天性畸形。颅颈移行部为一特殊区域，发育过程相当复杂。如果胎儿在发育过程中受到某种影响，则可形成多种畸形，临床上包括颅底陷入症、寰椎枕化、寰枢椎脱位、颈椎融合和小脑扁桃体下疝。

一、Amold-Chiari 畸形

Arnold-Chiari 畸形（基底压迹综合征），又称 Arnold-Chiari 综合征。本病指小脑下部或同时有脑干下部和第四脑室之畸形，向下做舌形凸出，并越过枕骨大孔嵌入椎管内。

（一）发病机制

本病指小脑下部或同时有脑干下部和第四脑室之畸形，向下做舌形凸出，并越过枕骨大孔嵌入椎管内。本病病因不明，有 3 种见解。

1. 流体力学说

胎儿期患脑积水，由于颅内和椎管内的压力差异继发的畸形改变。

2. 牵拉学说

脊髓固定于脊膜脊髓膨出之部位，随着发育而向下牵拉。

3. 畸形学说

后脑发育过多、桥曲发育不全。

（二）临床表现

头痛和视盘水肿等颅压增高征、共济失调（表现为小脑性或脊髓性共济失调）、锥体束征、后组脑神经和上颈髓脊神经麻痹。

脑干小脑 MRI 检查可发现小脑扁桃体下疝畸形改变。

（三）辅助检查

磁共振 (MRI) 可以清楚地显示小脑扁桃体等组织疝入枕大孔和椎管内的情况，是目前诊断此病的最重要检查。当小脑扁桃体下缘低于枕大孔后唇下缘与斜坡最低点连线下 5 mm 时即可诊断。CT 可以对合并脑积水、颅裂等进行诊断，但是对枕大孔区脑组织显示不清，X 线片可以提示合并的颅颈交界处骨性异常，如枕颈融合等。

（四）诊断要点

主要是依靠 MRI 显示的异常，结合临床症状体征即可诊断。

（五）鉴别诊断

1. 须与其他颅椎连接处先天性畸形鉴别

(1) 颅底凹陷 (basilar invagination)：是以枕大孔为中心的颅底骨内陷畸形。主要改变为枕骨变扁，枕大孔歪曲及前后径减少，常伴寰枕融合。

(2) 寰枕融合：寰枕部分或完全融合，枕骨偏移并伴有旋转使两侧寰枕融合高度不等。枢椎齿状突上升可造成延髓或颈髓的压迫。

(3) 寰枢椎脱位 (atlantoaxial dislocation)：先天性寰枢椎脱位的多见原因是齿状突发育不良或缺如。寰枢椎脱位常致延髓及上颈髓压迫。

上述先天畸形均可致延髓及上颈髓压迫症状，一般无小脑及颅压增高症状。临床有时与 Amld-Chiari 畸形不易鉴别，借助于 X 线片及其他影像学检查诊断不难。

2. 后颅窝及枕骨大孔区肿瘤

可有颅压增高、脑神经麻痹及小脑症状，仅以临床表现与本综合征难以鉴别。CT 检查可见颅后窝实质性占位、中线偏移及幕上脑积水征象，颈椎 X 线片无异常发现。

（六）治疗

对没有症状的患者可以观察。对有症状的患者最好在发现症状 2 年内手术治疗。有脑积水患者，宜先行分流术，再行枕下减压术，术中可以根据情况在切除部分枕骨后，切除 C_1 和 C_2 的后弓。有学者认为，行环枕筋膜的减张缝合可以更加有效的缓解压迫症状，但是有学者认为仅单纯行骨性减压和环枕筋膜松解即可达到有效减压的目的。

[手术术式]

早期主要采用单纯颅后窝减压术和空洞脊蛛网膜下隙分流术，后期治疗组主要采用后颅窝小骨窗减压 + 软脑膜下小脑扁桃体部分切除术 + 硬脑膜成形术，单纯颅后窝减压术 (PFD) 颅后窝正中开颅，枕鳞部骨窗约 5 cm×5 cm，枕骨大孔咬除宽度 1.5 ～ 2.1 cm。然后根据小脑扁桃体下疝程度决定切除颈椎板范围，以能显露小脑扁桃体下极为准。打开硬脑膜，向上托起小脑扁桃体下极，疏通第 4 脑室正中孔，敞开硬脑膜，间断缝合颈部肌肉，关颅。

颅后窝小骨窗减压 + 软脑膜下小脑扁桃体部分切除术 + 硬脑膜成形术。颅后窝骨性减压比 PFD 式要小，约 3 cm×3 cm，打开硬脑膜后显微镜下重点处理蛛网膜粘连带，使减压充分，并于软脑膜下，部分切除下疝之小脑扁桃体，使之向上回缩，探查并疏通侧隐窝及正中孔避免血管神经损伤。最后在关颅前取一侧颈筋膜组织片约 3 cm×3 cm，与颅后窝硬膜严密缝合，行硬脑膜成形枕大池扩大。

疗效标准，以 Tator 结果评定标准进行评定，依患者自我感觉症状和体征改善程度分为明显改善、稳定、恶化。

手术是治疗该畸形的最主要的手段。手术方式有多种，对其手术方法及疗效争论颇多。硬膜打开组预后优于未打开硬膜组，具有显著的统计学意义 ($P < 0.05$)，硬膜修补组术后并发症发生率低于硬膜未修补组，具有显著的统计学意义 ($P < 0.05$)。因此，在 Arnold-Chiari 畸形的诸多手术治疗方法中，后颅窝减压术＋硬膜囊扩大重建术是较为理想的一种术式。

（七）预后

70%～80% 的 I 型患者手术后症状和体征改善，但是其中约 20% 的患者症状会反复。II 型患者主要为婴幼儿，其病死率和致残率很高。20%～50% 的患儿无法长期存活。

二、Dandy-Walker 畸形

第四脑室孔闭塞综合征（非交通性脑积），又称 Dandy-Walker 畸形、Dandy-Walker 综合征。第四脑室中间孔或侧孔为先天性纤维网、纤维带或囊肿所闭塞；枕大池被先天性脑脊膜膨出、小脑异位或脑膜感染粘连所阻塞，以及颅后窝中线肿瘤可造成程度不同的脑积水。

（一）病理

第四脑室正中孔（Magendie 孔）和侧孔（Luschka 孔）闭锁，第四脑室囊性扩张，蚓部缺如和小脑发行不良，脑内呈交通性积水变化。

（二）临床症状

80%～85% 的患者在 1 岁内出现症状，62%～94% 的患儿头围增大。有学者推测 80% 的患者出生时脑室大小正常，而到 1 岁时 80% 患者脑室扩大。2%～50% 的患者伴有脑积水，此外可以伴有小脑受损症状（16.2%）、癫痫（11%）、枕部脑膜膨出（10%）和眶面畸形（6%）。女性比例稍高于男性。约 1/4 患者合并其他畸形，如 Klippel-Feil 综合征、颅裂、腭裂等。

（三）辅助检查

MRI 和 CT 显示后颅凹扩大，小脑和蚓部缺如或发育不良，小脑幕抬高，梗阻性脑积水。血管造影提示静脉窦抬高是特征性的改变；头颅 X 线片可以提示后颅凹扩大。胎儿检查时，超声波也可以发现是否存在异常。

（四）诊断和鉴别诊断

诊断较为困难，主要与其他非交通性脑积水鉴别。

1. 先天发育异常（congenital aplasia）

包括第四脑室中孔或侧孔闭塞或第四脑室内囊肿形成。此症脑积水征象多于婴幼儿期即可出现，表现为头颅进行性增大，囟门晚闭或扩大、骨缝分离，患者表现哭闹、烦躁不安，甚至惊厥抽风等。单从 CT 图像上很难区分是室孔抑或囊肿闭塞，须依赖脑室造影鉴别。前者为脑室内均充盈造影剂，后者囊肿内无造影剂进入而呈充盈缺损状。无论为何种闭塞所致，均应及早手术治疗为宜。

2. 第四脑室囊虫闭塞

多发脑囊虫病易于诊断，脑室型单发者诊断困难。第四脑室囊虫多呈囊状，其与第四脑室先天囊肿形成鉴别困难。但前者有"米猪肉"食用史和绦虫节片排出史，血 HIA 多为阳性，抗囊虫治疗后脑积水可缓解或消失。

3. 颅后窝肿瘤 (tulnor of posterior cranial fos-sa)

中线肿瘤脑积水发生较早，以髓母细胞瘤、血管网状细胞瘤及室管膜乳头状瘤多见。小脑半球及桥小脑角肿瘤脑积水于晚期出现。除有脑水肿表现外，尚有小脑症状和脑神经麻痹症状，第四脑室受压移位或闭塞。

4. 其他

中脑导水管畸形或炎性粘连引起的脑积水仅见第三脑室和侧脑室扩大，而第四脑室正常。交通性脑积水脑室、基底池和蛛网膜下隙均扩大。

（五）治疗

均需要手术治疗。囊肿腹腔分流术是目前较为普遍采用的治疗方案。

（六）预后

5 年和 10 年生存率分为 95% 和 87%。预后不良主要与分流失败和相应的并发症有关。

三、颅底陷入症 (basilar invagination)

颅底陷入症是指以枕骨大孔为中心的颅底骨组织内翻，寰椎、枢椎齿状突等上颈椎结构陷入颅内，致使颅后窝容积缩小和枕骨大孔前后径缩短而产生症状。又称颅底压迹或颅底内翻症。

（一）病理

由于颅底骨质和寰椎向颅腔突入，齿状突可以突入枕大孔，因此后颅凹体积下降、枕大孔前后径下降，延髓和上颈髓受压，神经根和血管受牵拉，局部的硬膜、蛛网膜和筋膜可以粘连和增厚，可以合并其他颅脑畸形。

（二）临床表现

1. 颅底陷入症本身表现

颈项短粗、头颈偏斜、后发际低、颈部活动受限、面颊不对称。

2. 继发神经损害表现

(1) 颈神经根刺激症状：枕项疼痛、感觉减退，一侧或两侧上肢麻木酸痛等。

(2) 脑神经受累症状：声音嘶哑、吞咽困难、语言不清等。

(3) 上颈髓与延髓受压症状：四肢无力或瘫痪、感觉障碍、尿潴留、吞咽困难等。

(4) 小脑症状：眼球震颤，步态蹒跚，Romberg 征阳性等。

(5) 椎动脉供血障碍：突然发作性眩晕、视力障碍、呕吐和假性延髓性麻痹等。

3. 晚期出现颅内压增高表现

头痛、呕吐、双侧视盘水肿。

（三）诊断依据

1. 有颈短、后发际低、头颈歪偏、面颊耳郭不对称。

2. 继发神经损害表现出枕颈疼痛或声音嘶哑或四肢无力、尿潴留，共济失调和发作性眩晕。

3. 有颅内压增高，表现为头痛、呕吐、双眼视盘水肿。

4. 环枕区 X 线照片（包括断层片）检查显示枢椎齿状突分别高出腭枕线 3 mm，基底线 9 mm，二腹肌沟连线 12 mm 以上。

5. 气脑造影、碘苯酯椎管造影、计算机体层摄影有助于脑室系统和枕骨大孔区压迫情况的了解。磁共振检查发现小脑扁桃体下极疝出到枕大孔以下，脑室扩大等。

（四）鉴别诊断

颅底陷入症经常合并齿状突畸形和小脑扁桃体下疝畸形，注意与其他颅颈交界区畸形鉴别。

（五）治疗

对于无症状或症状轻微的患者可以观察，无须手术。对于症状较重的患者，应该手术治疗，以改善压迫，常选用后颅凹减压术。当患者合并小脑扁桃体下疝和沿颈髓腹侧受压迫时，无论是否伴有脊髓空洞症，宜先行腹侧减压，然后行后颅凹减压术；许多先行后颅凹减压术而未行前路减压的患者症状不改善，甚至加重。对于由于枕大孔区筋膜等软组织导致的枕大孔狭窄，手术切除并松解增厚的环枕筋膜以改善压迫。术中应该注意稳定性的问题。

（六）预后

大部分患者预后良好。术后应该注意颅颈稳定性问题。

四、扁平颅底

扁平颅底是颅颈区较常见的先天性骨畸形，如单独存在一般不出现症状，常与颅底凹陷症并发，诊断主要依据颅骨侧位片测量颅底角，即蝶鞍与斜坡所形成的角度，在颅骨侧位偏上，由鼻根至蝶鞍中心连线，与蝶鞍中心向枕大孔前缘连线所形成的夹角，成人的正常值是109°～145°，平均132°，本病患者颅中窝、颅前窝底部和颅底斜坡部均向颅内凹陷，使颅底角大于145°有诊断意义。

五、寰枢椎半脱位

寰枢椎是脊柱活动度最大的部位，因此也是最不稳定的部位。产生寰枢椎半脱位的原因可以是先天性异常，也可以是获得性的。先天性原因有寰椎横韧带不健全或齿状突发育不全等导致寰枢椎移位，使椎管狭窄，压迫脊髓，产生症状。

（一）临床表现

患者头部活动受限，颈部疼痛，活动时疼痛加重，可呈放射性。压迫严重可出现呼吸困难，后循环缺血等表现。

（二）辅助检查

头颅 CT 对诊断帮助最大，成人齿状突与寰椎前弓超过 2.5 mm，儿童超过 4.5 mm 时可以诊断。

（三）治疗

1. 非手术治疗

对于继发于炎性变者可以行枕颌带牵引，3 周后改为石膏背心 6～8 周。

2. 手术治疗

手术目的是解除脊髓压迫和增加关节的稳定性。对于无症状或症状轻微的患者可以观察，无须手术。对于症状明显者，齿状突活动度＞10 mm，枕大孔前后径小于 20 mm，或椎间隙＜13 mm 者应该采取手术。手术入路首选经口腔切除齿状突，后根据需要再行后颅凹减压术和（或）固定术。

3. 手术并发症

脊髓损伤：在术中和术后均需要注意。脑脊液漏是此手术严重的并发症，因此要求术中仔细，避免硬膜开放，及时修补漏口。可以行植骨或不锈钢丝等加强颅颈交界区的稳定性。

（四）预后

一般预后良好。

六、齿状突畸形

齿状突畸形是先天性发育异常，在临床上比较少见，但是可引起明显的寰枢椎不稳定。往往在创伤或有症状时偶然被发现。寰枢椎不稳定可引起脊髓压迫症、椎动脉受压。齿状突发生学及血液供应：齿状突起源于第一颈椎的间质。在发育过程中，它与寰椎分离，而与枢椎融合。髓与 C_2 之间遗留的椎间盘间隙形成枢椎内的软骨联合。齿状突的尖端来源于最尾端的枕骨生骨节，即前寰椎。这一分离的骨化中心，又叫终末小骨。3 岁时出现，12 岁时融合。这种终末部分的异常罕有临床价值。齿状突的动脉来自椎动脉与颈动脉，椎动脉在 C_3 水平发出前升动脉与后升动脉，分别从齿状突前方及后方上升，在上方汇合而形成一顶端血管弓。颅外段的颈内动脉嘴侧的部分发出"裂隙穿通支"，供应齿状突的上部。这种特别的血液供应为齿状突的胚胎发育与功能解剖所必须。软骨联合阻断了齿突自 C_2 直接获得血供。因为滑膜关节腔包绕齿状突，也使 C_1 与齿状突不能发生血供上的联系。对没有明显症状的患者可以观察，症状较重者的治疗方法同寰枢椎半脱位。

七、枕融合和颈椎分节不全

寰枕融合 (atlantooccipital fusion) 又称为寰椎枕化 (assimilation of atlas)，是较常见的畸形，人群发生率 0.25%。常见是寰椎前方和 (或) 侧方部分与枕骨融合，常伴有其他畸形，如颅底陷入症和颈椎分节不全 (Klippel-Feil 综合征)；约 75% 的患者可以伴有 $C_{2\sim3}$ 的融合；由于 $C_{2\sim3}$ 融合将导致齿状突逐渐松动，使寰枕稳定性下降。单纯的寰枕融合，一般没有临床症状，无须手术治疗。而出现寰枕不稳定时，一般认为 15 岁以下治疗效果好。治疗首先试行牵引，无效时先行前路减压，然后再行固定术以增强稳定性。

颈椎分节不全 (Klippel-Feil 综合征) 为先天性颈椎融合，是一组综合征，三主征为枕部发际低、短颈和颈部活动受限，还可以伴有唇裂、腭裂、眼肌麻痹、听力下降、肋骨异常，脊柱和颅底畸形等。单纯颈椎分节可以没有症状，无须特殊处理。

第四节　颅缝早闭

颅缝早闭又称狭颅症，新生儿发病率约为 0.6/1000。婴儿第一年脑重量增加近 1.5 倍，头围增加 0.5 倍，在 10 ～ 12 岁停止增长，颅缝主要由致密的结缔组织联系。正常颅缝约在儿童 6 岁左右开始骨化，30 ～ 50 岁完成。如果颅缝在 1 岁内早期融合，就会在一定方向上限制了头颅的生长方向，由于脑组织的发育代偿性的引起其他部位的生长，形成相应的畸形。

一、一般临床表现

主要为头颅畸形，其程度与颅缝闭合的早晚而不同。多数患儿产前就有畸形存在，单纯产后的颅缝争闭并不多见。除人字缝早闭无法触及外，其他早闭的颅缝可触及局限的骨质隆起 (骨嵴)，两侧的颅骨活动度小。颅缝闭合越早，程度越重，临床症状越严重，可以出现颅高压表现，视力下降，呼吸道受阻和烦躁不安等。智力发育迟缓可以是颅缝早闭的结果，也可能是合并其他疾病的表现。多颅缝早闭者智力发育迟滞较单发者明显。但是 90% 单发矢状缝或冠状缝早闭者智商可能正常。合并脑积水者并不多见，以交通性脑积水常见，可以出现破壶音。头围等测量值在颅骨变形情况下仍可正常。一些代谢性疾病容易出现颅缝早闭，如克汀病、维生素 D 缺乏症、黏多糖病。

二、辅助检查

（一）X 线片

显示骨缝早闭的中心缺乏正常透光性，而其他未闭合的颅缝可能增宽，甚至分离。但一些骨缝局部形成骨刺，X 线（甚至 CT）检查可正常。颅内压增高者可出现颅缝分离和鞍部骨质吸收。

（二）三维（TCOCT）

OCT 有助于显示颅骨轮廓，颅缝早闭处颅骨增厚，和（或）形成骨嵴，可显示脑积水，额部蛛网膜下隙扩大，三维 CT 可更好地显示颅骨异常。

（三）放射性核素骨扫描

上述方法仍不能诊断者，可行此项检查。生后第一周任何颅缝均不能摄取同位素，过早闭合的颅缝比其他（正常）颅缝摄取能力增高，完全闭合的颅缝不能摄取同位素。

（四）MRI

通常仅用于诊断伴随颅内其他病变的患者，骨质改变显示的效果不如 CT 和 X 线片。

三、鉴别诊断

注意与小头畸形进行鉴别，后者是由于脑组织发育不良而出现头颅停止增大，如无脑、积水性无脑畸形或脑发育不良。其颅缝闭合是继发的，导致颅骨发育不良。很多头形异常而怀疑为颅缝早闭者是由于平卧体位所致（如枕部）。应嘱其父母避免患儿平躺体位，并于 6～8 周后复查。体位所致者头形改善，否则即为颅缝早闭。注意区别半侧颜面短小或单侧冠状缝早闭所致的斜头畸形。

四、治疗方法

（一）对孕妇

一些致畸因素可以促使颅缝早闭，如苯妥英钠引起特异性的矢状缝和冠状缝闭合。一些导致胎儿骨质缺损的因素与颅缝早闭可能有关，如甲氨蝶呤。因此要避免接触此类物质。

（二）手术

治疗目的在于使颅腔适应于脑组织的增长，并且矫正畸形。首选手术，多以整容为目的，并能避免由颅面畸形带来的严重心理障碍。总之，多颅缝早闭的颅骨阻碍了脑发育，常导致颅内压增高。单一颅缝早闭患者，颅内压增高发生率 11%。冠状缝早闭可导致弱视，单一颅缝早闭者多可通过颅缝骨缘切除获得治疗。多颅缝或颅底骨缝早闭的治疗通常需要神经外科和颅面外科医师协作完成，某些需分期治疗。如果患儿一般情况允许，确诊后应及早手术，对于多个颅缝早闭的患儿应在 1 周内手术，1～2 个颅缝早闭者可以延至生后 1～2 个月，手术风险包括主要为出血、败血症、皮下积液和癫痫。有时一次手术并不能完全解决问题，需要分阶段多次手术。

五、不同类型颅缝早闭的临床表现和治疗

(一)矢状缝早闭

1. 临床表现

最常见的颅缝早闭,占40%～70%,80%为男性。闭合后头颅左右方向生长受阻,主要向前后方向生长,导致长头或舟状头畸形伴额部隆起,枕部突出,可触及骨嵴。头围(枕额)基本正常,但双顶径(BPD)显著减小。

2. 治疗

可采取纵向或横向皮肤切口。自冠状缝至人字缝之间的矢状缝行线形切开,在生后3～6个月内手术效果较好。切开宽度至少3 cm,无证据表明使用人工材料(如硅胶包裹顶骨骨缘)可延长复发时间。必须注意避免硬膜撕裂损伤矢状窦。6个月以下的患儿的颅骨融合应再次手术。1岁以上的患者需要更为广泛的颅骨塑形。

(二)冠状缝早闭

1. 临床表现

占颅缝早闭的18%～40%,女性多见。多为双侧,形成前额扁平,为宽头畸形;合并额蝶缝和额筛缝早闭,可出现尖头畸形,可以出现前颅窝缩短,上颌骨发育不良,眶部过浅和进行性眼部突出。单侧冠状缝早闭少见,约4%,引起斜头畸形,前额患侧眼部以上平坦或凹陷,眶上线高于健侧。眼眶转向健侧,可导致弱视,如不加以治疗,颜面平坦加重和鼻向健侧移位(鼻根部旋转变形),在Crouzon综合征还伴有蝶骨、眶骨和面颅异常(颜面中部发育不良),Apert综合征则伴并指(趾)畸形。

2. 外科治疗

单纯对受累骨缝行切开常可取得良好的整容效果。但有学者认为,仅采用这种治疗是不够的。目前常行单侧或双侧额颅切除术;同时切除眼眶骨来抬高眼外眦。

(三)额缝早闭

不多见,占5%～10%,自前囟至鼻根形成骨嵴,向前突出,严重者前额正中隆起突出,如包块,形成三角头畸形。多有19 p染色体异常和发育迟滞。

(四)人字缝早闭

原报道发病率低,占1%～9%,近期报道为10%～20%,男:女=4:1,70%为右侧受累。常于生后3～18个月发病,最早在1～2个月。

1. 临床表现

单侧或双侧枕骨平坦。单侧病变有时称作人字形斜头畸形,严重者同侧前额隆起致颅骨呈"菱形",同侧耳位于对侧耳的前下方。对侧眼眶和额部可以变平。

2. 诊断方法

颅骨X线和CT上,76%的病例可出现人字缝两侧骨缘硬化,约70%出现明显的额部蛛网膜下隙增宽,2%的患者出现脑组织异常,如灰质异位、脑积水和胼胝体发育不良。此外,行骨扫描检查时,1岁以内人字缝对同位素摄取增加,3个月时为高峰。

3. 治疗

对严重的颅面变形或颅内压增高者应该早期手术。也有采用保守治疗,多数患者病情稳定

或随时间推移和简单的保守治疗后病情改善。但约有 15% 颜面畸形进一步发展。

(1) 非手术治疗：尽管病情常可改善，某些仍有不同程度的颜面畸形。85% 的患者改换体位的治疗有效，将患儿置于健侧或俯卧位。先天性斜颈致枕部平坦的婴儿应进行积极的物理治疗，并且应在 3 ~ 6 个月内消失。

(2) 手术治疗：只有约 20% 需要手术治疗。理想手术年龄为 6 ~ 18 个月。患者俯卧位，头部头托固定 (抬高面部，麻醉师每 30 分钟轻轻按摩防止压伤)。手术方法的选择包括由单纯一侧颅缝颅骨切除到复杂的颅面外科重建。对年龄在 12 周内无严重颜面变形者行矢状缝至星点的线形颅骨切除已足够，必须注意避免星点附近硬膜撕裂，因为此处有横窦经过，切除的骨缝可见内嵴，手术年龄越早效果越好，6 个月以上的患儿可能需要更为彻底的手术治疗。术中一般失血 100 ~ 200 mL，因而常需要输血。

第五节　脑发育不全

智能发育不全是指在胚胎期或出生以后，由于各种有害因素，导致大脑的结构、功能发育不全，临床表现以智力低下和社会适应能力差为特征的一种综合征。本病患病率国外约 3%，我国农村 2% ~ 3%，城市 1%。据初步调查，我国 3 亿多儿童中，智能发育不全者约有 1000 多万，痴、呆、傻儿 400 多万。

一、病因

(一) 有害因素

在母孕期的有害因素，如妊娠患风疹病毒、巨神经因子病毒、弓形体病毒，或高热、毒血症、缺氧、休克等因素影响胎儿发育；分娩时胎位异常、产程过长、剧烈宫缩、脐带打结或绕颈、羊水吸入、产伤、窒息等损伤脑神经因子，这些均可诱发脑发育不全。

(二) 营养因素

早期营养不良能使脑神经因子分裂期缩短，晚期营养不良能使每个脑神经因子的体积减小。如果早期特别是胎儿期营养不良，虽然出生后营养得到改善，智力恢复仍然较慢或难以恢复会导致脑发育不全。

(三) 环境因素

母亲自身的环境，可能对母体胎儿产生的影响，如母亲有糖尿病，胎儿受其内环境的影响而导致先天性心脏病或无脑儿的发病；母亲有甲状腺功能低下，胎儿容易产生骨和牙齿的畸形、隐睾、伸舌样痴呆、甲状腺肿大等，这也是脑发育不全的一大病因。

二、病理

1. 前脑无裂畸形两侧半球完全没有或仅有部分分开，伴有颅面畸形。

2. 积水性无脑畸形是除无脑畸形外最严重的一种畸形，颅腔内绝大部分被脑脊液充斥。

3. 脑穿通畸形是脑室周围脑组织内囊性病变，可有占位效应。

4. 小头畸形表现为头围低于正常值两三个标准差，颅骨增厚，脑萎缩和脑软化。

5. 无脑回畸形是指脑组织异常光滑，完全没有脑回。

6. 巨脑回是脑沟回数目减少，脑回变浅变宽，而且一般位于同侧大脑的不同部位。

7. 多发小脑回畸形是指脑回短小，但是数目多。

8. 灰质异位是指在正常白质的区域内出现灰质团块。

9. 胼胝体发育不良可以是全部缺失，也可能是部分，发生率很高。

10. 蚓部发育不良者可以是 Dandy-Walker 综合征。有时同时发生几种畸形。

三、临床症状

一般患者会出现智力障碍、癫痫发作等神经系统症状体征，伴有脑积水者会出现颅高压表现；可以伴有颅面等其他异常，如 Chiari 畸形。无脑回畸形的患儿头颅小，去皮层强直，严重的智力障碍。可伴有癫痫。一般死于 2 岁前。脑回肥厚者，存在严重的智力障碍，1 岁前常有癫痫发作，一般存活时间长。多发小脑回畸形者可以无症状。

经常流口水、伸舌。1 岁后此现象继续发生；睡眠时间很长，整日安睡，不活泼，很少哭闹，有时伴尖叫，哭声无力。

冲动、攻击、自伤行为。智力低下儿童的异常行为冲动、攻击行为男孩较女孩多见，重度以上学生较轻，中度学生多见，表现为易激惹、冲动、破坏物品、踢打袭击他人或者辱骂别人；幼小者则表现咬人、咬物、好打人，以发泄自己的情绪。

神情呆滞，面无表情。正常儿 1 个月时就能注意周围环境，婴儿智力低下对周围人和事物不感兴趣。会笑时间延迟，正常婴儿出生后 4～6 周便会对母亲微笑，婴儿智力低下 3～4 个月时还不会笑。

多动、注意力缺陷。智力低下儿童的异常行为大脑发育迟滞，自控能力差，大部分都表现有注意力缺陷，也有部分伴有多动，男孩多见。

四、辅助检查

1. B 超对胎儿即可诊断。

2. CT 和 MRI 可以明确显示发育不良的类型和程度。

3. 脑电图可以提示癫痫灶的部位。

五、诊断要点

患者有神经系统症状和体征，结合 CT 和 MRI 等可以明确的诊断。

六、鉴别诊断

对各种脑发育不全之间应该注意鉴别。此外对并发症要注意诊断。小头畸形和颅颅症要进行鉴别，虽然小头畸形也可以出现颅缝的闭合，但是一般外形正常，脑组织发育不良是其中一个重要原因。

七、治疗

对有癫痫发作的患者进行药物或手术治疗。对伴有颅高压的患者可以行分流术。对于合并的颅面等其他畸形需要与其他专科医生共同治疗。

第二章 颅内和椎管内血管性疾病

第一节 自发性蛛网膜下隙出血

蛛网膜下隙出血 (SAH) 是由各种病因引起颅内和椎管内血管突然破裂，血液流至蛛网膜下隙的统称，分为自发性和外伤性两类。本节仅述自发性蛛网膜下隙出血，约占急性脑血管意外的 15%。

一、病因及发病机制

(一) 病因

1. 动脉瘤

动脉瘤为最常见的出血原因，大宗文献统计表明，动脉瘤出血占蛛网膜下隙出血患者的52%。此外，尚有一部分查不清死因者，其所占的比例受诊断条件影响，过去曾高达 46.3%。随着检查手段的进步，对蛛网膜下隙出血的病因检出率增加，不明原因的比例下降为 9%～20%。血液病、颅内感染、药物中毒等造成蛛网膜下隙出血者也偶见。

2. 吸烟

吸烟是自发性蛛网膜下隙出血的重要相关因素，约半数蛛网膜下隙出血病例与吸烟有关，并呈量效依赖关系。经常吸烟者发生蛛网膜下隙出血的危险系数是不吸烟者的 11.1 倍，男性吸烟者发病可能性更大。吸烟后的 3 小时内是最易发生蛛网膜下隙出血的时段。

3. 酗酒

酗酒也是蛛网膜下隙出血的好发因素，也呈量效依赖关系，再出血和血管痉挛的发生率明显增高，并影响蛛网膜下隙出血的预后。

(二) 发病机制

1. 病理

(1) 脑膜和脑反应：血液流入蛛网膜下隙，使脑脊液红染，脑表面呈紫红色，血液在脑池，脑沟内瘀积，距出血灶愈近者积血愈多，例如侧裂池、视交叉池、纵裂池、桥小脑池和枕大池等，血液可流入脊髓蛛网膜下隙，甚至逆流入脑室系统，头部的位置也可影响血液的积聚，仰卧位由于重力影响，血液易积聚在后颅窝，血块如在脑实质、侧裂和大脑纵裂内，可压迫脑组织，少数情况，血液破出蛛网膜下隙，形成硬膜下血肿，随时间推移，红细胞溶解，释放出含铁血黄素，使脑皮质黄染，部分红细胞随脑脊液，进入蛛网膜颗粒，使后者堵塞，产生交通性脑积水、多核白细胞、淋巴细胞在出血后数小时即可出现在蛛网膜下隙，3 天后巨噬细胞也参与反应，10 天后蛛网膜下隙出现纤维化，严重蛛网膜下隙出血者，下视丘可出血或缺血。

(2) 动脉管壁变化：出血后动脉管壁的病理变化包括：典型血管收缩变化 (管壁增厚，内弹力层折叠，内皮细胞空泡变，平滑肌细胞缩短和折叠) 以及内皮细胞消失，血小板黏附，平滑肌细胞坏死，空泡变，纤维化，动脉外膜纤维化，炎症反应等引起动脉管腔狭窄，目前虽然关于脑血管痉挛的病理变化存在分歧,即脑血管痉挛是单纯血管平滑肌收缩还是血管壁有上述病理形态学改变,导致管腔狭窄,但较为一致的意见认为,出血后 3 ~ 7 天 (血管痉挛初期) 可能由异常平滑肌收缩所致,随着时间延长,动脉壁的结构变化在管腔狭窄中起主要作用。

(3) 其他:除心肌梗死或心内膜出血外,可有肺水肿、胃肠道出血、眼底出血等,蛛网膜下隙出血后颅内病理变化。

2. 病理生理

(1) 颅内压:由动脉瘤破裂引起的蛛网膜下隙出血在出血时颅内压会急骤升高,出血量多时,可达到舒张压水平,引起颅内血循环短暂中断,此时临床上往往出现意识障碍,高颅压对蛛网膜下隙出血的影响,既有利又有弊。一方面高颅压可阻止进一步出血,有利于止血和防止再出血;另一方面又可引起严重全脑暂时性缺血和脑代谢障碍,研究表明,病情恶化时,颅内压升高;血管痉挛患者颅内压高于无血管痉挛者;颅内压 > 15 mmHg(1 mmHg=0.133 kPa) 的患者预后差于颅内压 < 15 mmHg 的患者,临床症状较轻者,颅内压在短暂升高后,可迅速恢复正常 < 15 mmHg;临床症状较重者,颅内压持续升高 > 20 mmHg,并可出现 B 波,表明脑顺应性降低,蛛网膜下隙出血后颅内压升高的确切机制不明,可能与蛛网膜下隙内血块,脑脊液循环通路阻塞,弥散性血管麻痹和脑内小血管扩张有关。

(2) 脑血流,脑代谢和脑自动调节功能:由于脑血管痉挛,颅内压和脑水肿等因素的影响,蛛网膜下隙出血后脑血流 (CBF) 供应减少,为正常值的 30% ~ 40%,脑氧代谢率 (CMRO$_2$) 降低,约为正常值的 75%,而局部脑血容量 (rCBV) 因脑血管特别是小血管扩张而增加,伴有脑血管痉挛和神经功能缺失者,上述变化尤其显著,研究显示,单纯颅内压增高须达到 60 mmHg 才引起 CBF 和 rCMRO$_2$ 降低,但蛛网膜下隙出血在颅内压增高前已有上述变化,颅内压增高后则加剧这些变化,世界神经外科联盟分级 I ~ II 级无脑血管痉挛的 CBF 为 42 mL/(100 g·min)[正常为 54 mL/(100 g·min)],如有脑血管痉挛则为 36 mL/(100 g·min);III ~ IV 级无脑血管痉挛的 CBF 为 35 mL/(100 g·min),有脑血管痉挛则为 33 mL/(100 g·min),脑血流量下降在出血后 10 ~ 14 天到最低点,之后将缓慢恢复到正常,危重患者此过程更长,颅内压升高,全身血压下降,可引起脑灌注压 (CPP) 下降,引起脑缺血,特别对 CBF 已处于缺血临界水平的脑组织,更易受到缺血损害。

蛛网膜下隙出血后脑自动调节功能受损,脑血流随系统血压而波动,可引起脑水肿,出血或脑缺血。

(3) 生化改变:脑内生化改变包括,乳酸性酸中毒,氧自由基生成,激活细胞凋亡路径,胶质细胞功能改变,离子平衡失调,细胞内能量产生和转运障碍等,这些都与蛛网膜下隙出血、后脑缺血和能量代谢障碍有关,由于卧床、禁食、呕吐和应用脱水剂,以及下视丘功能紊乱,患者血中抗利尿激素增加等,可引起全身电解质异常,其中最常见有:

1) 低血钠:见于 35% 的患者,常发生在发病第 2 ~ 10 天,低血钠可加重意识障碍,癫痫,脑水肿,引起低血钠的原因主要有脑性盐丧失综合征和 ADH 分泌异常,区分它们是很重要的,前者因尿钠排出过多导致低血钠和低血容量,治疗应输入生理盐水和胶体溶液;后者是 ADH 分泌增多引起稀释性低血钠和水负荷增加,治疗应限水和应用抑制 ADH 的药物如苯妥英钠针剂。

2) 高血糖：蛛网膜下隙出血可引起高血糖，特别好发于原有糖尿病者，应用类固醇激素可加重高血糖症，严重高血糖症可并发癫痫及意识障碍，加重缺血、缺氧和神经元损伤。

(4) 脑血管痉挛：最常见于动脉瘤破裂引起的蛛网膜下隙出血，也可见于其他病变如脑动静脉畸形、肿瘤出血等引起的蛛网膜下隙出血，血管痉挛的确切病理机制尚未明确，但红细胞在蛛网膜下隙内降解过程与临床血管痉挛的发生时限一致，提示红细胞的降解产物是致痉挛物质，目前认为血红蛋白的降解物氧化血红蛋白在血管痉挛中起主要作用，它除了能直接引起脑血管收缩，还能刺激血管收缩物质如内皮素 -1(ET-1) 的产生，并抑制内源性血管扩张剂如一氧化氮的生成，进一步的降解产物如超氧阴离子残基，过氧化氢等氧自由基可引起脂质过氧化反应，刺激平滑肌收缩，诱发炎症反应 (前列腺素，白细胞三烯等)，激活免疫反应 (免疫球蛋白，补体系统) 和细胞因子作用 (白细胞介素 -1) 从而加重血管痉挛。

(5) 其他

1) 血压：蛛网膜下隙出血时血压升高可能是机体一种代偿性反应，以增加脑灌注压。疼痛、烦躁和缺氧等因素也可促使全身血压升高，由于血压升高可诱发再出血，因此应设法控制血压，使之维持在正常范围。

2) 心脏：91% 的蛛网膜下隙出血者有心律异常，其中少数可引发室性心动过速、室颤等危及患者生命，特别见于老年人，低钾和心电图上 Q-T 间期延长者，心律和心功能异常可加重脑缺血和缺氧，应引起重视。

3) 胃肠道：约 4% 的蛛网膜下隙出血者有胃肠道出血，在前交通动脉瘤致死病例中，83% 有胃肠道出血和应激性溃疡。

二、临床表现

1. 多数患者动脉瘤破裂前，有情绪激动、大便困难、咳嗽等诱因。突然剧烈头痛、恶心呕吐、面色苍白、全身冷汗，眩晕、项背痛或下肢疼痛。半数患者出现一过性意识障碍，严重者昏迷甚至死亡。20% 的患者出血后有抽搐发作。出血后 1～2 天内脑膜刺激征阳性。动脉瘤破裂后，如患者未得到及时治疗，部分可能会在首次出血后 1～2 周再次出血，约 1/3 的患者死于再出血。

2. 脑神经损害：颈内动脉 - 后交通动脉、基底动脉顶端和大脑后动脉瘤可造成同侧动眼神经麻痹。

3. 偏瘫：动脉瘤出血累及运动区皮质及其传导束，患者出现偏瘫。

4. 视力视野障碍：蛛网膜下隙出血沿视神经鞘延伸，眼底检查可见玻璃体膜下片块状出血。出血量过多血液浸入玻璃体内，引起视力障碍。巨大动脉瘤压迫视神经或视放射时，患者出现双颞偏盲或同向偏盲。

5. 约 1% 颅内动静脉畸形和动脉瘤可出现颅内杂音。部分蛛网膜下隙出血发病后数日可有低热。自发性蛛网膜下隙出血鉴别诊断见表 2-1。

为便于判断病情，选择造影和手术时机，评价疗效，常采用 Hunt & Hess 蛛网膜下隙出血评分 (表 2-2)。

表 2-1 自发性蛛网膜下隙出血鉴别诊断

	动脉瘤	动静脉畸形	动脉硬化	烟雾病	脑瘤卒中
发病年龄	40～60 岁	35 岁以下	50 岁以上	青少年多见	30～60 岁
出血前症状	无症状 III神经麻痹	癫痫发作	高血压史	肢体麻木	颅压高和病灶症状
血压	正常或增高	正常	增高	正常	正常
复发出血	常见且有规律	年出血率 2%	可见	可见	少见
意识障碍	较严重	较重	较重	有轻有重	较重
脑神经麻痹	II～VI脑神经	无	少见	少见	颅底肿瘤可见
偏瘫	少见	较常见	多见	常见	常见
眼症状	可见玻璃体积血	可有同向偏盲	眼底动脉硬化	少见	可有视盘水肿
CT 检查	蛛网膜下隙高密度	增强可见 AVM 影	脑萎缩或脑梗死灶	脑室出血铸型或脑梗死灶	增强可见脑瘤影
脑血管造影或 CTA	动脉瘤和血管痉挛	AVM	脑动脉粗细不均	脑底动脉异常血管团	有时可见肿瘤染色

表 2-2 Hunt&Hess 蛛网膜下隙出血评分

评分	病情
0	动脉瘤未破裂
1	无症状，或轻度头痛，轻度颈项强直
1 a	无急性脑膜／脑反应，但有固定的神经功能缺失
2	中至重度头痛，颈项强直，或脑神经麻痹（如III、IV）
3	嗜睡或意识模糊，轻度局灶性神经功能缺失
4	昏迷，中等至重度偏瘫
5	深昏迷，去脑强直，濒死状态

* 合并严重全身性疾病（如高血压、糖尿病、严重动脉硬化、慢性阻塞性肺疾患）或血管造影发现严重血管痉挛者，加 1 分

三、诊断

（一）头颅 CT

诊断急性 SAH 准确率几近 100%，显示脑沟与脑池密度增高。颈内动脉瘤破裂出血以大脑外侧裂最多。大脑中动脉瘤破裂血液积聚患侧外侧裂，也可流向环池、纵裂池。基底动脉瘤破裂后，血液主要聚积于脚间池与环池附近。出血后第 1 周内 CT 显示最清晰，1～2 周后出血逐渐吸收。

（二）腰椎穿刺（腰穿）

对 CT 已确诊的 SAH 不再需要做腰穿检查。因为伴有颅内压增高的 SAH，腰穿可能诱发

脑疝。如为动脉瘤破裂造成的 SAH，腰穿有导致动脉瘤再次破裂出血的危险。

（三）头颅 MRI

发病后 1 周内的急性 SAH 在 MRI 很难查出，但可见动脉瘤及动静脉畸形等表现，磁共振血管造影 (MRA) 是非创伤性的脑血管成像方法，对头颈及颅内血管性疾病可作为诊断的筛选手段。

（四）脑血管造影

是确定 SAH 病因的必须手段，应视为常规检查。尽早检查，能及时明确动脉瘤大小、部位、单发或多发，有无血管痉挛；动静脉畸形的供应动脉和引流静脉，以及侧支循环情况。

四、鉴别诊断

临床常见的自发性蛛网膜下隙出血的鉴别诊断见表 2-3。

表 2-3　自发性蛛网膜下隙出血的鉴别诊断

鉴别指标	动脉瘤	动静脉畸形	动脉硬化	烟雾病	脑瘤卒中
发病年龄	40～60 岁	小于 35 岁	超过 50 岁	青少年多见	30～60 岁
出血前症状	无症状，少数动眼神经麻痹	常见癫痫发作	高血压史	可见偏瘫	颅压高和病灶症状
血压	正常或增高	正常	增高	正常	正常
复发出血	常见且有规律	年出血率2%	可见	可见	少见
意识障碍	多较严重	较重	较重	有轻有重	较重
脑神经麻痹	第Ⅱ～Ⅵ对脑神经	无	少见	少见	颅底肿瘤常见
偏瘫	少见	较常见	多见	常见	常见
眼症状	可见玻璃体积血	可有同向偏盲	眼底动脉硬化	少见	视盘水肿
CT 检查	蛛网膜下隙高密度	增强可见 AVM 影	脑萎缩或梗死灶	脑室出血铸型或梗死灶	增强后可见肿瘤影
脑血管造影	动脉瘤和血管痉挛	动静脉畸形	脑动脉粗细不均	脑底动脉异常血管团	有时可见肿瘤染色

五、治疗

1. 出血急性期，患者应绝对卧床休息，可用止血剂。头痛剧烈者给止痛、镇静剂，保持大便通畅等。伴颅内压增高应用甘露醇溶液脱水治疗。

2. 尽早病因治疗，如开颅动脉瘤夹闭，动静脉畸形或脑肿瘤切除等。

第二节 颅内动脉瘤

颅内动脉瘤 (intracranial aneurysm) 系颅内动脉壁的囊性膨出，是蛛网膜下隙出血的首位病因，在脑血管意外中仅次于脑血栓和高血压脑出血。本病好发于 40～60 岁中老年人，青少年少见。

一、病因

动脉瘤病因尚不完全清楚。动脉壁先天缺陷学说认为，Willis 环动脉分叉处动脉壁先天性平滑肌层缺乏。动脉壁后天性退行性病变学说则认为，颅内动脉粥样硬化和高血压，使动脉内弹力板破坏，渐渐膨出形成囊性动脉瘤。遗传也可能与动脉瘤形成相关。炎性反应引起蛋白水解酶增多，在动脉瘤形成过程中的作用有待进一步研究。

感染病灶如细菌性心内膜炎、肺部感染等，感染性栓子脱落侵蚀脑动脉壁形成感染性动脉瘤，头部外伤也可导致发生动脉瘤，但临床均少见。

二、病理和分类

组织学动脉瘤壁仅存一层内膜，缺乏中层平滑肌组织，弹性纤维断裂或消失。瘤壁内有炎性细胞浸润。电镜下可见瘤壁弹力板消失。巨大动脉瘤内常有血栓甚至钙化，血栓呈"洋葱"状分层。动脉瘤多为囊性，呈球形或浆果状，外观紫红色，瘤壁极薄，瘤顶部最薄弱，多为出血点。动脉瘤破裂口周围被血肿包裹，瘤顶破口处与周围组织粘连。

依动脉瘤位置分为：①颈内动脉系统动脉瘤，约占颅内动脉瘤的 90%，包括颈内动脉 - 后交通动脉瘤、大脑前动脉、前交通动脉瘤、大脑中动脉瘤；②椎 - 基底动脉系统动脉瘤，约占颅内动脉瘤 10%，包括椎动脉 - 小脑后下动脉瘤、基底动脉瘤和大脑后动脉瘤等。

动脉瘤 < 0.5 cm 属于小型动脉瘤，0.6～1.5 cm 的动脉瘤为一般型，1.6～2.5 cm 的动脉瘤属大型，> 2.5 cm 的动脉瘤为巨型动脉瘤。一般型动脉瘤出血概率大。颅内多发性动脉瘤约占 20%，以两枚动脉瘤多见。

三、临床表现

1. 中、小型动脉瘤

未破裂出血，临床无任何症状，称为未破裂动脉瘤。动脉瘤一旦破裂表现为 SAH，患者突然剧烈头痛，如"头要炸开"；频繁呕吐，大汗淋漓；颈强直，克氏征阳性。出血严重时，患者出现意识障碍，甚至昏迷。部分患者出血前有劳累、情绪激动等诱因，也可无明显诱因或睡眠中发病。约 1/3 的患者动脉瘤破裂后因未及时诊治而死亡。

多数动脉瘤破口会被凝血封闭而停止出血，病情逐渐稳定。随着动脉瘤破口周围血块溶解，动脉瘤可能再次破溃出血，多发生在第一次出血后两周内。

SAH 后脑脊液中红细胞破坏产生 5- 羟色胺、儿茶酚胺等多种血管活性物质使脑血管痉挛，多发生在出血后 3～15 天。局部血管痉挛只在脑血管造影显示动脉瘤附近动脉纤细，患者症状不明显，广泛脑血管痉挛会导致脑梗死，患者意识障碍加重，出现偏瘫，甚至死亡。

2. 局灶症状

取决于动脉瘤部位、毗邻解剖结构及动脉瘤大小。动眼神经麻痹常见于颈内动脉、后交通动脉瘤和大脑后动脉瘤，患侧眼睑下垂、瞳孔散大，内收、上、下视不能，直接、间接光反应消失。有时局灶症状出现在 SAH 前，如头痛、眼眶痛，继之动眼神经麻痹，此时应警惕随之而来的动脉瘤破裂出血。大脑中动脉瘤出血形成血肿，患者可出现偏瘫和 (或) 失语。巨型动脉瘤压迫视路，患者有视力视野障碍。

四、诊断

1. 出血急性期 CT 确诊 SAH 阳性率极高，根据出血部位初步判断破裂动脉瘤位置。出血一周后 CT 不易诊断。腰椎穿刺可能诱发动脉瘤破裂出血，故一般不再作为确诊 SAH 的首选。CT 可以发现脑积水。

2. 动脉瘤 < 1.0 cm 时 CT 不易查出。增强 CT 扫描可检出 > 1.0 cm 动脉瘤。MRI 扫描优于 CT，磁共振血管造影 (MRA) 可提示动脉瘤部位，用于颅内动脉瘤筛选。

3. 经股动脉插管全脑血管造影 (DSA)，对判明动脉瘤位置、数目、形态、内径、血管痉挛和确定手术方案都十分重要。

Hunt-Hess 在三级以下患者，应及早行脑血管造影，三级及三级以上患者待病情稳定后再行造影检查。及早造影明确诊断，尽快手术夹闭动脉瘤，可以防止动脉瘤再次破裂出血。首次造影阴性，可能因脑血管痉挛动脉瘤未显影，高度怀疑动脉瘤者，应在 3 个月后重复造影。

五、治疗

颅内动脉瘤应手术治疗。显微手术夹闭动脉瘤死亡率低于 2%。

1. 手术时机

Hunt-Hess 一二级患者，应争取急诊手术 (出血后 3 日内)，三级及三级以上患者可能存在脑血管痉挛和脑积水，急诊手术危险性较大，需待病情好转后再进行手术。

2. 围术期治疗

将动脉瘤破裂后患者置 ICU 监护，绝对卧床，减少不良声、光刺激。经颅多普勒超声监测脑血流变化，观察病情进展。维持正常血压，适当镇静治疗。便秘者应给缓泻剂。合并脑血管痉挛时可试用钙离子拮抗剂。为预防动脉瘤破口处凝血块溶解再次出血，采用抗纤维蛋白的溶解剂，如氨基己酸，以抑制纤溶酶原的形成，但肾功能障碍者慎用，副作用有血栓形成的可能。

3. 手术方法

动脉瘤颈夹闭术可彻底消除动脉瘤，保持动脉瘤的载瘤动脉通畅。动脉瘤孤立术是在动脉瘤的两端夹闭原生动脉，在未能证明脑的侧支供血良好的情况下应慎用。动脉瘤包裹术疗效不肯定。高龄、病情危重或不接受手术的患者，可选血管内治疗。术后均应复查脑血管造影证实动脉瘤是否消失。

第三节 颅内血管畸形

颅内动静脉畸形是由一支或几支发育异常供血动脉、引流静脉形成的病理脑血管团，可随人体发育增长。小型 AVM 不及 1 cm，巨大 AVM 可达 10 cm。畸形血管团周围脑组织因缺血而萎缩，呈胶质增生。畸形血管表面的蛛网膜色白且厚。颅内 AVM 可位于脑组织任何部位，大脑半球 AVM 多呈楔形，其尖端指向侧脑室。

一、脑动静脉畸形

脑动静脉畸形是一种先天性局部脑血管发生了变异，在病变部位脑动脉与脑静脉之间缺乏毛细血管，致使动脉直接与静脉相接，形成了脑动、静脉之间的短路，产生一系列脑血流动力学上的紊乱，临床上可表现为反复的颅内出血，部分性或全身性抽搐发作，短暂脑缺血发作及进行性神经功能障碍等。本病是引起自发性蛛网膜下隙出血的另一种常见原因，仅次于颅内动脉瘤。

（一）病因及发病机制

脑动静脉畸形是胚胎发育过程中脑血管形成发生变异所致。一般认为在胚胎第 45 天至 60 天时发生。脑血管来源于中胚层，当胚胎形成神经槽时，中胚层内分化出血管母细胞，这些细胞排列成条索状，条索的中央出现管道，形成原始的血管。胚胎第四周，原始的血管连成脑原始血管网，攀附于神经管表面并伸入神经管壁内，此时原脑中出现原始的血液流动。以后原始血管网再分化出动脉、静脉和毛细血管。随着胚胎发育，血管又发展成为颅外血管、脑膜血管及脑血管，同时部分血管退化闭塞。

脑血管的发生大致可分为下列几期。

1. 原始血管芽胚期

在这时期如出现障碍，可产生血管网状细胞瘤，又称血管网织细胞瘤或血管内皮细胞瘤，是一种新生物，具有肿瘤的生物学特性。

2. 原始血管网期

血管内已有血液流动，随着血液流过的多少，血管分化出动脉、毛细血管及静脉。在这时期出现障碍产生脑动静脉畸形。

3. 血管分层期

出现颅外血管、脑膜血管和脑血管三层。在这时期出现障碍产生面 - 脑膜 - 脑血管瘤病 (Sturge-Weber 综合征)。

4. 脑血管成型期

组成脑血管的定型通道，如颈内动脉、大脑中动脉、大脑前动脉、大脑后动脉、前交通动脉、后交通动脉及脑底动脉环等。在这时期出现的畸形一般为脑血管排列上的异常。如前交通动脉缺失，原始三叉动脉或舌下动脉未闭，动脉窗的形成等。

5. 血管壁成熟期

血管壁在组织学上成熟完善，不论动脉还是静脉，都具有较完整的内膜、中膜与外膜。中层内有肌肉装置，以便控制管腔的大小。在这时期出现的畸形为血管壁上的缺陷，成为动脉瘤形成的重要因素之一。

（二）病理生理

1. 分布

位于幕上者约占 90%，幕下者约 10%，左右半球的发病率相同。幕上的动静脉畸形大多数累及大脑皮质，以顶叶受累为最多，约占 30%，其次是颞叶约占 22%，额叶约占 21%，顶叶约占 10%。脑室、基底节等深部结构受累约占 10%，胼胝体及其他中线受累者占 4%～5%。幕上病变多由大脑中动脉和大脑前动脉供血，幕下者多由小脑上动脉供血或小脑前下动脉或后下动脉供血。

2. 大小和形状

脑动静脉畸形的大小差别很大，巨大者直径可达 10 cm 以上，可累及整个大脑半球，甚至跨越中线；微小者直径在 1 cm 以下，甚至肉眼难以发现，脑血管造影不能显示。畸形血管团的形状不规则，血管管径粗细不等，有时细小，有时极度扩张、扭曲，甚至走行迂曲呈螺旋状。大多数表现为卵圆形、球形或葡萄状，约有 40% 的病例表现出典型形状，为圆锥形或楔形。畸形的血管团一般成楔形分布，尖端指向脑室壁。

3. 形态学

脑动静脉畸形是一团发育异常的，由动脉、静脉及动脉化的静脉组成的血管团，无毛细血管存在，病变区内存在胶质样变的脑组织是其病理特征之一。镜下见血管壁厚薄不等，偶有平滑肌纤维多无弹力层。血管内常有血栓形成或机化及钙化，并可伴有炎性反应。血管内膜增生肥厚，有的突向管腔内，使之部分堵塞。内弹力层十分薄弱甚至缺失，中层厚薄不一。血管壁上常有动脉硬化样斑块及机化的血凝块，有的血管可扩张成囊状。静脉可有纤维变或玻璃样变而增厚，但动静脉常难以区别。

病变血管破裂可发生蛛网膜下隙出血、脑内或脑室内出血，常形成脑内血肿，偶可形成硬膜下血肿。因多次反复的小出血，病变周围有含铁血黄素沉积使局部脑组织发黄，邻近的甚至较远的脑组织因缺血营养不良可有萎缩，局部脑室可扩大；颅后窝病变可导致第四脑室阻塞产生梗阻性脑积水。

（三）临床分级

脑动静脉畸形差异很大，其大小、部位、深浅及供血动脉和引流静脉均各不相同。为便于选择手术对象、手术方式、估计预后及比较手术治疗的优劣，临床上将动静脉畸形进行分级，常用的分级方法有以下几种。

Spetzler 分级法从 3 个方面对脑动静脉畸形评分，共分 5 级：①根据畸形团大小评分；②根据畸形团所在部位评分；③根据引流静脉的引流方式评分。将 3 个方面的评分相加即为相应级别（表 2-4）。

（四）临床表现

1. 颅内出血

患者头痛呕吐、意识障碍，小的出血症状不明显。出血多发生在脑内，占 SAH 的 9%，仅次于颅内动脉瘤。文献报道 30%～65% 的 AVM 首发症状是出血，高发年龄为 15～20 岁，年轻患者出血的危险高于老年患者，AVM 每年出血率为 2% ～ 4%，再出血率和出血后死亡率都低于颅内动脉瘤。这是由于其出血源多为病理循环的静脉，压力低于脑动脉。另外，出血较少发生在基底池，出血后脑血管痉挛也少见。影响 AVM 出血的因素尚不十分明确。一般认为，单支动脉供血、体积小、部位深以及后颅窝 AVM 易出血。出血与性别和头部外伤关系不大。妇女妊娠期，AVM 出血的危险性增大。癫痫对出血无直接影响。

表 2-4 Spetzler-Martin 的脑动静脉畸形的分级记分表

AVM 的大小	计分	AVM 部位	计分	引流静脉	计分
小型 (最大径＜ 3 cm)	1	非功能区	0	仅浅静脉	0
中型 (最大径 3 ～ 6 cm)	2	功能区	1	仅深静脉	1
大型 (最大径＞ 6 cm)	3				

2. 癫痫

年龄越小出现的概率越高，约 1/3 发生在 30 岁前，多见于额、颞部 AVM。体积大的脑皮层 AVM 较小而深在的 AVM 容易引起癫痫。额部 AVM 多伴癫痫大发作，顶部以局限性发作为主。发生癫痫与脑缺血，病变周围胶质增生，以及出血后的含铁血黄素刺激大脑皮层有关。14% ～ 22% 出过血的 AVM 会发生癫痫。癫痫发作并不意味出血的危险性增加。早期癫痫可服药控制发作，但最终药物治疗无效。由于长期癫痫发作，脑组织缺氧不断加重，致使患者智力减退。

3. 头痛

一半患者有头痛史，为单侧局部或全头痛，间断性或迁移性。头痛可能与供血动脉、引流静脉以及窦的扩张有关，或因 AVM 小量出血、脑积水和颅内压增高引起。

4. 神经功能缺损

脑内血肿可致急性偏瘫、失语。4% ～ 12% 的未出血 AVM 患者呈进行性神经功能缺损，出现运动、感觉、视野以及语言功能障碍，多因 AVM 盗血作用或合并脑积水。个别患者可有三叉神经痛或头颅杂音。

5. 儿童大脑大静脉动脉瘤

可以导致心衰和脑积水。

(五) 实验室检查

1. 脑脊液

出血前多无明显改变，出血后颅内压大多在 1.92 ～ 3.84 kPa，脑脊液呈血性。

2. 脑电图

多数患者有脑电图异常，发生在病变同侧者占 70% ～ 80%，如对侧血流紊乱缺血时，也可表现异常；因盗血现象，有时一侧大脑半球的动静脉畸形可表现出双侧脑电图异常；深部小的血管畸形所致的癫痫用立体脑电图可描记出准确的癫痫灶。脑电图异常主要表现为局限性的不正常活动，包括节律的减少或消失，波率减慢，波幅降低，有时出现弥漫性波，与脑萎缩或脑退行性改变的脑电图相似；脑内血肿者可出现局灶性波；幕下动静脉畸形可表现为不规则的慢波；约一半有癫痫病史的患者表现有癫痫波形。

3.核素扫描

一般用 ^{99m}Tc 或 Hg 做闪烁扫描连续摄像，90% ～ 95% 的幕上动静脉畸形出现阳性结果，可做定位诊断。直径在 2 mm 以下的动静脉畸形不易发现。

(六) 影像学检查

1. 头颅 X 线片

有异常发现者占 22% ～ 40%，表现为病灶部位钙化斑、颅骨血管沟变深加宽等，颅底平片有时可见破裂孔或棘孔扩大。颅后窝动静脉畸形致梗阻性脑积水者可显示有颅内压增高的现象。出血后可见松果体钙化移位。

2. 脑血管造影

这是 AVM 最重要的诊断方法。无论在国外还是国内，数字减影血管造影 (DSA) 技术已广泛应用，不仅损伤较少而且可获得较清楚的连续摄片的图像。在动脉期摄片上，AVM 呈一堆不规则的血管团，有一根或数根粗大而显影较深的供血动脉进入血管团。动脉期早期即出现扩张扭曲的引流静脉，导入颅内静脉窦。幕上 AVM 可由同侧颈内动脉的大脑前动脉、大脑中动脉的分支，或椎 - 基底动脉的大脑后动脉的分支供血，也可接受通过 Willis 环来自对侧颈内动脉系统或椎 - 基底动脉系统的血流。幕下 AVM 主要由椎 - 基底动脉系统的分支供血。位于皮质附近的 AVM，常由浅表的引流静脉汇入上矢状窦、下矢状窦、横窦、乙状窦等处，位于深部的病灶由深静脉引流入直窦，再到横窦。DSA 摄片中，有时可显示并发的动脉瘤，多位于畸形团内和供血动脉上。脑血管造影的动脉早期尚未出现引流静脉时，畸形血管团内在两个不同的投影角度都可以发现的不规则圆形造影剂浓集点则为动脉瘤。动脉瘤还可发生在与供血动脉无关的脑血管上。因此，AVM 患者，常规做全脑四血管造影是必需的。此外，部分 AVM 还接受颅外动脉系统的供血，必要时应做全脑六血管造影。

AVM 远侧的脑动脉常因盗血而充盈不良或不显影；病灶切除或栓塞后，这些正常血管才显示出来。如有较大的脑内血肿时，局部可出现无血管区，正常脑血管发生移位。较小的 AVM 血管团被血肿压迫可不显影，待血肿吸收后再做脑血管造影时才出现。因此，在出血急性期脑血管造影未显示畸形血管团的患者，1 ～ 2 个月后应再做 DSA 检查，以免漏诊。

3.CT 扫描

平扫时未出血的 AVM 表现为不规则的低等或高密度混杂病灶，高密度可为血栓、钙化或胶质增生等，常呈条索状或斑点状，低密度可能是梗死灶或出血后遗留的空腔。周围无明显的脑水肿带，无占位效应。注射造影剂后，表现为明显的片状或团块状强化，边界较清晰但不规则，有时在血管团附近可见异常增粗的血管影，为 AVM 的供血动脉或引流静脉。病灶周围可出现脑萎缩、脑室扩大或脑积水等。AVM 出血时，头颅 CT 扫描在蛛网膜下隙或脑内或脑室内可见高密度的积血或血肿。血肿密度随着时间推移由高密度转为等密度和低密度。脑内血肿常有占位征象，周围脑水肿明显，脑室受压、移位，甚至中线亦可推向对侧。

4.MRI 及 MRA

血管内快速流动和呈涡流的血液在 MRI 图像的 T_1 加权或 T_2 加权上均呈低信号或无信号的条管状或圆点状的血管影，因此，AVM 表现为由这类"流空"血管影组成的团块状或斑点状病灶，边界可不规则。周围组织可显示出血形成的血肿或血肿吸收后的空腔，脑组织中常有粗大的供血动脉或引流静脉与血管团相连。注射增强剂后，部分血管影可强化。由于 MRI 图像中无颅骨伪迹的干扰，因此对颅后窝病灶的显示明显优于 CT。同时，MRI 可清晰地描绘病灶与邻近重要结构的关系，是对脑血管造影检查的补充有助于治疗方案的制订和预后的估计。

5. 经颅多普勒超声 (TCD)

经颅多普勒超声是运用定向微调脉冲式多普勒探头直接记录颅内一定深度血管内血流的脉波，经微机分析处理后计算出相应血管血流波形及收缩期血流速度、舒张期血流速度、平均血流速度及脉搏指数。通过颞部探测大脑中动脉、颈内动脉末端、大脑前动脉及大脑后动脉；通过枕骨大孔探测椎动脉、基底动脉和小脑后下动脉；通过眼部探测眼动脉及颈内动脉虹吸部。正常人脑动脉血流速度从快到慢的排列顺序是大脑中动脉、大脑前动脉、颈内动脉、基底动脉、大脑后动脉、椎动脉、眼动脉、小脑后下动脉。随着年龄的增长血流速度减慢；脑的一侧半球有病变则两个半球的血流速度有明显差异，血管痉挛时血流速度加快，血管闭塞时血流速度减慢，动静脉畸形时供血动脉的血流速度加快。术中利用多普勒超声帮助确定血流方向和动静脉畸形血管结构类型，区分动静脉畸形的流入和流出血管，深部动静脉畸形的定位，动态监测动静脉畸形输入动脉的阻断效果和其血流动力学变化，有助于避免术中因血流动力学变化所引起的正常灌注压突破综合征等并发症。经颅多普勒超声与 CT 扫描或磁共振影像结合有助于脑动静脉畸形的诊断。

(七) 诊断与鉴别诊断

1. 诊断

青年人有自发 SAH 或脑内出血史时应立即想到有本病可能。如病史中还有局限性或全身性癫痫发作则更应怀疑本病。头颅 CT 扫描是重要的诊断依据，MRI 检查基本可确诊。全脑血管造影是不可缺少的诊断手段。在出血急性期，尤其是出现脑疝危象，来不及做脑血管造影而又急需手术者，3D-CTA 检查是有很大帮助的。

2. 鉴别诊断

(1) 与血供丰富的颅内肿瘤鉴别：如恶性胶质瘤、血管外皮瘤、转移瘤、实体型血管网状细胞瘤等。上述肿瘤有丰富的血供，可出血引起 SAH 或脑内血肿。出血前常伴有明显的颅内压增高征，神经功能障碍进行性发展较快，病程较短，特别是出血时。脑血管造影显示异常血管团，但不如 AVM 成熟，供血动脉不增粗，引流静脉可出现或不出现，即使出现也不扩张不扭曲。此外，各类肿瘤的 CT 和 MRI 表现均有特征性，可以鉴别，参见颅内肿瘤章节。

(2) 与其他常见的出血性脑血管病鉴别：如海绵状血管瘤、颅内动脉瘤及高血压脑出血等。海绵状血管瘤，是青年人出现反复 SAH 的原因之一。患者出血前可无明显症状与体征。出血可以是 SAH 或脑内出血，一般来说出血量较少，不出现明显症状，而位于功能区或脑干的病灶出血可有相应的体征出现。不少患者以癫痫发作起病。脑血管造影常不显影。CT 平扫时呈边界清晰的圆形或类圆形高密度灶，内有钙化，增强后明显强化。出血时病灶可扩大，周围出现脑水肿，随着血肿吸收病灶缩小，水肿亦消退，但海绵状血管瘤不会消失。MRI 的 T_1 加权图像上，海绵状血管瘤呈等信号或稍高信号，出血时为明显高信号，T_2 加权图像上为不均匀的高信号夹杂部分低信号；无论是 T_1 或 T_2 加权，病灶周围有环状的低信号区，为慢性出血形成含铁血黄素沉积所致。增强时病灶可强化。

颅内动脉瘤是引起 SAH 的最常见的病因，常发生于中老年人，发病高峰年龄在 40～60 岁。由于动脉瘤好发于脑底 Willis 环，多引起 SAH 伴有严重的脑血管痉挛，因此病情较重，意识障碍者较多见；常有动眼神经麻痹，而其他神经系统阳性体征少见，以癫痫起病更少见。除非是大型或巨大型动脉瘤，一般 CT 与 MRI 检查除显示 SAH 外，很难发现动脉瘤本身；CTA 对颅内动脉瘤有较高的检出率，但可有假阳性和假阴性，因此需做脑血管造影以确诊。

高血压脑出血多数发生于 50 岁以上的高血压患者，出血部位常见于基底节丘脑区，故很快出现偏瘫、偏身感觉障碍和同向偏盲的三偏征，患者轻则剧烈头痛伴呕吐，重者即刻昏迷，病情发展较快。

烟雾病 (moyamoya 病)，又称脑底异常血管网症。症状可与 AVM 相似，好发于幼儿和青年，15 岁以下的儿童主要表现为颈内动脉系统缺血，成年患者多半为蛛网膜下隙出血、脑室内出血或脑内出血。CT 扫描可有脑缺血、脑梗死所引起的低密度病灶，常多发和双侧均有；有脑萎缩和脑室扩大；出血时可见 SAH 或脑内血肿或脑室内出血。增强扫描，病灶不能强化。MRI 可见广泛分布的多发性脑梗死灶，T_1 加权时为低信号，T_2 加权时高信号。新鲜出血在 T_1 与 T_2 加权图像上均为高信号。单侧或双侧大脑中动脉主干的"流空"信号减弱或消失，基底节区出现异常的网状低信号或无信号，为增生的穿支动脉形成的血管网。脑血管造影可见单侧或双侧颈内动脉和大脑中动脉完全或不全闭塞，脑底部有异常血管网，但没有出现的扩张的回流静脉。

(八) 治疗

脑动静脉畸形的主要危害是出血和"盗血"，两者都可导致严重后果。最合理的治疗应做手术切除，以杜绝后患。切除后由于脑血流动力学的紊乱得到纠正，脑的血供得到改善，原有的神经功能障碍可逐渐好转，癫痫发作也可望减少或减轻，亦得以阻止智力障碍继续恶化。但不是每一例 AVM 都可以做全切除。级别高的 AVM 由于病变范围过于广泛或部位险要，彻底切除不仅技术上有困难，还具有较大的病死率和病残率。因此对每一 AVM 病例，必须根据其具体情况，权衡手术的利弊，慎重对待。实际上确有不少病例虽病变很广泛，但通过长期随访仍能正常生活，有的甚至还能担任较正常的工作。对这种病例不应单纯为抽搐或轻度的局灶性神经功能障碍而列为手术指征。只有病变的反复出血才应作为手术指征。对于级别低的 AVM 病例应切除术的危险性很小，只要患者有决心都可考虑做全切手术。

1. 非手术治疗

目的是防止或制止出血，控制癫痫发作及缓解已经存在的神经症状。

一般适用于：① 3～4 级或 4 级 AVM 病例；②未出血的其他病例；③因故暂时不适合做手术的病例。

(1) 调剂日常生活：避免剧烈的情绪波动，禁烟、酒，疏通大便，改善睡眠状况，适当降低血压。如已出血应完全卧床休息 4～6 周，并按 SAH 或脑内血肿进行治疗。

(2) 控制癫痫：根据发作类型选择抗痫药物。全身性和部分性发作，首选药物是苯妥英钠、苯巴比妥或扑米酮。对精神运动性发作可选用苯妥英钠、卡马西平、硝西泮或扑米酮、丙戊酸钠。对失神小发作可选用乙琥胺、丙戊酸钠、氯硝西泮、双酮类药物。

(3) 对症治疗：根据患者的症状给予药物以缓解或减轻其症状。

2. 手术治疗

目的在于杜绝病变破裂出血的危险，减轻或消除"脑盗血"现象，以改善脑部血供。常用的手术方法：① AVM 全切除术；② AVM 的供血动脉结扎术。间接手术包括结扎颈部的颈动脉或颈静脉，旨在减少 AVM 的血供，实践证明这类手术是有害的，因这种手术没有消除或闭塞动静脉之间的短路，不仅不能改善脑的血供，反因结扎脑的供血动脉后，使原来依靠侧支循环所提供的血流量亦被 AVM 所盗去，加重了脑的缺血范围，故已被废弃不用。

(1)AVM 全切除术：是最合理的治疗方法，不仅能杜绝出血的后患，而且去除了脑盗血的根源，在 AVM 的治疗中应作为首选方法来考虑。凡属于 1～3 级的 AVM 均适合做这种治疗。4 级 AVM 由于切除的危险性太大，不宜采用。介于 3 级与 4 级之间的病例则应根据具体情况考虑。

(2) 供血动脉结扎术：适用于 3～4 级、4 级 AVM 及其他不能手术切除的但又经常出血的 AVM 病例。目的在于减少 AVM 的血供，使 AVM 内血流减慢，增加自行血栓形成的机会。但因手术未把动静脉之间的沟通点完全消除，因此无论在防止出血及减少盗血方面，它的疗效都不及切除术。另外，当 AVM 的主要供血动脉被结扎以后，畸形血管区的血管内压力更低，且吸引四周较小的供血动脉向 AVM 供血，日久以后这些周围动脉亦都扩大，使病变范围变得更大。实践证明，在结扎术后当时做脑血管造影可见 AVM 有较明显的缩小，甚至不再显影，但经过一段时间随访，患者仍有再出血的机会。如再做脑血管造影检查，常可见有更多的供血动脉从其他脑动脉延伸过来。因此这种手术不是彻底的治疗方法。只是在不能做切除的患者中作为一种姑息性手术，或作为巨大 AVM 切除术的前驱性手术。

3. 介入治疗

介入放射治疗应用于 AVM 创始于 1960 年，Luessenhop 和 Spence 在 X 线监视下，使用导管技术，经颈外动脉向颈内动脉注入塑料或涂硅的金属栓子治疗脑动静脉畸形。随着放射影像设备、导管及栓塞材料的改进和发展，AVM 的血管内栓塞治疗在国内外广泛展开。AVM 畸形血管团内血流量大，阻力低，供血动脉管腔较粗大，因此微导管凭借血流冲击及正确的手法操作，能较顺利地进入供血动脉，并接近畸形血管团，然后通过导管注入栓塞物质，达到人工栓塞的目的。但由于 AVM 的结构复杂，常常不能做到完全栓塞，因此此疗法亦不是根治的手段，目前作为手术切除或放射外科治疗的综合治疗措施之一。

栓塞材料应是无菌和"三不致"(不致癌、不致畸形、不致突变) 的物质，而且要便于操作又不易再通。以前多采用 α- 氰基丙烯酸正丁酯 (NBCA) 作为 AVM 的栓塞剂。NBCA 在血管内聚合后呈海绵状，具柔韧性，不再通，手术时分离亦容易。目前 AVM 栓塞最常用的栓塞材料是 ONYX。ONYX 是由次乙烯醇异分子聚合物 (EVOH)、DMSO(二甲基亚砜) 及钽粉微粒按一定比例组成的混悬液，是一种血管内非黏附性液体栓塞剂。ONYX 中的 EVOH 为非水溶性，但可溶于 DMSO 中，当与水性溶液 (如血液) 接触时 DMSO 快速弥散到水性溶液中，EVOH 则沉淀为固体而起到栓塞作用。ONYX 和 NBCA 的区别在于：ONYX 是非黏附性栓塞剂，可避免微导管与血管的粘连，使病灶栓塞结束后撤出微导管相对容易，使病灶完全栓塞的可能性得到提高。组织病理评估显示 ONYX 对病灶渗透力强，注入病灶后变成海绵状膨胀并闭塞病灶；另外，ONYX 不会迅速凝固堵住导管，允许一定距离的反流，使操作时间得以延长，可一次性注入更多的栓塞物质。目前随着头端可解脱微导管的应用，进一步提高了安全性及治愈率。而 NBCA 是黏附性栓塞剂，在注射后会迅速凝固并使导管与血管迅速粘连，所以不允许反流，否则微导管就可能被栓塞剂粘在病变局部而无法拔出；而且一根微导管只能注射 NBCA 一次。据统计，使用 ONYX 治疗脑动静脉畸形的一次完全栓塞率可高达 44%，分次治疗完全栓塞率将更高，而 NBCA 则低得多，文献报道最高只能达到 10% ～ 13%。

血管内介入栓塞治疗 AVM 可发生以下并发症，需采取相应措施。

(1) 脑过度灌注现象：对巨大型高流量的 AVM，采取分期逐步栓塞，避免在短时间内造成脑血流分布的急骤改变，预防脑过度灌注的发生。

(2) 颅内出血：其发生率为 7% ～ 11%。脑过度灌注发生是出血的原因之一，此外亦可由操作手法不当，血管被导管或导丝损伤而出血，因此要求操作者掌握熟练的技巧。如一旦怀疑出血，应停止操作，即刻做头颅 CT 检查，并采取相应的治疗措施。

(3) 脑血管痉挛：术中发现患者神志不清、偏瘫、感觉异常等，在排除颅内出血后，应考虑到脑血管痉挛，即刻注入罂粟碱等解除血管痉挛后再拔除导管。

(4) 误栓正常脑血管：立即停止栓塞，应用扩血管药物、神经营养药物等改善脑供血和神经功能。

(5) 微导管断裂或微导管前端黏着在血管内：多由操作不熟练或手法不当造成，因此操作者必须经过培训，进入临床前反复进行体外操练。

4. 放射治疗

1949 年，Leksell 设想利用立体定向技术将大剂量的高能电子束一次性击中靶点组织毁损之，以达到治疗目的。1972 年 Steiner、Leksell 成功地应用 γ 刀治疗脑动静脉畸形。以后陆续有用 γ 刀、氢离子治疗 AVM 的报道。近年来，国内已有不少单位开展此项工作。AVM 经放射外科治疗后，畸形血管壁发生缓慢的组织病理改变，正常结构破坏，被胶原性物质取代，血管腔变窄，腔内血栓形成而最后闭塞。然而，AVM 的闭塞过程需 2 年左右，在未完全闭塞前仍有出血可能。Colombo 指出，2 年内的出血率亦在 4.1% 左右。

但放射外科治疗后，不少患者的头痛、癫痫等临床症状可缓解或减轻。放射外科治疗最常见的并发症，早期有恶心呕吐、癫痫发作，一般对症处理后能控制；晚期有脑白质放射性水肿和放射性坏死。水肿常发生于治疗后的 1 ～ 1.5 年，以后逐渐消退，3 年后完全消失。并发症的发生与畸形血管团的大小及照射剂量有关。通常认为，AVM 团的最大径 ≤ 3 cm，并位于脑深部结构，或经过血管内介入栓塞或开颅手术后仍残留的最大径不大于 3 cm 的 AVM 是合适的病例。照射剂量以一次性 25 Gy 作为中心剂量较完全又有效。治疗后，应每隔 6 个月至 1 年复查 CT 或 MRI 或 DSA，直至脑血管造影证实病灶完全消失。

二、硬脑膜动静脉畸形

硬脑膜动静脉畸形 (DAVM) 是硬脑膜内的动静脉沟通或动静脉瘘，由硬脑膜动脉或颅内动脉的硬脑膜支供血，并回流至静脉窦或动脉化脑膜静脉。本质上是基于硬脑膜的一处或多处动静脉瘘，故以往也称之为硬脑膜动静脉瘘。但动静脉瘘绝大部分属于获得性病变，采用"硬脑膜动静脉畸形"这一名称更能体现部分病变的先天来源的特征。

（一）病因及发病机制

可能与以下因素有关：①体内雌激素水平改变：致使血管弹性降低，脆性增加，扩张迁曲，由于血流的冲击而容易形成畸形血管团，所以女性发病率高；②静脉窦炎及血栓形成：正常情况下脑膜动脉终止于窦壁附近，发出许多极细的分支营养窦壁硬膜并与静脉有极为丰富的网状交通，当发生静脉窦炎和形成血栓时，静脉回流受阻，窦内压力增高，可促使网状交通开放而形成硬脑膜动静脉畸形；③外伤、创伤、感染：颅脑外伤、开颅手术创伤、颅内感染等，可致静脉窦内血栓形成，发展成硬脑膜动静脉畸形或是损伤静脉窦附近的动脉及静脉，造成动静脉瘘；④先天性因素：血管肌纤维发育不良，血管弹性低易扩张屈曲形成畸形团。有学者报道，在妊娠 5～7 周时子宫内环境出现损害性改变，可致结缔组织退行性病变造成起源血管异常而发生硬脑膜动静脉畸形。

（二）临床表现

由于硬脑膜动静脉畸形位于脑外，常见的症状和体征有：

1. 颅内血管杂音

最常见的临床表现，呈轰鸣音，持续性，成为患者最不堪忍受的症状。颅内血管杂音的程度与硬脑膜的血流量及部位有关，若椎动脉未参与供血，压迫患侧颈动脉杂音可减弱或消失。

2. 头痛

其原因有：

(1) 硬脑膜动静脉畸形"盗血"严重，致使硬脑膜缺血。

(2) 颅内压增高。

(3) 颅内出血。

(4) 扩张的畸形血管对脑膜的刺激。

(5) 持续性颅内血管杂音可造成患者精神紧张及休息不好，亦可出现头痛。

3. 颅内压增高

硬脑膜动静脉畸形引起颅内压增高的因素有：

(1) 脑血流量和硬脑膜窦压力增高，伴随脑脊液吸收减少和脑脊液压力增高。

(2) 颅内外动脉直接与静脉窦沟通，大量动脉血直接入窦，使静脉窦压力增高，由于静脉窦压力增高，使皮质静脉回流障碍、脑出血。

(3) 硬脑膜动静脉畸形直接回流入皮质静脉引起脑出血。

(4) 继发性静脉窦血栓形成。

(5) 巨大硬脑膜下静脉引起的占位效应，或颅后窝动静脉畸形的占位效应引起脑脊液循环障碍，形成阻塞性脑积水。

4. 颅内出血

是硬脑膜动静脉畸形的另一常见表现，患者以蛛网膜下隙出血为首发症状，主要为皮质引流静脉破裂，这是由于硬脑膜动静脉畸形缺乏毛细血管，动脉压力直接传入硬脑膜的引流静脉，当压力超过静脉壁所承受的负荷时，即破裂出血。不同部位引起颅内出血的发生率也不同。

5. 其他

少数可发生癫痫、耳鸣、轻偏瘫、失语等。海绵窦硬脑膜动静脉畸形可出现额眶或球后疼痛、突眼、视力下降、复视、眼球运动神经障碍等。

（三）影像学检查

1. 脑血管造影

是诊断和分型的最重要手段，可以清楚地显示畸形血管自动脉期至静脉期各阶段表现，有利于病变的分型和了解血管造影改变与临床表现和预后间的关系，特别是观察累及的静脉窦有无栓塞和静脉回流的方向，对治疗方案的设计具有决定作用。

2. 磁共振动脉造影 / 静脉造影 (MRA/MRV)

能无创显示硬膜动静脉的解剖结构。但分辨率较差，不能满足临床诊断要求。仅作为筛选和随访 DAVM 的手段之一。

3. CT 扫描

CT 扫描有助于发现病变和颅内出血。可为以下几种异常改变：①蠕虫状或斑片状的对比增强；②局部占位效应；③大静脉窦的扩张；④脑室扩大，主要为脑脊液吸收不良或颅后窝硬脑膜动静脉畸形引起脑积水所致；⑤脑白质密度明显减低，主要为静脉回流障碍所致脑实质静脉性梗死、水肿等原因；⑥颅骨内板出现血管压迹扩大；⑦有颅内出血者可见蛛网膜下隙或脑内高密度影。三维计算机体层扫描血管重建 (3D-CTA) 采用螺旋 CT 获得增强颅内血管信息，重建血管类型，能清楚地显示畸形血管的三维空间结构，对治疗方案和手术入路的选择有重要参考价值，越来越受到重视。

4. 磁共振成像 (MRI)

在 MRI 上多数呈无信号的迂曲成团的血管影，呈葡萄状或蜂窝状的黑色影，并能清楚地显示其供血动脉及引流静脉。可显示病变处硬膜厚度以及静脉窦内的血栓，但此类检查不能显示 DAVM 中血流的动态变化，对治疗方法的选择和预后判断帮助不大。

（四）诊断

选择性脑血管造影是目前确诊和研究该病的唯一可靠手段。选择性颈内动脉和椎动脉造影，可以除外脑动静脉畸形，并确认动脉的脑膜支参与供血的情况；颈外动脉超选择造影可显示脑膜的供血动脉及畸形团的情况，以寻找最佳治疗方法和手术途径；可了解引流静脉及其方向、畸形团大小、有无动静脉瘘和脑循环紊乱情况等。常见部位硬脑膜动静脉畸形有如下几种。

1. 横窦 – 乙状窦区硬脑膜动静脉畸形

以耳鸣、颅内杂音和头痛最为常见，其次是颅内出血和神经功能障碍，如视力障碍、运动障碍、癫痫、眩晕、脑积水等。其供血动脉主要是来自枕动脉脑膜支、脑膜中动脉后颞枕支、咽升动脉的神经脑膜支和耳后动脉，其次是颈内动脉的天幕动脉和椎动脉的脑膜后动脉，偶尔锁骨下动脉的颈部分支也参与供血。静脉引流是经过硬膜窦或软脑膜血管，大多数患者伴有静脉窦血栓。

2. 海绵状区硬脑膜动静脉畸形

以眼部症状、耳鸣和血管杂音最为常见。可有眼压升高、复视、眼肌麻痹、视力减低、突眼、视盘水肿和视网膜剥离。有时引流静脉经冠状静脉或海绵间窦进入对侧海绵窦，可使对侧眼上静脉扩张，表现为双眼结膜充血，如患侧眼上静脉有血栓形成，可使患侧眼球正常而对侧眼球充血。其供血主要来自颈外动脉，包括颈内动脉的圆孔动脉、脑膜中动脉及咽升动脉神经脑膜干的斜坡分支，也可来自颈内动脉的脑膜垂体干和下外侧干。静脉引流入海绵窦，软脑膜静脉引流较少见，约占 10%。

3. 颅前窝底硬脑膜动静脉畸形

很少见。临床症状以颅内出血最常见，常形成额叶内侧脑内血肿，尚有眼部症状，由于眼静脉回流障碍变粗，出现突眼、球结膜充血、眼压增高、视野缺损和眼球活动障碍；如果病灶破坏嗅沟骨质，破裂后进入鼻腔，可有癫痫和鼻出血的症状；亦常见耳鸣和血管杂音。其供血动脉主要是筛前、后动脉及其分支，其次是脑膜中动脉、颞浅动脉和颌内动脉等。

4. 小脑幕缘区硬脑膜动静脉畸形

常见的症状是颅内出血、脑干和小脑症状及阻塞性脑积水，有的患者因髓周静脉压力高而产生脊髓症状，少见耳鸣和颅内杂音。其供血动脉主要是脑膜垂体干的分支天幕动脉、颈外动脉的脑膜中动脉和枕动脉；此外，还有大脑后动脉天幕支、小脑上动脉天幕支、脑膜后动脉、咽升动脉、脑膜副动脉、颈外动脉下外侧干也参与供血。引流静脉多为软脑膜静脉，也可经 Galen 静脉、脑桥静脉和基底静脉引流，部分可引流入髓周静脉网。约 57% 的软脑膜静脉发生瘤样扩张。

5. 上矢状窦和大脑凸面区硬脑膜动静脉畸形

很少见，常见症状是头痛，其次是颅内出血，也可有失明、失语、癫痫、杂音、偏瘫等症状。主要供血动脉是脑膜中动脉、枕动脉和颞浅动脉的骨穿支，眼动脉和椎动脉的脑膜支。经软脑膜静脉引流进入上矢状窦，引流静脉大多有曲张。

（五）鉴别诊断

应注意与脑动静脉畸形相鉴别。年龄在 40 岁以下的突发蛛网膜下隙出血，出血前有癫痫史或轻偏瘫、失语、头痛史，而无明显颅内压增高者，应高度怀疑动静脉畸形。

（六）并发症

部分混合性硬脑膜动静脉畸形患者可出现头皮血管怒张、扭曲，甚至形成血管团。颅后窝硬脑膜动静脉畸形向脊髓静脉引流时，可引起椎管内静脉高压，导致脊髓缺血，出现脊髓损害表现。高血流者还可伴有心脏扩大、心力衰竭。

（七）治疗

应根据患者过去的临床表现、目前的临床状况和血管造影表现，分别选择和制订治疗方案。

1. 内科治疗

(1) 指征

1) 症状轻微，或偶然发现。

2) 血管造影检查没有脑皮质静脉引流。

(2) 方法

1) 由于 DAVM 破裂出血机会较小，个别患者，RI 检查，除外皮质引流静脉出现。怀疑出现皮质引流静脉或临床症状改变时可在数年内复查脑血管造影。

2) 疼痛和颅内杂音是影响患者生活质量的最常见的主观症状。轻微时可给予对症处理，如服用非类固醇抗感染药物、卡马西平或短期激素治疗，对缓解疼痛和搏动性杂音有一定疗效。但对于三叉神经分布区的疼痛，不能采用经皮穿刺毁损神经根的方法，以免刺破畸形血管，引起大出血。

2. 非内科治疗

包括经动脉或经静脉内治疗及外科手术和立体定向放射外科等。

(1) 指征

1) 单根皮质引流静脉，特别是引流静脉已有迂曲，呈动脉瘤样扩张，需立即治疗，防止破裂出血。

2) 有颅内出血史。

3) 颅内压增高，视盘水肿，影响视力者。

4) 局灶性神经功能障碍，进行性加重。

5) 影响生活的头痛和颅内杂音。

(2) 方法

1) 外科手术：外科治疗仍是目前治疗 DAVM 最有效的方法。适用于有皮质引流静脉或近期内出现进行性神经功能障碍的病变。手术的目的是孤立、电凝、切除 DAVM 累及的硬膜瓣和邻近静脉窦，切断动脉化的皮质引流静脉的通路。如受累静脉窦已动脉化或侧支循环已经建立，切除静脉窦不致引起静脉性脑梗死。由于手术操作难度较大，术中止血较困难，据统计，横窦乙状窦区 DAVM 的手术死亡率和严重病残率约为 15%。因此术前要进行详尽的血管造影检查和周到的术前准备。如辅以介入方法栓塞供应动脉，以减少术中出血，术中降温和降压麻醉以及严格止血等是手术成功与否的关键。单纯结扎供应动脉，治疗 DAVM 的成功率仅为 8%。因为不可能阻断所有供应动脉。一般病灶在术后数月或数年内复发。此法现已少用。

2) 血管内介入治疗

①经动脉血管内栓塞治疗：曾一度广泛应用，希望减少或消除动静脉间瘘口，但是大多数 AVM 有较多动静脉沟通，不可能栓塞所有的供应动脉或瘘口，而且动脉栓塞不全者往往复发。因此，本法目前只适用于：a. 手术禁忌、不愿手术患者；b. 术前或放射治疗前减少畸形血管血流量；c. 横乙状窦区和海绵窦区 DAVM，但不适用于天幕 DAVM。此类 DAVM 常有许多细小供应动脉，目前导管技术无法到达。

②经静脉血管内栓塞治疗：近来临床逐渐广泛应用。其治疗目的是促使畸形血管的静脉侧血栓形成。适用范围：a. 累及的静脉窦已丧失正常脑组织静脉回流的功能；b. 累及海绵窦、横窦乙状窦区的 DAVM。对仍与正常静脉结构相通的静脉窦进行栓塞时，应在栓塞前行球囊阻断试验，暂时阻断静脉窦，观察颈内动脉和椎动脉静脉期表现，了解静脉窦阻断后正常脑组织静脉回流有无影响、改道。治疗时可直接穿刺病灶邻近静脉窦或通过扩张引流静脉逆向进入，采用金属丝、弹簧圈、明胶或球囊栓塞瘘口。本法临床效果满意，但病残率仍较高。海绵窦区 DAVM 栓塞后临床治愈率为 81%，约 5% 的患者出现永久性并发症。累及横窦乙状窦区的 DAVM 栓塞后临床治愈或改善率为 35% ～ 90%，约 15% 的患者出现暂时神经功能障碍，5% 的患者有永久性并发症。临床并发症来自静脉窦内血栓形成或栓塞材料对周围结构的压迫作用。静脉回流改道引起周围正常静脉内压力增高，有破裂出血风险。

3) 放射外科：近年来，放射外科如 γ 刀、直线加速器等开始应用于某些类型硬膜 AVM 的治疗。如近期无出血的横窦乙状窦、上矢状窦和中颅底处的 DAVM，或其他治疗风险较大的病变。

有学者报道硬膜内畸形血管可于 2 年内自行闭塞，但目前对照射剂量和治疗适应证没有定论。治疗后需密切随访，防止血管闭塞前发生出血。

4) 其他治疗方法：颅内压增高和交通性脑积水者，可行腰蛛网膜下隙腹腔分流术。脑室腹腔分流术有可能误伤动脉化的皮质静脉或室管膜静脉，引起出血。对不能手术的 DAVM 伴进行性视盘水肿而视力下降者，可行视神经减压术。

3. 不同病变部位的治疗策略

(1) 前颅底 DAVM：供应动脉通常来自眼动脉的分支筛前动脉或筛后动脉。因顾及视觉功能，常不采用血管内介入治疗。手术治疗是最佳治疗手段。文献报道约 95.5% 的前颅底 DAVM 能通过手术治疗获得满意效果。除非病灶巨大，一般无须术前做血管内栓塞治疗。

(2) 累及横窦乙状窦区的 DAVM：可采用手术方法、血管内介入治疗或手术与介入联合治疗。手术时，如静脉窦已闭塞，可将畸形血管团合并静脉窦一起切除；如静脉窦仍通畅，需仔细分离，孤立并保持静脉窦开放。当 DAVM 的回流静脉可反向引流至软脑膜静脉时，采用手术方法可安全闭塞静脉窦。如果经静脉栓塞治疗或手术方法可以阻塞静脉窦时，不必勉强切除畸形血管团。

目前以联合治疗的效果最佳。在较大样本回顾性分析中，有 68% 的患者畸形血管可完全闭塞。单纯血管内栓塞治疗的完全闭塞率为 41%，手术治疗的完全闭塞率为 33%，而结扎供应动脉的成功率为 8%。

(3) 累及天幕切迹的 DAVM：此处 DAVM 常引流至软脑膜静脉，自发性颅内出血的概率较高，并以蛛网膜下隙出血为主要临床表现。如果血管造影提示有动脉瘤样静脉扩张并引流至 Galen 静脉，预后更差。因部位深在，全切除病灶较困难，联合治疗（手术加血管内介入治疗）是最佳和最安全的治疗方法。手术目的在于阻断皮质引流静脉，防止出血。联合治疗的治愈率为 89%，单纯手术治疗的治愈率为 78%，但单纯血管内介入治疗的有效率只有 25%，供应动脉结扎只能使约 11% 的病灶闭塞。

(4) 累及海绵窦的 DAVM：主要由颈外动脉分支供血，并向岩下窦和眼静脉回流，但很少向皮质回流。该区的 DAVM 少有自发出血。根据供应动脉的来源，又可分为 4 种类型：A 型：颈内动脉和海绵窦之间的直接沟通；B 型：由颈内动脉的脑膜支供血；C 型：由颈外动脉的脑膜支供血；D 型：由颈内、颈外动脉的脑膜支供血。血管内介入治疗是本病治疗的最佳方法。B 型 DAVM 可经动脉或经静脉栓塞供应动脉。目前趋向于经静脉栓塞，减少因动脉栓塞引起脑缺血损害。C 型 DAVM 可栓塞供应动脉而达到治愈目的。对于 D 型 DAVM 因兼有颈外和颈内动脉分支供血，完全闭塞畸形血管常有困难。

(5) 累及大脑凸面和上矢状窦的 DAVM：此处 DAVM 少见。手术切除与血管内介入治疗疗效相仿。可根据血管的解剖部位和对治疗手段的熟练程度决定。但如静脉引流以皮质引流静脉为主时，可首先考虑手术切除。

三、海绵状血管瘤

海绵状血管瘤是在出生时即出现的低血流量的血管畸形，又称为静脉畸形。血管损害一般发展较慢，常在儿童期或青春期增大，成人期增大不明显。大多数静脉畸形呈海绵状，故名。病变除位于皮肤和皮下组织外，还可发生在黏膜下、肌肉甚至骨骼。海绵状血管瘤如因外伤或继发感染破溃时，有招致严重失血的危险，文献中有不少关于骨骼，特别是下颌骨内海绵状血管瘤切除术中严重出血甚或致命的报道。

（一）流行病学

过去认为海绵状血管瘤少见发病率在 0.02% ～ 0.53%。近来随着 MRI 的应用，海绵状血管瘤发生率有所增加，与尸检报道相仿，占脑血管畸形的 5% ～ 13%，海绵状血管瘤可见于各个年龄，多见于 20 ～ 50 岁。男女发病率相似。有报道，男性病例多为 30 岁以下，女性病例多为 30 ～ 60 岁。中颅底病例中女性多见 80% 位于幕上，15% 位于幕下，5% 位于脊髓。海绵状血管瘤多为单发和散发也可多发，后者占 6% ～ 33%，多有家族史。

（二）病理

海绵状血管瘤外观呈紫红色，为圆形或分叶状血管团，剖面呈海绵状或蜂窝状，血管壁无平滑肌或弹力组织，由单层内皮细胞组成，多数有包膜。病灶内可含有新旧出血、血栓、钙化或胶原间质，不含脑组织，有时病灶周边可呈分叶状突入邻近脑组织内，病灶周围脑实质常有含铁血黄素沉积、巨噬细胞浸润和胶质增生；少数可能有小的低血流供血动脉和引流静脉。病灶大小 0.3 ～ 4.0 cm，也有报道其直径大于 10 cm 者。病灶大小可在很长时间内无变化，但也有报道，病灶随时间而增大，并可能与病灶出血、血栓、钙化和囊肿有关。

（三）临床表现

位置较表浅的海绵状血管瘤，局部皮肤膨隆，高低错落，起伏不平，皮面微观蓝色或浅紫色，曲张盘旋的血管隐约可见。

海绵状血管瘤位置较深而不波及皮肤者，除局部显现形态不规则的轻、中度膨隆外，肤色并无明显改变。海绵状血管瘤也可见于黏膜下层，黏膜表面呈暗蓝色改变，浅表肿瘤呈现蓝色或紫色。肿物扪之柔软，可被压缩，其体积大小可随体位改变而发生变化。触诊检查有似蠕虫盘绕聚集之感，或可扪出颗粒状静脉石存在，X 线照片也可显现静脉石，此乃血栓机化钙盐沉着而形成。体位移动试验阳性。

海绵状血管瘤好发于头、面、颈部，四肢、躯干次之。除常见于皮肤皮下组织外，偶见于黏膜下，也可发生在肌肉、骨骼和内脏器官内。多在出生时即已发现，或起病隐伏而难以准确追溯发病年月。海绵状血管瘤还可发生于肌肉组织内，称为肌间血管瘤，以股四头肌最常累及，易被误诊；有时累及骨骼，表面粗糙不平，如虫咬状，累及骨髓腔者，X 线片中可见骨小梁被破坏后的多腔空泡样征象。上、下颌骨的海绵状血管瘤发病率虽不高，但应予重视，有时因拔除一个松动的牙齿可导致致命性的大出血。当血管瘤受外界刺激时，可引起血管周围组织炎性反应，患者自觉皮肤发热、肿胀、疼痛，或在病灶表面发生破溃。有血栓或静脉石形成时，也可出现局部疼痛，疼痛往往为一过性，短则一天，长则数周，以后自行缓解。

在受外伤或表面破溃感染时，可引起出血危险。多数海绵状血管瘤是局限性的，少数弥漫地累及大片组织，如四肢的海绵状血管瘤，是血管瘤治疗中的难点。

成人海绵状血管瘤的诊断较为明确，可在婴幼儿期到青少年期发现，多数表现为较稳定而缓慢的发展过程。关于海绵状血管瘤的本质仍然存有争议，近年来的研究日益倾向于其性质为先天性的血管畸形，因此，畸形的血管结构与异常的血流动力学可以解释包括浸润骨骼在内的许多现象。但这一结论与许多传统观察不一致，因此尚未在不同学科间达成共识。

相比较而言，婴幼儿的海绵状血管瘤较为复杂，有些在出生后短期内迅速生长，并对激素治疗有效，还有自然消退的病例；有些则在出生后即发现，并较稳定地持续到成年，即使早期进行激素治疗也无效。因此，以形态学为分类标准，可能难以解释海绵状血管瘤的这些不同的特性，也就是说，在婴幼儿海绵状血管瘤中存在部分病例，其性质属于血管畸形，而其他属于皮肤深部的血管瘤。

在婴幼儿血管瘤中，毛细血管海绵状血管瘤是仅次于草莓状血管瘤的常见类型，也被称为混合型血管瘤。一般认为这是草莓状毛细血管瘤和海绵状血管瘤的混合体，往往出生时即已发现，在以后的几个月内快速生长；有时是先表现为草莓状血管瘤，以后较快地扩展为真皮深层或皮下肿块，有的则反之。其中有少数生长特别迅速，易于侵入周围正常组织，造成破坏容貌、影响进食与呼吸，或器官移位、阻塞甚至损坏等严重后果，称为婴幼儿致命性血管瘤或重症血管瘤。对混合型血管瘤的病理观察证实，所谓的两种血管成分十分难以区分，而以毛细血管瘤的病理特征为主。其自然病程也与草莓状血管瘤相似，有自然消退的倾向，对激素治疗有效，消退的结果有时是不完全的，代之以脂肪和纤维组织。

与海绵状血管瘤相关的综合征，除了上面提及的相对常见的 Klippel-Trenaunay 综合征及 Parkes-Weber 综合征外，还有两种罕见的综合征可伴发多发性海绵状血管瘤。

一种是 Maffucci 综合征，这是累及软骨和血管的先天性发育畸形，往往表现为多发性的海绵状血管瘤伴发一侧肢体末端，如指（趾）骨和掌（跖）骨的骨软骨瘤。Jaffe 的统计表明，此类患者中，50% 的骨软骨瘤将发展为软骨肉瘤。

另一种为蓝色橡皮奶头样痣 (Blue ubber-bleb Nevus)。这是一种少见的皮肤、肠血管瘤综合征，属于常染色体显性遗传。患儿出生时即有海绵状血管瘤，以后增大、增多为橡皮奶头样中间凸起的独特形态，中心为深蓝色，质软，一般仅为针头或小米大，但最大的可达到 3 cm 以上。体表的这种血疱少可单发，多则达数百个，有时胃肠道尤其是小肠内可广泛累及，破裂时则引起黑便与贫血，甚至还累及肝、脾、胸膜等内脏和中枢神经系统。

（四）影像学检查

1. 颅骨 X 线片

表现为病灶附近骨质破坏，无骨质增生现象。可有颅中窝底骨质吸收、蝶鞍扩大、岩骨尖骨质吸收及内听道扩大等；也有高颅压征象；部分病灶有钙化点，常见于脑内病灶。

2. 脑血管造影

由于海绵状血管瘤的组织病理特点，血管造影很难发现该病，可能与病灶内供血动脉细小血流速度慢、血管腔内血栓形成及病灶内血管床太大、血流缓慢使造影剂被稀释有关。多表现为无特征的泛血管病变，动脉相很少能见到供血动脉和病理血管；静脉相或窦相可见病灶部分染色。如果缓慢注射造影剂使动脉内造影剂停留的时间延长，可增强病变血管的染色而发现海绵状血管瘤。颅中窝底硬脑膜外的海绵状血管瘤常有明显的染色，很像是一个脑膜瘤，但从影像学特点分析，脑膜瘤在脑血管造影动脉期可早染色及可见供血动脉，有硬脑膜血管和头皮血管增多、扩张。

3.CT 扫描

脑外病灶平扫时表现为边界清楚的圆形或椭圆形等密度或高密度影，也可呈混杂密度影。

有轻度增强效应，有时可见环状强化，周围无水肿。脑内病变多显示为边界清楚的不均匀高密度影，常有钙化斑注射对比剂后有轻度增强或不增强。如病灶较小或等密度可漏诊。在诊断海绵状血管瘤上 CT 扫描的敏感性和特异性低，不如磁共振成像。

4.MRI

具有较高的敏感性和特异性，是目前确诊和评估海绵状血管瘤的最佳检查方法。典型的表现是在 T_2 加权像上有不均一高强度信号病灶，周围伴有低密度信号环，应用顺磁性造影剂后，病灶中央部分有强化效应，病灶周围无明显水肿，也无大的供血或引流血管。当伴有急性或亚急性出血时，显示出均匀高信号影。如有反复多次出血，则病灶周围的低信号环随时间而逐渐增宽。应该注意的是，有时海绵状血管瘤与脑动静脉畸形在鉴别诊断上很困难，一些磁共振影像上表现得非常典型的海绵状血管瘤病灶，实际上是栓塞的脑动静脉畸形或是具有海绵状血管瘤与脑动静脉畸形混合性病理特征的脑血管畸形。Zimmerman 等指出，海绵状血管瘤的出血一般不进入脑室或蛛网膜下隙，而隐匿性或小的脑动静脉畸形的出血常进入脑脊液循环系统。因为真正的脑动静脉畸形无包膜，出血常向阻力最小的方向突破而进入脑脊液，海绵状血管瘤出血常进入病灶中的血管窦腔内而不进入周围的脑组织或脑室系统，仔细观察出血的情况有助于诊断。

（五）治疗

1. 保守治疗

适用于偶然发现的无症状的患者；有出血但出血量较少不引起严重神经功能障碍者；仅发生过一次出血，且病灶位于深部或重要功能区，手术风险大者；以癫痫发作为主，用药能控制者；不能确定多发灶中是哪个病灶引起症状者，以及年龄大体质弱者。在保守期间应注意症状及病灶的变化情况。

2. 手术切除

手术指征是有明显出血；有显著性局灶性神经功能缺失症状；药物不能控制的顽固性癫痫；单发的无症状的年轻患者，或是准备妊娠的青年女性，其病灶位置表浅或是在非重要功能区者。

3. 放射治疗

应用 γ 刀或 X 刀治疗，可使病灶缩小和减少血供，但易出现放射性脑损伤的并发症。目前仅限于手术难于切除的或位于重要功能区的有明显症状者，并应适当减少周边剂量以防止放射性脑损伤。

四、毛细血管扩张

在日常生活中我们常常看到一部分人面部皮肤泛红，并且肉眼就能看见一条条扩张的毛细血管，部分呈红色或紫红色斑状、点状、线状或星状损害的形象，这就是毛细血管扩张症，俗称血红丝。是一种发生在面部或躯干部位的皮肤损害，大多数是后天性的，也有部分患者是先天性的，面部毛细血管扩张是影响美容的主要原因，多发于女性，临床表现为面部的丝状、点状、星芒状或片状红斑。仔细看能见到皮肤上许多红色血管，就像一丝丝红线头。

（一）病理

在皮肤毛细血管扩张区，可见壁薄的扩张的大而不规则的血管。实验室检查贫血，可因反复出血而加重，凝血试验均正常。有肺动静脉瘘，末梢血象显示红细胞增多，凝血时间、血小板均正常,凝血因子V可轻度减少。儿童期反复鼻出血,逐渐发展为皮肤黏膜上的毛细血管扩张,以至内脏出血,实验又无特殊异常,有明显的家族史,一般不难诊断。

1. 表皮基底细胞老化无力转释出胶原蛋白、弹力蛋白、张力蛋白、卷尾蛋白、纤维联结蛋白(统称细胞骨架),致使真皮层的毛细血管浮出真皮层跑到表皮层。

2. 毛细血管弹性纤维缺损造成的。造成毛细血管弹性纤维缺损的因素很多,包括长期的紫外线照射,长期使用皮质激素、换肤、感染或遗传性毛细血管结构异常等。

3. 角质层及表皮遭到破坏,很多的所谓祛斑霜实际上就是化学剥脱制剂,或者本身具有非常强的剥脱作用,容易使面部皮肤出现毛细血管扩张。结果导致敏感性皮肤的形成,这种人不但对很多东西过敏,或不耐受,而且常常是面部毛细血管扩张,治疗非常棘手和困难。

4. 长期服用降压药,缺少维生素。

(二)临床表现

血管瘤的一种,较为常见,属于血管畸形。可以分为新生儿斑痣、葡萄酒色斑、蜘蛛形痣、草莓状毛细血管瘤、家族性出血性毛细血管扩张症、肉芽性血管瘤。其临床表现分别如下。

1. 新生儿斑痣

又称橙色斑,常见于前额、上眼睑、眉间、鼻周或颈颌部。橙红或淡红色,不突出皮面,轻压即可褪色,随患儿生长而略增大,但颜色并不加深,大多数在数月后自行消退,无须治疗。

2. 葡萄酒色斑

多见于面部,少部分位于躯干或四肢,呈淡红至暗红色,或呈暗紫色,不高出皮面,病变范围随患儿生长而扩大,不会自行消退。有些患者并发全身性异常,如青光眼等。

3. 蜘蛛形痣

细小如针眼,多见于面、臂、手、躯干部。

4. 草莓状毛细血管瘤

少部分患儿出生时即表现为大小不等的圆形或椭圆形,由散在红斑点融合或不完全融合的斑块,不高出或略高出皮面。表面稍粗糙,而大部分仅为极小的小红点,扩大并互相融合成块,常高出皮肤3～4 mm,鲜红色,表面呈许多颗粒状,类似草莓而得名。能自行消退,常在1～4岁间消退。

5. 家族性出血性毛细血管扩张症病变,多见于鼻腔黏膜,其次为面、舌、唇、手指等,扩张的毛细血管主要位于真皮及黏膜下,管壁菲薄,仅有一层内皮与表皮相邻,病灶直径一般为1～3 mm,不规则,平坦或隆起,红色或紫红色,加压时颜色变白。本症有显著的出血倾向,随侵犯部位不同而出现相应的出血症状,如鼻出血、咯血、泌尿系出血和消化道出血等。

(三)影像学检查

脑血管造影、CT扫描可无异常表现,磁共振成像上有学者报道表现为低信号,但也有的学者认为在不增强的磁共振成像上也无异常表现。目前看该病在影像学检查方面尚无特异性表现。

(四)治疗

一般无须治疗,若有出血或癫痫可视病情决定对症或手术治疗。

五、脑静脉畸形

脑静脉畸形又称脑静脉血管瘤、脑静脉瘤。由于它外形异常,但仍为相应的组织提供功能性的静脉引流，所以又称为发育性静脉异常。静脉畸形可分为浅表型和深部型。浅表型指深部髓静脉区域通过浅表髓静脉引流入皮质静脉；深部型指皮质下区域引流入深部静脉系统。

（一）病因

多数认为脑静脉畸形为先天疾病，源于正常胚胎发育障碍。妊娠45天，脑的端脑中有许多称为"静脉水母头"的结构，它们由扩张的中央静脉和许多小的深髓静脉组成。妊娠90天，这些静脉结构发育为浅和深静脉系统。如静脉的正常发育受阻则早期的静脉引流形式保留。也有认为发育中的皮质静脉系统部分阻塞，引起髓静脉代偿性扩张髓静脉。脑静脉畸形常伴有海绵状血管瘤或其他血管畸形，提示局部血流的增加等血流动力学改变可能会诱发静脉畸形。不管是先天或后天原因，多数人认为脑静脉畸形是脑静脉系统一种正常代偿变异，而非病理学改变。

（二）病理

脑静脉畸形常合并脑动静脉畸形、海绵状血管瘤、面部血管瘤等。大体见病变主要位于白质，由许多异常扩张的髓样静脉和1条或多条扩张的引流静脉两部分组成，髓样静脉起自脑室周围区，贯通脑白质，在脑内有吻合；中央引流静脉向大脑表面浅静脉系统或室管膜下深静脉系统引流；幕下病灶多直接引流到硬膜窦。镜下见畸形血管完全由静脉成分构成，少有平滑肌和弹力组织，管壁也可发生透明样变而增厚；静脉管径不规则，常有动脉瘤样扩张。扩张的血管间散布有正常脑组织，这是该病的特点，不同于脑动静脉畸形和海绵状血管瘤，脑动静脉畸形的血管间为胶质化的脑组织，海绵状血管瘤的血管间无脑组织。

（三）临床表现

大多数患者临床上很少有症状或出血表现，经常为偶然发现脑内病灶，但后颅窝的脑静脉畸形常引起临床表现。症状的发生依其部位而定，幕上病灶多有慢性头痛、癫痫、运动障碍或感觉障碍。幕下病灶多表现为步态不稳或其他后颅窝占位症状，小脑病灶更容易出血。脑静脉畸形发生的出血主要为脑内和脑室内出血。

主要临床表现有：

1. 癫痫

最常见的临床表现，主要为癫痫大发作。

2. 局限性神经功能障碍

表现为单侧肢体轻瘫，可伴有感觉障碍。

3. 慢性头痛。

4. 颅内出血

一般认为脑静脉畸形出血率在15%～20%，幕下病灶比幕上病灶更易于出血。患者突然剧烈头痛，昏迷或偏瘫。

（四）影像学检查

1. 脑血管造影

病灶只在静脉期显影，可见数条扩张的髓静脉扇形汇集成一条扩张的中央静脉干，从中央静脉干再向浅静脉系统、深静脉系统或硬膜窦引流。无异常动静脉短路征象。动脉期和脑血流循环时间正常。

2.CT 扫描

平扫多正常。在增强扫描上可见脑实质内一条粗线般的增强影流向皮质和脑深部,其周围无水肿和团块占位。有时也可表现为圆点状病灶。这种粗线状或圆点状影是中央静脉干的影像。

3.MRI 扫描

其表现与 CT 所见相似。在 T_1 加权像上病灶为低信号,在 T_2 加权像上多为高信号,少数为低信号,注射对比剂后病灶呈现典型的放射样星形或蜘蛛样。

(五)治疗

对有癫痫的脑静脉畸形者,给予抗癫痫治疗效果良好,其他可以给予一般的对症治疗。主张对后颅窝出血的脑静脉畸形给予积极的手术处理。对有出血者,可做开颅血肿清除或脑室内血肿清除引流术,术后患者多能得到较好的恢复。对脑静脉畸形的处理要慎重,由于术后再出血的概率较低,且切除病灶后即刻引起脑组织的静脉性梗死,导致脑组织肿胀、瘀血,甚至脑坏死,故一般只清除血肿,脑静脉畸形不予夹闭或切除。脑静脉畸形对 γ 刀放疗的反应不佳,经治疗后病灶的消失率很低且可引起放射性脑损害。

第四节 脑室内出血

脑室内出血,是指由非外伤因素导致颅内血管破裂、血液进入脑室系统引起的综合征。其发生率占重型颅脑损伤的 1.2%,在行 CT 扫描的重型颅脑外伤患者中占 7.1%。多数患者在发病前有明显的诱因如情绪激动,多为急性起病,临床上除脑受损、颅内压增高及意识障碍显著之外,尚有中枢性高热、呼吸急促、去脑强直及瞳孔变化等表现。治疗多以手术为主,其预后与脑室内出血量的多少、原发脑损伤的严重程度、患者年龄的长幼以及有无早期脑室系统扩大等因素均直接影响预后,脑室内出血死亡率为 31.6% ~ 76.6%,幸存者常残留功能缺损及智力障碍。

一、流行病学

一般认为外伤性脑室内出血是由于邻近脑室的脑内血肿破入脑室,或脑穿通伤经过脑室系统,伤道的血流入脑室,并且很少见,而来自脑室壁的出血就更为少见。CT 扫描应用于临床诊断后,改变了以前的观点,发现外伤性脑室出血并非少见,而且常出现在非危重的患者中。

外伤性脑室内出血的发生率占重型颅脑损伤的 1.2%。在行 CT 扫描的重型颅脑外伤患者中占 7.1%

外伤性脑室内出血有二:其一是因暴力作用在额或枕部,使脑组织沿前后方向猛烈运动时,脑室壁产生剪力变形,撕破室管膜血管而致,称为原发性脑室内出血;其二是外伤性脑实质内血肿,破入脑室而引起,谓之继发性脑室内出血。

二、发病机制

1. 外伤性脑室内出血

外伤性脑室内出血大多伴有广泛性脑挫裂伤及脑内血肿,脑室邻近的血肿穿破脑室壁进入脑室。

2. 单纯脑室内出血

部分患者为单纯脑室内出血伴轻度脑挫裂伤。这是由于外伤时脑室瞬间扩张，造成室膜下静脉撕裂出血。脉络丛的损伤出血极为少见。

在脑室内有少量血液，可被脑脊液稀释而不引起脑室系统梗阻；大量者可形成血肿，堵塞室间孔、第三脑室、导水管或第四脑室，引起脑室内脑脊液循环梗阻。

三、临床表现

多数患者在发病前有明显的诱因，如洗澡、情绪激动、用力活动、饮酒等。多为急性起病，少数可呈亚急性或慢性起病。

（一）一般表现

视出血部位及出血量多少而异，轻者可表现为头痛、头晕、恶心、呕吐、血压升高和脑膜刺激征等；重者表现为意识障碍、癫痫发作、高热、肌张力高、双侧病理反射等。晚期可出现脑疝、去脑强直和呼吸循环障碍以及自主神经系统紊乱。部分患者可伴有上消化道出血、急性肾功能衰竭、肺炎等并发症。

（二）原发脑室内出血

除具有一般表现外，与继发脑室内出血相比尚有以下特点：①可亚急性或慢性起病；②多以认识功能、定向力障碍和精神症状为常见；③意识障碍相对较轻；④定位体征不明显。

（三）继发脑室内出血

除具有一般表现外，还因原发出血部位不同其临床表现各异：①丘脑的出血，表现为意识障碍，偏瘫、一侧肢体麻木，双眼上视困难、高烧、尿崩症、病理反射阳性等；②位于内囊前肢的血肿，极易破入脑室，临床表现相对较轻；③位于内囊后肢前 2/3 的血肿，由于距脑室相对较远，当血肿穿破脑室时，脑实质破坏严重，临床表现为突然昏迷、偏瘫，主侧半球的血肿可有失语、病理反射阳性以及双眼球向病灶侧凝视；④位于内囊后 1/3 的血肿，多有感觉障碍和视野变化；⑤脑干出血，轻者表现为头痛剧烈、眼花、呕吐、后组脑神经损伤和颈项强直等，重者深昏迷、交叉瘫，双侧瞳孔缩小和呼吸衰竭等；⑥小脑的出血表现为头痛、头晕、恶心、呕吐、颈项强直，共济失调等，重者出现意识障碍、呼吸衰竭等。

（四）脑室出血的临床分级

脑室内出血的临床分级或分型对指导治疗和判断预后有着重要的意义。

四、辅助检查

（一）CT 检查

CT 能准确证实出血部位、范围，以及脑室大小，并可重复检查，便于对出血的动态观察及随诊，因此为首选检查手段。

（二）腰穿及脑室造影

有一定的危险性，或加重病情，目前已不做常规检查，除非无 CT 条件或某些特殊需要时方可施行，检查应在严格掌握适应证条件下谨慎从事。

（三）脑血管造影

脑血管造影能显示出自发性脑室内出血的病因（如动脉瘤、脑血管畸形、烟雾病和颅内肿瘤等）表现及血肿破入脑室后的某些血管受压，移位的特征性表现。

不同病因的脑室内出血尚有其各自的特点，如高血压脑室内出血的患者大多数有明显的高血压病史，中年以上突然发病，脑血管造影无颅内血管异常；动脉瘤、动静脉畸形及烟雾病性脑室内出血发病年龄较小，脑血管造影可以确诊；颅内肿瘤性脑室内出血发病前多有颅内占位病变的临床表现，强化 CT 可明确诊断。

五、诊断

CT 应用以前，脑室内出血的诊断较困难，多在钻颅和（或）开颅探查中，穿刺脑室后确诊，CT 的出现，不仅使本病能得以确诊，而且可了解出血的来源，血肿在脑室内的分布以及颅内其他部位脑挫裂伤和颅内血肿的发生情况。

需与脑干损伤及丘脑下部损伤相鉴别。原发性脑干损伤往往与脑挫裂伤或颅内出血同时伴发，临床症状相互参差，难以辨明孰轻孰重、何者为主，特别是就诊较迟的患者，更难区别是原发性损伤还是继发性损害。原发性脑干损伤与继发性脑干损伤的区别在于症状、体征出现的早晚。继发性脑干损伤的症状、体征皆在伤后逐渐产生。颅内压持续监护亦可鉴别：原发性颅内压不高，而继发性则明显升高。同时，CT 和 MRI 也是鉴别诊断的有效手段。在显示脑实质内小出血灶或挫裂伤方面，尤其是对胼胝体和脑干的细微损害，MRI 明显优于 CT。脑干听觉诱发电位可以较准确地反映脑干损伤的平面及程度。通常在听觉通路病灶以下的各波正常，病灶水平及其上的各波则显示异常或消失。颅内压监护连续测压亦有鉴别原发性或继发性脑干损伤的作用，虽然两者临床表现相同，但原发者颅内压正常，而继发者明显升高。

六、治疗

本病往往并发严重脑挫裂伤和（或）其他部位的血肿，其危害性尤甚于脑室内出血，应该在及时处理原发性和继发性损伤的同时，行脑室引流术，或在清除颅内血肿及挫碎脑组织之后，切开脑室排出引起脑室阻塞的血凝块。通常，少量脑室出血多能自行吸收，即使有少量血凝块也能在 10 天左右液化，故采用腰椎穿刺引流血性脑脊液数次即可使脑脊液转清；若脑室出血量大，充盈全脑室系统时，则需行脑室切开或钻孔冲洗引流，前者多在剖开术中同时施行，后者则可行双侧额角脑室穿刺，用生理盐水等量交替冲洗，尽量排出积血，必要时亦可应用尿激酶溶解血凝块，以便减少脑室扩张、脑积水，同时，也减轻对丘脑下部和脑干上端的挤压，从而避免该区灰质核团发生缺血、缺氧性继发损害。当患者意识情况好转，脑脊液循环仍不通畅，脑室引流拔除困难时，及时进行分流手术。

七、预后

脑室内出血量的多少、原发脑损伤的严重程度、患者年龄的长幼以及有无早期脑室系统扩大等因素均直接影响预后，病死率为 31.6% ～ 76.6%，幸存者常残留功能缺损及智力障碍。

第五节 脑底异常血管网症

脑底异常血管网症又称烟雾病 (Moyamoya disease)，因颈内动脉颅内起始段狭窄或闭塞，脑底出现异常血管网，因病理性血管网在脑血管造影形似烟雾而得名。

一、病因

原发脑底异常血管网病因尚不清楚，可能与脑动脉先天发育不良，或与变态反应性炎症相关。脑动脉硬化、脑动脉炎和放射治疗后，钩螺旋体脑动脉炎等也可出现脑底异常血管网症。

二、病理

脑底动脉环主干动脉管腔狭窄或闭塞，有血栓形成，其管壁内弹力层断裂、曲折、增厚，中层平滑肌明显变薄。外膜无明显改变。脑底动脉及深穿支代偿性增生，交织成网，形成丰富的侧支循环呈网状血管。同时颅内、外动脉广泛的异常沟通。增生的异常血管网管壁菲薄，管腔扩张，甚至形成粟粒状囊性动脉瘤，可破裂出血。

三、临床表现

儿童和青壮年多见，性别无明显差异，可表现为缺血或出血性脑卒中。

1. 脑缺血

多见于儿童和青少年，可反复发作。两侧肢体交替出现偏瘫和 (或) 失语、智力减退等。有些患者反复头痛或癫痫发作。

2. 脑出血发作

年龄晚于缺血组。由于异常血管网的粟粒性囊状动脉瘤破裂引起 SAH、脑出血以及脑室出血 (脑室铸型)。患者急性发病，突然头痛、呕吐、意识障碍或伴偏瘫。

四、诊断

1. 脑血管造影 (DSA)

显示颈内动脉床突上段狭窄或闭塞；基底核部位出现纤细的异常血管网呈烟雾状；广泛血管吻合，如大脑后动脉与胼周动脉吻合网，颈外动脉与颞动脉吻合。

2. 头部 CT 和 MRI 扫描

可显示脑梗死、脑萎缩或脑 (室) 内出血铸型。MRA 可见烟雾状的脑底异常血管网征象。

五、治疗

由于烟雾病的病因不清，目前尚无特殊治疗。继发性脑底异常血管网针对病因治疗。

急性脑内出血造成脑压迫者应紧急手术清除血肿。单纯脑室内出血可行侧脑室额角穿刺引流。血肿吸收后继发脑积水，可行侧脑室－腹腔分流术。脑缺血患者可给予扩张血管治疗。

外科治疗如颞浅动脉－大脑中动脉吻合术、颞肌 (或颞浅动脉) 贴敷术等对改善脑功能有帮助。颈上交感神经节切除及颈动脉周围交感神经剥离术，可促使脑血流量增加。

第六节　缺血性脑血管疾病

缺血性脑血管病是由于各种原因导致部分脑组织的血流减少或中断，引起脑细胞功能障碍和结构损害的一组疾病。如果症状较轻、持续时间短（数分钟至数小时，24 小时内恢复）、不留后遗症，多由脑血管痉挛所致，有人称为"短暂性脑缺血发作"(TIA)，但约 1/3 的病例最终仍发展为脑梗死。

一、病理生理

脑的功能和代谢的维持依赖于足够的供氧。正常人脑只占全身体重的 2%，却接受心排出量 15% 的血液，占全身耗氧量的 20%，足见脑对供血和供氧的需求量之大。正常体温下，脑的能量消耗为 33.6 J/(100 g·min)(1 cal ≈ 4.2 J)。如果完全阻断脑血流，脑内储存的能量只有 84 J/100 g，仅能维持正常功能 3 分钟。为了节省能量消耗，脑皮质即停止活动，即便如此，能量将在 5 分钟内耗尽。在麻醉条件下脑的氧耗量稍低，但也只能维持功能 10 分钟。脑由 4 条动脉供血，即两侧颈动脉和两侧椎动脉，这 4 条动脉进入颅内后组成大脑动脉环 (Willis 环)，互相沟通组成丰富的侧支循环网。颈动脉供应全部脑灌注的 80%，两条椎动脉供应 20%。立即完全阻断脑血流后，意识将在 10 秒之内丧失。

为了维持脑的正常功能，必须保持稳定的血液供应。正常成人在休息状态下脑的血流量 (CBF) 为每分钟每 100 克脑 50～55 mL[50～55 mL/(100 g·min)]。脑的各个区域血流量并不均匀，脑白质的血流量为 25 mL/(100 g·min)，而灰质的血流量为 75 mL/(100 g·min)。某一区域的血流量称为该区域的局部脑血流量 (rCBF)。全脑和局部脑血流量可以在一定的范围内波动，低于这一范围并持续一定时间将会引起不同的脑功能障碍，甚至发生梗死。

影响脑血流量稳定的因素有全身血压的变动、动脉血中的二氧化碳分压 ($PaCO_2$) 和氧分压 (PaO_2)、代谢状态和神经因素等。

(一) 血压的影响

在一定范围内的血压波动不影响 CBF 的稳定，但超过这种特定范围，则 CBF 随全身血压的升降而增高或减少。这种在一定限度的血压波动时能将 CBF 调节在正常水平的生理功能称为脑血管的自动调节 (autoregulation) 功能。当全身动脉压升高时，脑血管即发生收缩而使血管阻力增加；反之，当血压下降时脑血管即扩张，使血管阻力减小，最终结果是保持 CBF 稳定，这种脑血管舒缩调节脑血流量的现象称为裴立斯效应 (Baylisseffect)。脑血管自动调节功能有一定限度，其上限为 21.3 kPa(160 mmHg)，下限为 8.0 kPa(60 mmHg)。当全身平均动脉压的变动超出此限度，脑血管的舒缩能力超出极限，CBF 即随血压的升降而增减。很多病理情况都可影响脑血管的自动调节功能的上限和下限，例如慢性高血压症、脑血管痉挛、脑损伤、脑水肿、脑缺氧、麻醉和高碳酸血症等都可影响 CBF 的自动调节。有的病理情况下，平均动脉压只降低 30%，也可引起 CBF 减少。

(二) $PaCO_2$ 的影响

$PaCO_2$ 增高可使血管扩张，脑血管阻力减小，CBF 即增加，反之，CBF 即减少。当

$PaCO_2$ 在 $3.3 \sim 8$ kPa($25 \sim 60$ mmHg) 时，$PaCO_2$ 每变化 0.1 kPa(约 1 mmHg)，CBF 即变化 4%。当 $PaCO_2$ 超过或低于时即不再随之而发生变化。严重的 $PaCO_2$ 降低可导致脑缺血。

（三）代谢的调节

局部脑血流量受局部神经活动的影响。在局部神经活动兴奋时代谢率增加，其代谢需求和代谢产物积聚，改变了血管外环境，增加局部脑血流量。

（四）神经的调节

脑的大血管同时受交感神经和副交感神经支配，受刺激时，交感神经释放去甲肾上腺素，使血管收缩，而副交感神经兴奋时释放乙酰胆碱，使血管扩张。刺激交感神经虽可使血管收缩，但对 CBF 无明显影响，刺激副交感神经影响则更为微弱。

决定缺血后果有两个关键因素：一是缺血的程度，二是缺血持续时间。在 CBF 降低到 18 mL/(100 g·min) 以下，经过一定的时间即可发生不可逆转的脑梗死，CBF 水平愈低，脑梗死发生愈快，在 CBF 为 12 mL/(100 g·min) 时，仍可维持 2 小时以上不致发生梗死。在 25 mL/(100 g·min) 时，虽然神经功能不良，但仍可长时间不致发生梗死。在缺血性梗死中心的周边地带，由于邻近侧支循环的灌注，存在一个虽无神经功能但神经细胞仍然存活的缺血区，称为缺血半暗区，如果在一定的时限内提高此区的 CBF，则有可能使神经功能恢复。

二、病因

颈内动脉和椎动脉系统为好发部位，其主要原因为动脉粥样硬化，高血压、糖尿病起着关键作用。

（一）心血管疾患

先天性或后天性心脏病均可并发缺血性脑血管病。右向左分流型先天性心脏病，可由于血液黏滞度增高而导致脑血栓特别是静脉系统血栓。心律失常、风湿性心脏病、感染性心内膜炎、血栓性静脉炎、二尖瓣脱垂等疾病，可由于心脏或外周血栓脱落引起脑栓塞。

（二）血液病和凝血功能障碍

镰状细胞性贫血 (sickle cell anemia，SCA) 是一类最易于发生脑血管病变的血红蛋白病，约 25% 出现脑血管并发症，其中 80% 发生于 15 岁以前。多数表现为血栓形成而致缺血性卒中，也可表现为硬膜静脉窦血栓形成，发热、脱水或血氧分压下降等因素可促发 SCA 患者血栓形成，卒中的发生率增加。原发性或其他原因所致的红细胞增多症可引起血液黏滞度上升，易于形成血栓，其中以静脉 (包括硬膜静脉窦) 血栓形成更为多见。

抗磷脂抗体也可引起凝血功能亢进，导致深部静脉血栓或卒中。最常见的两种抗磷脂抗体是狼疮抗凝血抗体和抗心磷脂抗体，可见于系统性红斑狼疮、其他自身免疫性疾病、癌症和慢性感染患者，也可出现于无其他病史者。

（三）遗传代谢病

同型胱氨酸尿症可引起血小板功能异常，体内积累的同型胱氨酸还可以直接损伤血管内皮，导致血管狭窄、血栓形成，引起脑梗死。尿素循环缺陷，如鸟氨酸氨基甲酰转移酶缺陷，也可导致脑血管病变。线粒体脑病、甲基丙二酸血症、丙酸血症以及 Fabry 病等也可出现卒中发作。

（四）感染

细菌性或病毒性脑膜炎常伴有脑动脉炎，部分病例可引起血管闭塞、脑梗死。儿童艾滋病患者约 1% 并发卒中发作。其他如钩端螺旋体病、鼻窦炎、咽后壁脓肿及头面部皮肤感染等也可引起脑血管病变。

（五）其他

风湿性疾病，如系统性红斑狼疮、结节性动脉周围炎、白塞病、川崎病等均可引起血管炎性病变而导致缺血性卒中发作。

三、分型和临床表现

阻塞性脑血管疾病主要有三种类型。

（一）短暂性脑缺血发作（TIA）

指局限性神经功能缺失，持续时间 ≤ 24 小时，约 70% 的患者 ≤ 10 分钟。

（二）可逆性缺血性神经功能障碍（RIND）

局限性神经功能缺失持续时间 ≥ 24 小时，但不超过 1 周。

（三）完全性卒中（completed shock，CS）

又称脑血管意外（CVA），持久性（不可逆性）神经功能缺失，由于相应脑部或脑干供血不足所致。

颈内动脉是阻塞性脑血管疾病最好发的部位，当眼动脉的分支视网膜中心动脉供血不足时，可出现同侧短暂的单眼失明，大脑中动脉缺血则出现对侧运动或感觉障碍，累及优势半球时可出现语言缺失。椎动脉系统缺血表现为眩晕、耳鸣、听力障碍及步态不稳等。

临床上颈内动脉完全性卒中可根据血管狭窄或闭塞水平不同而分为轻、中、重型，其处理方法也不同，如颈内动脉、大脑中动脉和末梢分支三种部位的缺血有不同的治疗方案。

急性偏瘫是本病最常见、最主要的表现，占全部小儿脑血管病变的 3/4。意识障碍和惊厥发作在小儿缺血性脑血管病的发生率也较高，约占 20% ～ 40%，这可能与小儿脑组织的解剖和生理特点有关。早期出现惊厥是婴幼儿及 4 岁以下儿童的较常见特征之一，有些甚至首先出现惊厥发作。根据起病开始时的症状及病程，急性偏瘫可分以下类型：①暴发性起病：较多见。患儿突然偏瘫，常合并惊厥发作和意识障碍。惊厥限于一侧，偶可扩展至全身。偏瘫发展迅速，惊厥停止后即可显现，1 ～ 2 天内达顶点。上肢和面肌瘫痪为主，下肢较轻。开始时呈弛缓性瘫痪，肌张力低，腱反射引不出，但可有病理反射。2 ～ 3 周后变为痉挛性瘫痪，肌张力增高，病理反射明显。如不及时处理，2 ～ 3 个月后往往出现肌腱挛缩。运动功能的恢复多在 6 个月以内，但部分病例留有后遗症。此外，可见偏身感觉障碍、偏盲等，在较大儿童才可能测出。②急性起病：偏瘫在 3 ～ 7 天（可达十余天）内发展到顶点，一般不伴惊厥发作，意识障碍不明显或仅为一过性。运动功能恢复较完全，部分有轻度的运动障碍后遗症。③轻型：只有暂时性一侧肢体软弱无力，于数日内即可恢复。④复发性偏瘫：指一侧肢体在瘫痪恢复后，该侧又发生多次瘫痪，两次偏瘫之间的间隔时间长短不一，多数病例的运动功能恢复完全。另有一种是交替性偏瘫，反复发生，每次偏瘫见于左侧或右侧不定，多伴有较弥漫的血管供血障碍。

四、检查和诊断分析

（一）脑血管造影

DSA 可显示脑动脉狭窄、闭塞部位病变程度。可以直观显示病变血管的影像特点，因而对于脑血管病具有特殊诊断价值。特别是近 20 年来发展起来的数字减影血管造影技术 (DSA) 具有图像清晰、直观、造影剂用量小等优点，与导管技术结合可进行选择性及超选择性造影，并可同时做介入治疗。缺血性脑血管病的脑血管造影一般可发现以下病变：①管腔狭窄，粗细不均；②血管闭塞；③侧支循环形成等。对这些病变特征进行分析不仅可以明确血管病的类型和部位，对于病因诊断也常能提供重要线索。

（二）超声检查

超声检查是一种非侵袭性检查方法。B 超二维成像可观察管腔是否有狭窄、斑块和溃疡；波段脉冲多普勒超声探测可测定颈部动脉内的峰值频率和血流速度，可借以判断颈内动脉狭窄的程度。残余管腔愈小其峰值频率愈高，血流速度也愈快。经颅多普勒超声 (TCD) 可探测颅内动脉的狭窄，如颈内动脉颅内段、大脑中动脉、大脑前动脉和大脑后动脉主干的狭窄。

多普勒超声还可探测眶上动脉血流的方向，借以判断颈内动脉的狭窄程度或闭塞。眶上动脉和滑车上动脉是从颈内动脉的分支眼动脉分出的，正常时其血流方向是向上的，当颈内动脉狭窄或闭塞时，眶上动脉和滑车上动脉的血流可明显减低或消失。如眼动脉发出点近侧的颈内动脉闭塞时，颈外动脉的血可通过这两条动脉逆流入眼动脉，供应闭塞处远侧的颈内动脉，用方向性多普勒 (di-rectional Doppler) 探测此两条动脉的血流方向，可判断颈内动脉的狭窄或闭塞。但这种方法假阴性很多，因此只能作为参考。

（三）磁共振血管造影 (MRA)

是一种非创伤性血管显像方法。随着 MRJ 扫描机性能的改善和计算机软件技术的发展，其成像越来越清晰，且不需注射造影剂，故临床应用日益广泛。对于脑血管闭塞、狭窄、畸形等均具有很大诊断价值。

（四）CT 脑血管造影 (CTA)

静脉注入 $100 \sim 150$ mL 含碘造影剂，然后用螺旋 CT 扫描和三维重建，可用以检查颈动脉的病变，与常规脑血管造影的诊断符合率可达 89%。其缺点是难以区分血管腔内的造影剂与血管壁的钙化，因而对狭窄程度的估计不够准确。

（五）眼球气体体积扫描法

眼球气体体积扫描法 (OPE-Gee) 是一种间接测量眼动脉收缩压的技术。眼动脉的收缩压反映颈内动脉远侧段的血压。当眼动脉发出点近侧的颈内动脉管径狭窄程度达到 75% 时，其远侧颈内动脉血压即下降，而该侧的眼动脉压也随之下降。同时测量双侧的眼动脉压可以发现病侧颈内动脉的严重狭窄。如果两侧眼动脉压相差在 0.7 kPa(5 mmHg) 以上，表示病侧眼动脉压已有下降。

（六）局部脑血流量测定

测定 rCBF 的方法有吸入法、静脉法和动脉内注入法，以颈内动脉注入法较为准确。将 2 mCi(1 Ci$=3.7 \times 10^{10}$ Bq) 的 ^{133} 氙 (^{133} Xe) 溶于 $3 \sim 5$ mL 生理盐水内，直接注入颈内动脉，然后用 16 个闪烁计数器探头放在注射侧的头部不同部位，每 5 分钟记录 1 次，根据测得的数据，就可计算出各部位的局部脑血流量。吸入法和静脉注入法因核素"污染"颅外组织而影响其准确性。

rCBF 检查可提供两方面的资料：①可确定脑的低灌注区的精确部位，有助于选择供应该区的动脉作为颅外—颅内动脉吻合术的受血动脉；②测定低灌注区的 rCBF 水平，可以估计该区的脑组织功能是否可以通过提高 rCBF 而得以改善。有助于选择可行血管重建术的患者和估计手术的效果。

五、治疗要领

（一）病因治疗

针对引起缺血性脑血管病的病因进行治疗，不仅有助病情尽快稳定，同时可以防止再次发作。

（二）改善循环

可给予低分子右旋糖酐，每次 10～15 mL/kg，每日 1 次，连续 10～15 天。可有效抑制红细胞和血小板凝聚，维持血浆胶体渗透压，降低血液黏稠度，改善脑循环。

（三）脑血管扩张剂的应用

适用于脑梗死后 2～3 周，早期一般不宜采用。因此时扩血管药可导致脑内盗血综合征，同时可由于周围血管扩张引起血压下降，使脑血流下降。常用药物有：盐酸罂粟碱：1 mg/(kg·d)，每日 1 次静脉滴注，连续 5～7 天；山莨菪碱 (654-2)：每次 0.2～1 mg/kg，静脉注射；中药制剂如川芎嗪、复方丹参、银杏叶片等。钙通道阻滞剂也可扩张脑血管，增加脑血流。而且由于阻止钙离子过多内流，可保护脑细胞，还可以改善红细胞的变形性。改善微循环和抑制血小板聚集，故比较常用于缺血性脑血管病的治疗。可予尼莫地平每次 5～10 mg，每日 3 次，连用 3～4 周；或氟桂利嗪 2.5～5 毫克/次，1～2 次/天。

（四）对症治疗

利尿、脱水减轻脑水肿；止惊、退热等处理。

（五）溶栓治疗

在成人脑梗死的治疗中已开始采用溶栓剂，如静脉注射链激酶、尿激酶和重组组织型纤溶酶原激活剂 (rtPA)。早期使用（发病后 6 小时以内）有可能使血管再通，改善预后和减少后遗症。但副作用也较明显，常见有过敏及出血倾向，可增加出血性梗死的发生率，用药前应检查凝血功能，或先静脉注射肾上腺糖皮质激素以防止过敏反应的发生。近年来发展起来的超选择性导管技术可进行局部溶栓治疗，使疗效和安全性进一步提高。但在儿科应用的报道尚不多见。

（六）脑细胞营养药

急性期过后因脑缺血，脑水肿，多有脑软化而妨碍脑功能，故在恢复期可应用脑细胞营养药物。

（七）康复治疗

缺血性脑血管病发作后一旦病情稳定即应进行康复训练。包括被动运动和功能锻炼等。还可辅以针灸、推拿、理疗等，以减轻神经损伤后遗症。

（八）外科治疗

在内科处理的同时，可根据病情选择

1. 颈内动脉内膜切除术 (carotid endoarterotomy)。

2. 颅外 - 颅内动脉吻合术。

3. 对于急性"恶性"大脑中动脉脑梗死和严重出血性脑梗死可采用大骨瓣 (直径大于 15 cm) 减压术。

第七节　先天性颈内动脉异常

一、先天性颈内动脉发育不全或缺失

先天性颈内动脉发育不全，是指颈内动脉的一部分在突然狭窄的近端轻度扩大。颈内动脉缺失一般是指由于颈内动脉在胚胎发育时缺陷而引起的颈内动脉完全缺如，可为一侧或两侧颈内动脉缺失。两者均是罕见的先天性脑血管病。先天性颈内动脉发育不全最早由 Hyrtl 于 1836 年报道。颈内动脉发育不全或缺失在人类罕见，估计少于 0.01%。在合并其他畸形而死亡的婴儿尸解中可以见到上述异常病变，在脑血管造影时偶尔也可发现。有人统计 7000 例颈动脉造影，在 140 例非动脉硬化性血管病中，有 3 例颈内动脉发育不全。

一侧颈内动脉发育不全或缺失，可导致对侧动脉代偿性扩张，基底动脉增粗扩张。由于对侧颈内动脉或基底动脉的侧支循环，一侧或两侧颈内动脉发育不全或缺失可不出现症状。但亦可出现偏瘫、短暂性缺血性发作，有的早期癫痫发作。椎基底动脉扩张可压迫后组脑神经，出现后组脑神经麻痹症状。颈内动脉代偿性扩张或伴发的动脉瘤破裂，可发生蛛网膜下隙出血。颈内动脉发育不全或缺失可伴有 Willis 环发育异常、颅内动脉瘤及侧支吻合血管扩张，并常伴有其他先天性畸形，故患者多在婴儿期死亡。

二、先天性颈内动脉弯曲和扭结

胎儿的颈内动脉在舌咽动脉通过处常常是弯曲的，若在儿童期仍弯曲或发生扭结，则是一种先天性异常。先天性颈内动脉弯曲和扭结临床上少见，成年人由于后天性动脉变性而使局部动脉弯曲和扭结成角，也时有发生。事实上，许多报道的在所有症状性颈动脉供血不足的患者中，有 15% ~ 20% 是由这些畸形造成的。当颈部转动时，弯曲的动脉进一步扭结，甚至阻塞，导致脑供血不足，扭结段动脉的内膜受到损伤，为血栓形成袖提供了病理基础。形态学上，颈内动脉弯曲和扭的结可分为三类：①Ⅰ型 (弯曲型)，血管呈 S 或 C 外状，常伴有扩张，弯曲角度不锐利，对血流无明显的影响，这种畸形可为先天性或动脉硬化性；②Ⅱ型 (盘绕型)，血管绕其轴线呈袢状或螺旋状异常延长，常为双侧或对称性，这种畸形可能为先天性的；③Ⅲ型 (扭结型)，血管较正常者长，伴有一个或多个锐角弯曲，且常有狭窄，角度过锐或狭窄时，可导致血流量显著下降，甚至造成暂时血流中断，此型是动脉硬化和 (或) 肌纤维增生所致。这三型可合并存在，以Ⅰ与Ⅲ型并存最常见。

颈内动脉扭结使颈动脉窦扩张，引起反射性低血压和心动过缓。上述病变都可引起脑动脉供血不足而出现相应的神经系统症状和体征，例如癫痫发作、短暂性偏瘫、偏盲和语言困难等，在颈内动脉弯曲的患者中，轻型缺血性卒中的发病率较高。

对于反复一过性脑缺血发作，确诊为一侧颈内动脉弯曲或扭结，而又无其他血管病理性改

变来解释神经症状者，可考虑手术治疗。手术的参考适应证为：①必须肯定颈动脉弯曲或扭结与脑供血不足之间有明确的关系；②血管病变必须位于手术可及的部位；③神经病学上的缺陷必须是中度和暂时性的。

现行的手术方式有三种：①颈内动脉切除吻合术，即将过度长的一段颈内动脉切除，将其拉直，行端端吻合与血管重建；②颈总动脉切除吻合术，方法与上者类似，但手术部位位于颈总动脉，这种手术适合于颈动脉分叉较高或颈外动脉也有弯曲的患者；③颈内动脉移植术，将颈内动脉从起源处切断，并于颈总动脉球处缝合其切口，将血管的断端移植于颈总动脉，行端侧吻合。这种手术适应于分叉较低的患者。由于这种手术方法简单、安全，还能保留颈动脉球的压力感受器，故多采用后种手术方式治疗。

三、颈内动脉纤维肌肉发育不良

（一）病理

其主要特征是发育异常的节段性血管壁畸形，亦可合并颈动脉夹层、完全性颈动脉闭塞、经脑梗死或 TIA，常伴有颅内动脉瘤。文献中报道颈外内动脉纤维肌肉发育不良 21%～51%伴发颅内动脉瘤。

Stanley 根据组织学变化将颈内动脉纤维肌肉发育不良分为四种类型：①动脉内膜纤维组织增生；②中层增生；③中层纤维肌肉增生；④动脉中层周围发育不良。其中以纤维肌肉增生最为常见。

近年来的超微结构研究发现，颈内动脉的平滑肌细胞呈纤维细胞变形是血管壁内的主要病理变化。Bellot 报道，动脉内膜发育不良致颈内动脉纤维肌肉发育不良，主要累及大动脉，最先发现在肾动脉，多影响分支少的长动脉。最常见的部位是颈内动脉的颅外段，累及椎动脉较少，约占 25%。颈内动脉近端部分均不受影响。病变一般局限于颈内动脉第二颈椎水平处，其远端亦不受累。60%～80% 的患者同时累及双侧颈内动脉。

（二）病因

其病因目前尚未明确。认为它是一种少见的非动脉硬化性非炎性节段性动脉性疾病。近来的电镜研究结果认为它是一种先天性胚层疾病，为一种均匀的形态发育过程中的异常。因血管壁内的内膜或中膜或外膜发育不良而致畸。女性激素可能是一种诱因。代谢及免疫因素亦有关。

（三）临床表现

1. 年龄与性别

以中青年为高发年龄，发病年龄多在 27～86 岁，亦侵及儿童。平均年龄约 50 岁。文献中报道 50 岁以上的女性发病率高，而日本则报道以男性为主。

2. 伴发疾病

约 50% 的患者可伴发出血性疾病，约 2/3 的患者伴有高血压，21%～51% 的患者伴有动脉瘤，偶可伴有脑动脉阻塞。

3. 症状与体征

患者可以没有症状或出现动脉分布区的脑缺血症状，其中以头痛最为常见，可能因管状狭窄的动脉内激活的血小板释放血管活性物质的作用所致。搏动性耳鸣在伴有多发性动脉异常者常见。压迫星状颈交感神经节发出的交感神经纤维可出现霍纳综合征。31% 的患者并发缺血性脑血管病。颈动脉窦的神经纤维受累可发生昏厥。椎动脉狭窄可引起眩晕。据 Bergan 报道的 101 例患者的临床统计，颈动脉杂音 77%，TIA41.4%，高血压 33%，非局限性神经症状 31%，心脏杂音 23%，黑蒙 23%，完全性脑卒中 22%，心电图异常 17%，非症状性杂音 8%，延长的缺血发作 2%，其他 6%。其他少见的表现有心律不齐、癫痫、听力损害、心绞痛、潮红发作、冠心病及心肌梗死等。

4. 脑血管造影

由于节段性动脉中层纤维增厚和中层弹性组织消失、变薄交替出现，造成动脉管腔狭窄与扩张相混杂。因此，脑血管造影上的典型特征是不规则的串球状变形或扭结畸形。根据脑血管造影可将之分为三种类型。

(1) Ⅰ 型：呈典型串珠样型，被累及的血管节段上血管腔有多处收缩，在两处收缩之间血管腔宽度正常。

(2) Ⅱ 型：又分为两亚型，Ⅱ a 型血管腔狭窄伴有或不伴有进一步收缩，Ⅱ b 型在血管的狭窄节段，管腔狭窄伴有颈动脉瘤样扩张。

(3) Ⅲ 型：动脉伴有半圆周损害，损害集中在血管壁的一侧，呈憩室样平滑的或有皮纹的袋状。

(四) 诊断与鉴别诊断

以往由于人们对此病认识不足，加之有些患者无明显症状，故早期诊断较为困难。凡中老年女性伴有多发性原因不明的症状，如头痛、耳鸣、眩晕、心律不齐及昏厥等，应想到本病的可能。若肾动脉造影发现有动脉纤维肌肉发育不良者，应常规行脑血管造影。确诊有赖于脑血管造影及手术病理检查。此病尚需要与动脉粥样硬化症、动脉痉挛、颈动脉炎及颈动脉发育不良等相鉴别。

(五) 治疗与治疗效果

颈内动脉纤维肌肉发育不良的自然病史目前尚不清楚。由于它是一种进展非常缓慢的病变，目前对该病治疗主要是手术切除病变段动脉并行大隐静脉移植。Morris 首先提出用外科方法治疗此病。1970 年以来人们开始用管腔内分度扩张技术治疗。对狭窄的血管用由小到大的不同直径的扩张器 (直径 1.5 ~ 4 mm)，使狭窄的血管扩大到正常。管腔内扩张须反复多次应用，否则，易再度出现狭窄或闭塞。操作时应防止血管穿孔，有时脑内扩张术与颈内动脉内膜切除术联合应用更为有效。其病变部位便于手术时，可将病变段切除，做静脉移植术。对无症状的颈内动脉纤维肌肉发育不良的患者，预防性手术治疗似无必要，对仅有 TIA 者，可用血小板抑制剂治疗。激素治疗无效。

第八节　脑卒中的外科治疗

一、缺血性脑卒中的外科治疗

脑供血动脉狭窄或闭塞可引起缺血性脑卒中，占脑卒中 60% ~ 70%，严重者可致患者死亡，颈内动脉和椎动脉均可发生。

缺血性脑卒中主要原因是动脉粥样硬化,临床可表现为暂时缺血性发作 (TIA)、可逆缺血性神经功能缺陷 (RIND)、进展性卒中 (PS) 或完全卒中 (CS)。有些患者无症状,经超声波检查发现颈内动脉狭窄或动脉粥样硬化,是早期干预缺血性脑卒中发作的有效手段。

影像学诊断:

1. 颈动脉超声检查和经颅多普勒超声探测,用于诊断颈内动脉起始段和颅内动脉狭窄、闭塞的筛选手段。

2. 脑卒中后 24 ~ 48 小时 CT 扫描出现脑梗死区。MRI 比 CT 敏感,弥散加权像 (DWI) 可在卒中发生后数小时内显示脑缺血区。

3. 高分辨磁共振成像有助于分析颈内动脉粥样硬化斑块病理成分。CTA 重建三维立体图像可以旋转,从不同层面、不同角度观察颈内动脉通畅状态。

4. 脑血管造影 (DSA) 显示不同部位脑动脉狭窄、闭塞或扭曲。临床需要诊断颈内动脉起始段狭窄时,血管造影应将颈部包含在内。

5. ^{133} 氙 (^{133} X) 清除法局部脑血流测定,可显示不对称性脑灌注,提示局部脑缺血病灶。

颈动脉内膜切除术

采用手术切开颈内动脉壁,直接取出动脉管腔内的动脉硬化斑块,重塑颈内动脉,预防脑卒中发作,适用颅外段颈内动脉严重狭窄 (狭窄超过 50%),狭窄部位在下颌骨角以下,手术可及者。

(一) 手术适应证

1. 暂时缺血性发作 (TIA)

①多发 TIAs,相关颈动脉狭窄;②单次 TIA,相关颈动脉狭窄 ≥ 50%;③颈动脉软性粥样硬化斑或有溃疡形成;④抗血小板治疗无效。

2. 轻、中度脑卒中相关颈动脉狭窄。

3. 无症状颈动脉狭窄

①狭窄 ≥ 70%;②软性粥样硬化斑或有溃疡形成;③术者以往对此类患者手术的严重并发症率 < 3%。

4. 斑块严重钙化或血栓形成,狭窄在 C_2 以下。

5. 颈内动脉严重偏心型狭窄。

6. 颈内动脉迂曲严重。

(二) 手术禁忌证

1. 重度脑卒中,伴意识改变和 (或) 严重功能障碍。

2.3 个月内有颅内出血,2 周内有新发脑梗死。

3. 颈动脉闭塞,且闭塞远端颈内动脉不显影。

4. 有应用肝素、阿司匹林或其他抗血小板凝聚药的禁忌证。

5. 手术难以抵达的狭窄。

6.6 个月内心肌梗死,或有难以控制的严重高血压、心力衰竭,严重肺、肝、肾功能不全。

（三）手术时机

1. 择期手术

①暂时性缺血发作；②无症状狭窄；③卒中后稳定期。

2. 延期手术

①轻、中度急性卒中；②症状波动的卒中。

3. 急诊（或尽早）手术

①颈动脉高度狭窄伴血流延迟；②颈动脉狭窄伴血栓形成；③ TIA 频繁发作；④颈部杂音突然消失。

颈内动脉完全性闭塞 24 小时以内亦可考虑手术，闭塞超过 48 小时，已发生脑软化者不宜手术。

二、出血性脑卒中外科治疗

出血性脑卒中多发于 50 岁以上高血压动脉硬化患者，男多于女，是高血压病死亡的主要原因，因粟粒状微动脉瘤破裂所致，多位于基底核壳部，可向内扩延至内囊部。随着出血量增多形成血肿，破坏脑组织，血肿及其周围脑组织水肿压迫，直至发生脑疝。脑干内出血，出血破入脑室者病情严重。近年经手术证实，自发性脑出血患者中约 14.29% 与脑淀粉样血管病 (CAA) 相关。

（一）诊断

既往有高血压动脉硬化史，突然意识障碍和偏瘫，应及时行头部 CT 检查，以鉴别脑出血或脑梗死。头部 CT 扫描对急性脑出血定位准确，表现为高密度影区，出血可破入脑室或合并脑积水。

出血性脑卒中分为三级：Ⅰ级（轻型），患者意识尚清或浅昏迷，轻偏瘫；Ⅱ级（中型），中度昏迷，肢体完全性偏瘫；双侧瞳孔等大或轻度不等；Ⅲ级（重型），深昏迷，双瞳散大，肢体完全偏瘫及去脑强直，生命体征明显紊乱。

（二）外科治疗

手术治疗的目的，清除血肿，终止出血，缓解血肿和脑水肿占位效应，但是不能通过手术清除血肿改善神经功能损伤症状。

1. 手术适应证

需根据患者年龄、神经功能、出血部位和出血量，以及患者家属对治疗结果的期盼而定。

适宜手术清除血肿因素。

(1) 年轻患者。

(2) 血肿和脑水肿占位效应明显，由此引发肢体偏瘫、失语、精神错乱或躁动等症状。CT 扫描脑中线结构移位，有早期脑疝迹象。

(3) 有利患者的出血部位：大脑半球的脑叶（非半球深部）出血、非优势半球出血；小脑出血患者格拉斯哥昏迷计分 (GCS) ≤ 13 分或血肿直径≥ 4 cm 需急诊手术。

(4) 出血后出现症状早期或恶化后 4 小时内手术效果较好。

(5) 脑积水可行侧脑室，腹腔分流术。

2. 非手术治疗

症状轻微，患者清醒，GCS 评分＞10 分，轻微偏瘫，可观察治疗。小脑出血 GCS 评分 ≥ 14 分和血肿直径＜4 cm。

老年人脑萎缩有较大空间容纳血肿和水肿占位效应。

3. 手术禁忌证

下列情况，手术或保守两种治疗预后都不良。

高龄、糖尿病和心、肺、肝、肾功能严重不全的患者不宜手术。

出血在优势半球深部、血肿量大；深昏迷 (GCS ≤ 5 分)；神经功能损害严重；脑干功能消失 (眼球固定，强直)。

"十五" 期间，作者总结国内 135 家单位 2464 例出血性脑卒中手术效果，微骨窗入路 (key-hole approach) 和 CT 引导吸引术组优于传统开颅组。穿刺、吸出血肿，血肿腔内注射尿激酶有助于溶解凝血块，保持引流管通畅。

第九节 高血压性脑出血

高血压脑出血是指因长期的高血压和脑动脉硬化使脑内小动脉因发生病理性的改变而破裂出血。在各种非损伤性脑出血的病因中，高血压占 60% 左右，它是高血压病中最严重的并发症之一，多见于 50 ～ 60 岁的患者，男性发病率稍高于女性。临床上以突然的头痛、眩晕、呕吐、肢体偏瘫、失语甚至意识障碍为其主要表现。出血体积较小者治疗上以保守为主，如出血量大，则需行手术清除血肿。由于此病残废和死亡率高，又是常见病，故应高度重视。

一、病因

血压增高是其根本原因，通常在活动和情绪激动时发病。绝大多数学者认为长期高血压可使脑动脉发生玻璃样变性，先使血管内膜下基质肿胀，内膜下有脂质沉淀，在内膜与内弹力层之间形成无结构物质，弹力降低，脆性增加。血管壁张力丧失并有纤维素性坏死，产生局部动脉在血压冲击下呈纺锤体或球状凸出，即粟粒状动脉瘤，血液还可侵入管壁而形成夹层动脉瘤。当血压骤然升高时，动脉瘤破裂引起出血。另外，高血压还可引起脑小动脉痉挛，导致远端脑组织缺血、缺氧、坏死，产生出血。此外，脑内动脉壁薄弱，中层肌细胞及外膜结缔组织少，且无外弹力层，可能导致高血压脑出血多于其他内脏出血。

二、诊断

(一) 发病年龄

高血压性脑出血常发生在 50 ～ 70 岁，男性略多于女性。多有高血压病史。目前高血压发病有年轻化趋势，甚至在 30 岁左右高血压患者也可发生脑出血。

(二) 发病时间

常在情绪激动，剧烈活动时突然起病，大多数病例病前无预兆，病情发展迅速，很快出现意识障碍及偏瘫的完全性卒中的表现，往往在数小时内达到顶峰。

（三）急性期常见的主要表现

急性期临床表现有头痛、呕吐、意识障碍、肢体瘫痪、失语等。

（四）临床表现

临床表现可因出血部位及出血量不同而临床特点各异。

1. 内囊 – 基底核区出血

内囊出血的患者典型的临床特征为头和眼转向了出血病灶侧（凝视病灶）和"三偏症状"（偏瘫、偏身感觉障碍和偏盲）。优势半球出血者尚有语言障碍。

按其出血部位与内囊的关系可分为：①外侧型（壳核型），系豆纹动脉尤其是其外侧支破裂所致，出血局限外囊、壳核和屏状核；②内侧型（丘脑型），由丘脑膝状动脉和丘脑穿通动脉破裂所致，出血局限于丘脑附近；③混合型（内囊出血），出血扩延到内囊的内外两侧。

(1) 壳核出血：依出血量及病情进展，患者可有意识障碍或无意识障碍，并伴有不同程度的"三偏"，即病变对侧中枢性面瘫及肢体瘫痪、感觉障碍和同向偏盲，双眼向病侧偏斜、头转向病侧。优势半球出血者还伴有语言障碍等。

(2) 丘脑出血：发病后多数患者出现昏迷及偏瘫。丘脑内侧或下部出血者可出现典型的眼征，即垂直凝视麻痹，多为上视障碍，双眼内收下视鼻尖；眼球偏斜视，出血侧眼球向下内侧偏斜；瞳孔缩小，可不等大，对光反应迟钝；眼球不能聚合以及凝视障碍等。出血向外扩展，可影响内囊出现"三偏"征。丘脑出血侵入脑室者可使病情加重，出现高热，四肢强直性抽搐等。

丘脑出血因发生的位置不同其症状亦各异：丘脑前内侧部出血时可出现精神障碍、遗忘或痴呆，而左侧丘脑出血可有三种基本体征：①感觉障碍重于运动障碍；②伴有眼球运动障碍、瞳孔缩小、对光反射迟钝或消失；③丘脑性失语，丘脑受损后可出现语言迟钝、重复语言及语义性错语症。右侧丘脑出血的基本体征有：①结构性失用症，患者左半身出现感觉障碍，对物体的形状、体积、长度、重量产生错觉；②偏侧痛觉缺失，表现为对侧躯体感觉障碍及偏身失认症。

2. 脑叶出血

其发病率仅次于基底核出血，多数学者认为脑叶出血好发于顶叶、颞叶与枕叶，即大脑后半部。脑叶出血的临床表现与基底核出血不同。脑叶出血后易破入邻近的蛛网膜下隙，因距中线较远而不易破入脑室系统，故脑膜刺激征重而意识障碍轻。

其临床表现特征为：①意识障碍少见而相对较轻；②偏瘫与同向凝视较少、程度较轻，这是因为脑叶出血不像基底核出血那样容易累及内囊；③脑膜刺激征多见。

临床表现与出血所在的四个脑叶不同而有所不同：①额叶，可有智力障碍、尿失禁，可出现对侧偏瘫，偏瘫多发生于上肢、下肢和面部，较轻微；②顶叶，对侧半身感觉障碍，较轻的偏瘫；③枕叶，可有一过性黑蒙、同侧眼痛和对侧同向偏盲，有些可扩展至上 1/4 象限；④颞叶，在优势半球者，出现语言不流利和听力障碍，理解力差，但重复性相对较好。

3. 小脑出血

其典型的临床特征为突发的头痛、眩晕、频繁呕吐。无明显瘫痪。主要体征为躯干性共济失调、眼球震颤及构音障碍。病情往往发展较快，患者很快昏迷，呼吸不规则或突然停止，甚至死亡。典型的小脑功能障碍只见于部分患者，对发病突然，迅速出现意识障碍和急性脑干受压者，小脑体征常被掩盖。

4. 脑桥出血

90% 以上高血压所致的原发性脑干出血发生在脑桥，少数发生在中脑，延髓出血罕见。脑干出血一直被认为是发病急骤、死亡率很高、预后很差的疾病。因为绝大多数脑干出血发生在脑桥，故此处只叙述脑桥出血。

脑桥出血的临床症状取决于出血灶的部位和大小。常突然发病，可表现为剧烈头痛、恶心、呕吐、头晕或眩晕；出现一侧或双侧肢体无力，偏身或半侧面部麻木；大量出血常迅速出现深昏迷、针尖样瞳孔、四肢瘫痪和双侧锥体束征阳性、高热、头眼反射和前庭眼反射消失等。患者可出现呼吸节律的改变，表现为呼吸不规则，呼吸浅、频率快，或出现陈 - 施氏呼吸。

5. 脑室出血

原发性脑室出血十分罕见。发病急骤、头痛、无明显偏瘫体征，迅速出现丘脑下部及脑干症状，如昏迷、高热、瞳孔极度缩小。

（五）辅助检查

1. 计算机断层扫描 (CT)

是临床确诊脑出血的首选检查。可早期发现脑出血的部位、范围、形态、是否破入脑室，血肿周围有无低密度水肿带及占位效应，脑组织移位和梗阻性脑积水等。

2. 腰椎穿刺

脑脊液多呈洗肉水样均匀血性，压力一般均增高。

3. 磁共振成像 (MRI)

脑出血合并脑梗死诊断明确，可与脑肿瘤性出血鉴别。

4. 数字减影脑血管造影

可与脑血管畸形、Moyamoya 病、血管炎等鉴别。

三、外科治疗

（一）手术治疗的适应证

外科手术治疗的高血压脑出血手术方式和适应证及手术时间窗仍然没有统一的标准。综合文献其适应证较统一的观点如下。

患者清醒，出血量中等至大量的患者通常皮质下、壳核出血＞ 30 mL。

小脑血肿＞ 10 mL，血肿直径＞ 3 cm，伴有脑干压迫和伴有脑积水的患者。

中等至大量脑叶出血，出血后保留一定程度的意识和神经功能，其后逐渐恶化，应积极手术治疗，挽救生命。

微侵袭血肿清除术仅有微小针道损伤，适应证可适当放宽。如下情况可行非手术治疗。

(1) 清醒、血肿量少 (血肿量＜ 20 mL)，无须手术可缓解的患者。

(2) 出血量少或神经功能缺损较轻的患者。

(3) 患者处于深昏迷、濒死状态、呼吸骤停、双侧瞳孔散大者，禁忌手术。

对 HICH 的手术治疗死亡率目前国内外统计为 3% ～ 51%。近年来，通过对 HICH 内外科规范化治疗的疗效比较研究，认为外科规范化治疗的效果优于内科规范化治疗。HICH 的手术治疗不应过分拘泥于某种术式，手术方法的选择不能局限于某一个固定的模式，要依据患者的年龄、体质、病情特点、临床情况，并结合出血部位和出血量选择手术方式，在适宜时机进行手术才可提高疗效。

（二）手术时机的选择

脑出血后，由于血肿占位和继发性脑水肿引起急性颅内压增高，严重时导致脑干受压或脑疝，这是脑出血后早期死亡的主要原因。因此，迅速有效地解除急性颅内压增高是治疗成功的关键。对于手术时机的选择，大多数学者倾向于早期或超早期手术 (6 ～ 7 小时)。但有些学者提出过早的清除血肿易致再出血，在出血后 6 小时或 7 小时内手术治疗有一定的风险性。杨瑞霞报道 262 例手术病例中 72 例发生了继续出血，其中 24 小时内发生继续出血 70 例 (97%)。目前多倾向于中、小量出血手术时机 6 ～ 24 小时为妥，出血量大应及时手术以挽救生命，要根据患者的具体情况灵活掌握。

（三）高血压脑出血的手术方式

1. 大骨瓣开颅血肿清除术

该术式优点为了可清除血肿及液化坏死的脑组织，止血可靠；同时可去骨瓣减压，迅速解除脑组织的压迫。缺点是手术具有一定的危险性；手术时间长，创伤较大，脑组织损伤后水肿反应重，术后易出现并发症。破入脑室的血肿应清除，术后行脑室引流。根据患者的病情及术中颅内压力情况以及对术后颅内压的预判，决定是否行去骨瓣减压。

2. 小骨窗开颅血肿清除术

此手术方式能根据病灶特点，设计手术入路，充分利用有限的空间，尤其在显微外科技术支持下，选择较小的皮质切口，安全可靠地清除血凝块，精确显露和控制出血点，保护细小的穿通血管，从而使脑组织损伤更小。但此方法不能有效对脑组织肿胀明显的情况进行有效的减压。

3. 立体定向或 CT、MRI 引导下血肿抽吸术

是近二十多年来发展的一项微创血肿清除术，创伤小，借助 CT，MRI 引导，可准确地将穿刺针或吸引管置于血肿中心，除单纯抽吸，还可利用超声外科吸引器等将血凝块破碎后吸除，或应用溶栓药物进行血肿腔内注射，以利于术后引流。1985 年，Niizuma 等报道在头部 CT 监测下，在血肿抽吸术基础上辅助尿激酶溶解血块、置管引流治疗 97 例脑出血患者获得成功。随后有大量的研究证明这种方法有效，国内傅先明等人都有成功的报道。但该手术有一定的局限性。

(1) 对于脑内深部大量出血，特别是出血破入脑室，效果仍不甚理想。

(2) 术中诱发新的出血，严重须要及时转手术开颅清除血肿。

(3) 因要多次注入纤溶药物使血肿液化排出，有颅内感染和诱发局部再出血的可能等。

4. 神经内镜与立体定向技术结合

利用立体定向技术的准确性和内镜手术微侵袭性，对正常脑组织牵拉损伤小。1989 年 Auer IM 首先应用神经内镜直视下微创清除脑内血肿，创立了微创治疗高血压脑出血的新途径。由于病例较少，此方法尚待进一步的研究。

5. 外科手术治疗方式对预后的影响

大骨瓣开颅血肿清除术由于手术创伤较大，手术后继发并发症较多，3 个月后病死率高。

现仅适用于部位较浅 (如皮质下、壳核等的出血)、出血量大及意识状况逐渐恶化的早期脑疝患者。小骨窗开颅手术和血肿腔穿刺引流术等微创手术等均试图以较小的脑组织损伤换取最大限度的清除血肿，以达到充分减压和尽可能地保护脑组织及术后患者神经功能恢复良好的目的。

治疗高血压脑出血的临床研究和学术争议现已基本达成共识，即微创血肿清除或引流术的疗效要明显优于传统开颅血肿清除术。

（四）术后常见并发症及处理

肺部感染是高血压脑出血患者最常见的并发症，并发肺部感染的常见原因有：

1. 颅内血肿及手术的骚扰。

2. 气道内的分泌物不能排出或排出不畅。

3. 呕吐后误吸。

4. 痰液黏稠不易排出。

5. 发病后机体免疫功能降低，防御能力下降。

6. 医源性因素中的侵入性操作

7. 激素的使用亦降低防御能力。

8. 应用 H_2 受体阻断剂或制酸剂消除了酸性胃液的杀菌作用，增加了胃内菌定植的危险。最后，多种广谱抗生素的应用，导致气道细菌的定植和耐药菌株的出现，最终可导致难以控制的二重感染发生。宣武医院统计，脑出血的死亡病例中约 1/4 死于肺部感染，而有的医院最高可达 83%。所以对于高血压脑出血患者，积极预防和治疗肺部感染极为重要。

应激性溃疡是高血压脑出血的常见并发症，发生率其国内外报道不一，在 7.7% ～ 76%。其死亡的主要原因是患者发生多脏器功能损害 (MODS)，消化道常是 MODS 的首发器官。高血压性脑出血并发应激性溃疡的发生机制，目前认为，与脑部出血、颅内压增高影响下丘脑、脑干及边缘系统有关。胃泌素浓度增高，促进胃酸、胃蛋白酶增加，黏膜屏障受损，致溃疡出血发生。发生部位主要在胃和十二指肠。故术后应积极给予抑酸及胃黏膜保护药物。

高血压脑出血后高血糖发生率高达 41.82%。脑出血后的高血糖水平可加重脑出血后的脑损伤。血糖越高预后越差。脑出血后高血糖患者，应避免应用高糖溶液，及早应用胰岛素控制血糖，对改善患者预后有帮助。高血压脑出血后电解质紊乱相当多见，有的患者甚至出现抗利尿激素分泌异常综合征 (SIADH)。治疗以预防为主，保证患者入量及营养，加强检测，维持水电解质平衡。由于神经外科手术后的尿潴留、尿管留置时间长、集尿方式及插管方法等导致泌尿道黏膜的损伤，导致泌尿系感染。治疗以预防为主，导尿时必须注意无菌操作，如持续导尿，最好定时放尿，膀胱冲洗。尽早拔出导尿管，并应注意会阴部清洁。高血压脑出血后的应激反应造成的心脏功能性和器质性损害。出现左心衰竭而加重肺瘀血。此并发症常见于病程的急性期，肺水肿常随脑部的变化而加重或减轻，是病情轻重的标志之一，病死率可达 90% 以上。因此，预防肺水肿的发生是减少该类患者死亡的重要因素。

（五）影响预后的因素

高血压和缺血性心脏病常提示预后不良。Juvela 的研究显示，出血前 1 周的饮酒量可作为判断预后的独立因素。在与华法林相关的脑出血中血肿扩大较常见，且可能增加患者的病死率。高龄患者有较多的基础病且脑出血后易患心肺及其他器官并发症，这使老年 ICH 患者的病死率较高。Terayama 的研究显示，对于丘脑和壳核出血的患者，入院时的平均动脉压升高可能增加病死率，而对于皮层下、小脑和脑干出血的患者，平均动脉压则与预后无关。其他因素如，性别、脉率、各项实验室指标（如血红蛋白、白细胞数、血小板计数、凝血酶原时间、尿素、肌酐等），在多数研究中被认为对判断预后无意义。ICH 患者应收入急诊观察病房，更为可取的是收入神经科重症病房或随时有神经科医师探访的 ICU。已证实，与普通病房相比，专门的神经重症监护病房能更好地改善患者的转归。

（六）展望

迄今为止，临床上还没有可以极大地改善高血压脑出血预后、降低病死率及致残率的治疗方法和预防措施。至于外科治疗的适应证、手术适应证和手术方法也没有统一的标准和认识，目前迫切需要多中心随机对照研究结果，现在正在进行的国际性协作研究有可能实现这个目标。

四、内科治疗

在急性期，主要是控制脑水肿、调整血压、防治内脏综合征及考虑是否采取手术清除血肿。

（一）一般处理

应保持安静、卧床休息、减少探视，严密观察体温、脉搏、呼吸、血压等生命体征，注意瞳孔和意识变化。保持呼吸道通畅，及时清理呼吸道分泌物，必要时吸氧。

（二）控制脑水肿，降低颅内压

这是抢救能否成功的主要环节。常用药为甘露醇、呋塞米及皮质激素等。临床上为加强脱水效果，减少药物的副作用，一般均采取上述药物联合应用。常采用甘露醇＋呋塞米、甘露醇＋呋塞米＋激素等方式，但用量及用药间隔时间均应视病情轻重及全身情况尤其是心脏功能及是否有高血糖等而定。20% 甘露醇为高渗脱水剂，其降颅压作用迅速，一般成人用量为 1 g/（kg·次），每 6 小时快速静脉滴注 1 次。呋塞米有渗透性利尿作用，可减少循环血容量，对心功能不全者可改善后负荷，用量为 20 ～ 40 mg/ 次，每日静脉注射 1 ～ 2 次。应用呋塞米期间注意补钾。皮质激素多采用地塞米松，用量 15 ～ 20 mg，静脉滴注，每日 1 次。

（三）治疗高血压

高血压是脑出血的主要原因，治疗脑出血首先想到降低高血压，但由于高血压往往为颅高压的自身的自动控制所致，可将发病后的血压控制在发病前血压数值略高一些的水平。如原有高血压，发病后血压又上升更高水平者，所降低的数值可按上升数值的 30% 左右控制。常用的降压药物有硝普钠，50 mg 加入液体静脉滴注；25% 硫酸镁 10 ～ 20 mL/ 次，肌内注射；注意不应降血压太快和过低。

（四）维持水电解质平衡

水电解质平衡和营养，注意防治低钠血症，以免加重脑水肿。

（五）防治并发症

选择对致病菌有效的抗菌药物，防止并发肺误吸、泌尿系统感染及应激性溃疡，抗利尿激素分泌异常综合征、痫性发作、中枢性高热、下肢深静脉血栓形成等。

第三章 脑疝和颅内压增高

第一节 脑 疝

颅内病变所致的颅内压增高达到一定程度时，可使一部分脑组织移位，通过一些孔隙，被挤至压力较低的部位，即为脑疝。脑疝是颅脑伤、病发展过程中的一种紧急而严重的情况，病出的脑组织压迫脑的重要结构或生命中枢，如发现不及时或救治不力，往往导致严重后果。必须予以足够的重视。

根据发生部位和所疝出的组织的不同，脑疝可分为小脑幕切迹疝（颞叶钩回疝）、枕骨大孔疝（小脑扁桃体疝、大脑镰疝、扣带回疝）和小脑幕切迹上疝（小脑蚓疝）等。这几种脑疝可以单独发生，也可同时或相继出现。

一、小脑幕切迹疝

（一）病理生理

当幕上一侧占位病变不断增长引起颅内压增高时，脑干和患侧大脑半球向对侧移位。半球上部由于有大脑镰限制，移位较轻，而半球底部近中线结构如颞叶的钩回等则移位较明显，可疝入脚间池，形成小脑幕切迹疝，使患侧的动眼神经、脑干、后交通动脉及大脑后动脉受到挤压和牵拉。

1. 动眼神经损害

动眼神经受损的方式可能有四种。

(1) 颞叶钩同疝入脚间池内，直接压迫动眼神经及其营养血管。

(2) 钩回先压迫位于动眼神经上方的大脑后动脉，再使夹在大脑后动脉与小脑上动脉间的动眼神经间接受压。

(3) 脑干受压下移时，动眼神经遭受牵拉。

(4) 脑干受压，动眼神经核和邻近部位发生缺血、水肿或出血。

2. 脑干变化

小脑幕切迹疝发生后，不仅中脑直接受压，同时由于脑干下移引起的供血障碍，还可向上累及丘脑下部，向下影响脑桥乃至延髓。

(1) 脑干变形和移位：中脑受钩同疝挤压时，前后径变长，横径缩短，病出的脑组织首先压迫同侧大脑脚。如继续发展则可累及整个中脑。脑干下移时使脑干纵行变形，严重时发生扭曲。

(2) 脑干缺血、水肿或出血：小脑幕切迹病引起脑干缺血或出血的原因可能有二：①脑干受压，静脉同流不畅淤滞，以致破裂出血；②脑干下移远较基底动脉下移为甚（基底动脉受大脑后动脉、后交通动脉和颈内动脉固定），造成中脑和脑桥上部旁中区的动脉受牵拉，引起血管痉挛或脑干内小动脉破裂出血，导致脑干缺血或出血，并继发水肿和软化。

3. 脑脊液循环障碍

中脑周围的脑池是脑脊液循环的必经之路，小脑幕切迹疝可使该脑池阻塞，导致脑脊液向幕上回流障碍。此外，脑干受压、变形、扭曲时，可引起中脑导水管梗阻，使导水管以上的脑室系统扩大，形成脑积水，颅内压进一步升高。

4. 疝出脑组织的改变

疝出的脑组织如不能及时还纳，可因血液回流障碍而发生充血、水肿以致嵌顿，更严重地压迫脑干。

5. 枕叶梗死

后交通动脉或大脑后动脉直接受压、牵张，可引起枕叶梗死。

(二) 临床表现

1. 颅内压增高

表现为头痛加重，呕吐频繁，躁动不安，提示病情加重。

2. 意识障碍

患者逐渐出现意识障碍，由嗜睡、朦胧到浅昏迷、昏迷，对外界的刺激反应迟钝或消失，系脑干网状结构上行激活系统受累的结果。

3. 瞳孔变化

最初可有时间短暂的患侧瞳孔缩小，但多不易被发现。以后该侧瞳孔逐渐散大，对光反射迟钝、消失，说明动眼神经背侧部的副交感神经纤维已受损。晚期则双侧瞳孔散大，对光反射消失，眼球固定不动。

4. 锥体束征

由于患侧大脑脚受压，出现对侧肢体肌力减弱或瘫痪，肌张力增高，腱反射亢进，病理反射阳性。有时由于脑干被推向对侧，使对侧大脑脚与小脑幕游离缘相挤，造成脑疝同侧的锥体束征，需注意分析，以免导致病变定侧的错误。

5. 生命体征改变

表现为血压升高，脉缓有力，呼吸深慢，体温上升。但到晚期，生命中枢逐渐衰竭，出现潮式或叹息样呼吸，脉频弱，血压和体温下降。最后呼吸停止，继而心跳亦停止。

(三) 治疗

根据典型的临床表现，小脑幕切迹疝的诊断并不困难。但临床上由于发现不及时或处理不当而酿成严重后果甚至死亡者，并不鲜见。因此，对颅内压增高的患者，应抓紧时间明确诊断。力争在脑病未形成前或脑疝早期进行处理。一旦出现典型的脑病征象，应按具体情况，做以下紧急处理：①维持呼吸道通畅；②立即经静脉推注 20% 甘露醇溶液 250～500 mL；③病变性质和部位明确者，立即手术切除病变；尚不明确者，尽快检查确诊后手术或做姑息性减压术 (颞肌下减压术，部分脑叶切除减压术)；④对有脑积水的患者。立即穿刺侧脑室做外引流，待病情缓解后再开颅切除病变或做脑室-腹腔分流术。

经以上处理。疝出的脑组织多可自行还纳，表现为散大的瞳孔逐渐回缩，患者意识好转。但也有少数患者症状不改善，估计病出的脑组织已嵌顿，术中可用脑压板将颞叶底面轻轻上抬或切开小脑幕，使嵌顿的脑组织得到缓解，并解除其对脑干的压迫。

二、枕骨大孔疝

颅内压增高时，小脑扁桃体经枕骨大孔疝出到颈椎管内，称为枕骨大孔疝或小脑扁桃体病。多发生于颅后窝占位病变，也见于小脑幕切迹病晚期。枕骨大孔疝分慢性疝出和急性疝出两种。前者见于长期颅内压增高或颅后窝占位病变患者，症状较轻；后者多突然发生，或在慢性病出的基础上因某些诱因，如腰椎穿刺或排便用力，使疝出程度加重，延髓生命中枢遭受急性压迫而功能衰竭，患者常迅速死亡。

（一）病理生理

颅后窝容积小，因此其代偿缓冲容积也小，较小的占位病变即可使小脑扁桃体经枕骨大孔疝入颈椎管上端，造成以下病理变化。

1. 延髓受压，慢性枕骨大孔疝患者可无明显症状或症状轻微；急性延髓受压常很快引起生命中枢衰竭，危及生命。

2. 脑脊液循环障碍，由于第 4 脑室中孔梗阻引起的脑积水和小脑延髓池阻塞所致的脑脊液循环障碍，均可使颅内压进一步升高，脑疝程度加重。

3. 疝出脑组织的改变，疝出的小脑扁桃体发生充血、水肿或出血。使延髓和颈髓上段受压加重。慢性病变的扁桃体可与周围结构粘连。

（二）临床表现

1. 枕下疼痛、项强或强迫头位

疝出组织压迫颈上部神经根，或因枕骨大孔区脑膜或血管壁的敏感神经末梢受牵拉，可引起枕下疼痛。为避免延髓受压加重，机体发生保护性或反射性颈肌痉挛，患者头部维持在适当位置。

2. 颅内压增高

表现为头痛剧烈，呕吐频繁，慢性脑病患者多有视盘水肿。

3. 后组脑神经受累

由于脑干下移，后组脑神经受牵拉，或因脑干受压，出现眩晕、听力减退等症状。

4. 生命体征改变

慢性疝出者生命体征变化不明显；急性疝出者生命体征改变显著，迅速发生呼吸和循环障碍，先呼吸减慢，脉搏细速，血压下降，很快出现潮式呼吸和呼吸停止，如不采取措施，不久心跳也停止。

与小脑幕切迹疝相比，枕骨大孔疝的特点是：生命体征变化出现较早，瞳孔改变和意识障碍出现较晚。

（三）治疗

治疗原则与小脑幕切迹疝基本相同。凡有枕骨大孔疝症状而诊断已明确者，宜尽早手术切除病变；症状明显且有脑积水者，应及时做脑室穿刺并给予脱水剂，然后手术处理病变；对呼吸骤停的患者，立即做气管插管辅助呼吸，同时行脑室穿刺引流，静脉内推注脱水剂，并紧急开颅清除原发病变。术中将枕骨大孔后缘和寰椎后弓切除，硬膜敞开或扩大修补，解除小脑扁桃体疝的压迫。如扁桃体与周围结构粘连，可试行粘连松解。必要时可在软膜下切除水肿、出血的小脑扁桃体，以减轻对延髓和颈髓上段的压迫及疏通脑脊液循环通路。

第二节　颅内压监护

传统的腰椎穿刺测压方法，由于只能测定一次结果，不能持续地观察颅内压力的变化，且对颅内高压患者有导致或加重脑疝的危险，故应慎用。在已有脑疝的情况下，颅腔与椎管已不相通，则腰椎穿刺的测压不能代表颅内的压力。现今所用的持续颅内压监护有许多优点，可弥补腰椎穿刺法的不足。

一、监护的方法及内容

(一) 脑室内压监护

通常采用侧脑室前角穿刺法。在冠状缝前或发际内 2 cm、正中矢状线旁 2.5 cm 交点，用颅锥或颅钻钻孔，达硬脑膜。以穿刺针经颅骨孔刺入，与矢状面平行，针尖向后下方，对准两侧外耳道连线，刺入 5 ～ 6 cm 即可。见脑脊液流出，证明进入侧脑室前角。将硅胶管经导针置入侧脑室内。将硅胶管另一端连接引流瓶，直接测出颅内压，或连接于传感器，利用脑脊液作为传感物质，输入压力监护仪，经示波器显示颅内压或经记录仪描记打印出颅内压。

(二) 硬脑膜下压监护

做颅骨钻孔并切开硬脑膜，将压力传感器置于硬脑膜下腔，经导线与压力监护仪装置相连接即可记录颅内压。

(三) 硬脑膜外压监护

与硬脑膜下压监护不同的是压力传感器置于硬脑膜外腔。

(四) 遥测监护法

将传感器完全置于颅内，经遥测技术监护患者的颅内压。因头部无导管或外接线路，患者可自由活动。但临床很少采用，因为颅内压监护主要用于危重神经外科患者。

(五) 光纤颅内压监测法

将柔细的光纤颅内压探头 (直径仅 1.5 mm，长 3 mm) 直接放置在硬脑膜外、硬脑膜下、脑实质内或脑室内，经光导纤维传至颅外压力监护仪，能准确动态监测患者的颅内压。由于该系统操作简单、损伤少、性能稳定，是目前国际上最理想的颅内压监护装置。

二、压力图像的解释

正常颅内压力曲线是由脉搏波以及颅内静脉回流随着呼吸运动的影响形成的波动组成。当记录时 (80 ～ 200 mm/min) 这两种波形都可以分别从图像上看出来。但进行颅内压监护时常须持续记录数日，因此压力图像常用慢记录表示。当慢记录时 (20 mm/min)，则各波互相重叠，组成一粗的波状曲线，曲线的上缘代表收缩期颅内压，下缘代表舒张期颅内压。舒张压加 1/3 的脉压 (收缩压——舒张压) 为平均颅内压。

颅内压监护仪所记录图像的类型与临床意义，目前尚未完整而明确地建立起来，但可看出两种主要的变化。

(一) 颅内压力

压力水平的高低，正常成人平卧位的颅内压为 5 ～ 15 mmHg(0.7 ～ 2.0 kPa)。颅内压的高低以毫米汞柱为单位，其目的是便于与动脉或静脉压相对比。特别是计算平均动脉压与颅内压之差 (即 CPP)，临床上是有重要意义的。

对颅内压水平粗略的分级为：1 ～ 15 mmHg(0.1 ～ 2.0 kPa) 属正常，15 ～ 45 mm 属轻度与中度增高。45 mm 以上属严重增高。此外也有按 20 mmHg(2.7 kPa) 以下；20 ～ 40 mmHg(2.7 ～ 5.3 kPa)；40 mmHg(5.3 kPa) 以上分级的。在判断颅内压力水平的高低与临床症状两者之间的关系时，有三种情况必须说明：早期轻度的颅内压增高，由于患者 "空间代偿" 机制作用发挥较好，所以常不出现临床症状，对这类患者，颅内压监护有利于早期发现颅内压增高；较重的颅内压增高，由于它可以引起脑灌流不足或 (和) 脑干的移位与脑疝的形成，则颅内压力水平的高低与临床症状的出现及其严重程度就多数人来说是一致的；另一方面脑组织的原发损害可以很严重，但不是颅内压增高所引起的，这样就出现了少数颅内压力水平较低而症状较重的不一致的情况。因此颅内压力水平的高低，虽为判断颅内情况的一重要参数，但必须结合影响脑功能损害的各方面因素全面分析，才能得出正确的判断。当前多数学者均主张选用 35 ～ 40 mmHg(4.7 ～ 5.3 kPa) 为危险的颅内压增高的临界点。

(二) 压力的波动与波幅

正常的颅内压常表现为较平直的、低波幅的图像。这是因为在正常情况下，颅内调节机制完全正常，一般的脉搏与呼吸运动的变化，都不致明显地影响颅内压力的波动。在颅内压增高的情况下，则常表现为波动范围较大，振幅增高。如因躁动、咳嗽、头部的活动等所引起的不规则的短期的颅内压力的波动较正常颅内压患者对这些刺激的变化要明显得多。

正常脑压波振幅的大小，主要是与脉络丛的搏动有关，其他脑与脊髓动脉的搏动也起到一定的作用，颅内静脉的回流也同时影响到振幅的大小。在正常脉搏与呼吸运动影响颅内静脉回流的共同作用下，脑压波的振幅为 45 mmH_2O(3.3 mmHg)。颅内压增高时，颅压波动振幅也增大。当患者垂危血压下降时，振幅又变小了。

由于脑内压监护可以对颅内压进行持续有记录的观察，除正常波型外，并可观察到 A、B、C 三种波型。对 A 波的解释意见比较一致，但 B 与 C 两种波型则不完全一致。

1.A 波

即高原波。多见于后颅窝肿瘤的患者，而少见于脑外伤的患者。高原波是在颅内压力增高的情况下，压力突然呈间歇性的波动，其特点是压力曲线迅速上升，可高达 60 ～ 100 mmHg，高峰呈平顶 (高原状)，维持 5 ～ 20 min，而后突然下降至原来的水平或更低。可以间歇数分钟至数小时发作一次。典型高原波发作时患者有剧烈头痛、恶心、呕吐、面色潮红、呼吸急促、脉搏增加、不自主排尿、烦躁、神志不清，甚至抽搐或短暂强直发作。这些症状的出现一方面与 CPP 降低有关，另一方面与脑干受压或扭曲有关。

高原波的发生是颅内压增高发展的一个过程，表示此时空间代偿能力已完全丧失。开始发作时，其压力可能仅为中度增高，不伴有任何症状，如进一步发展，发作时则压力更高，持续时间也更长，症状也明显，甚至出现持续高压状态。

高原波的发生主要是颅内压增高时，因缺血缺氧或高碳酸血症导致阻力血管扩张的结果，应用同位素技术测定，当出现高原波时，CBF 减少，而颅内血容量增加。在颅内压增高的患者，当容积 / 压力曲线已处于临界点时，微量的颅内容量增加，即足以引起颅内压力急剧的上升。

因此，咳嗽、呼吸障碍、呕吐、用力等，均可诱发高原波。在睡眠时，可能由予 CO_2 潴留，颅内血管扩张，血容量增加，也可出现高原波。高原波持续一段时间又突然下降，其机制尚不清楚，可能与压力下降前常出现过度换气，呼出 CO_2，使动脉 CO_2 分压降低。导致颅内血管收缩有关。

高原波的反复发作，加重了对脑干的压迫与扭曲，加重了脑血管循环障碍，部分脑血管可出现"不再灌流"的现象，导致脑功能不可逆的损害。因此，某些病例即使高原波消失后，压力下降至原来的水平，但脑功能已不一定能完全恢复。所以，尽快设法中断高原波，对保证脑功能的恢复是非常重要的。

2.B 波

乃是一种节律性振荡，$0.5 \sim 2$ 次 / 小时，振幅增大为 $5 \sim 50$ mmHg($0.7 \sim 6.7$ kPa)，可发生在颅内压正常睡眠时的患者而不伴有任何神经系统的变化。B 波的发生与入睡时的周期性呼吸有关，认为没有什么病理的重要性。根据观察，B 波的出现有时是颅内代偿机制受损的表现，可能与脑干的血灌流不足导致脑干功能失调而产生的周期性呼吸运动 (如陈 - 施呼吸) 有关。

3.C 波

这种波是与不稳定的全身动脉压引起的颅内压的波动有关，振幅是低的，如 Traube-Hering-Mayer 波。

除以上典型的压力波动以外，还有一些"非典型"波。这些非典型波可能是流产的高原波，它的形式取决于早期的容积代偿功能如何。有些波动可能是由非周期性的呼吸变化所引起，又有时是由于许多因素联合作用影响了颅内动力变化，可出现难以解释的不规则的波动。然而，所有这些快速变化的波动，均应引起医务人员的重视，它表明颅内已处于"紧张"状态。

三、颅内压监护的适应证

1. 重型颅脑伤患者。

2. 高血压脑出血患者。

3. 颅内动脉瘤和动静脉畸形出血患者。

4. 某些择期开颅术后患者。

5. 其他需要了解颅内压动态变化的神经外科患者。

第三节 颅内压增高

颅内压增高 (increased intracranial pressure) 是神经外科常见的临床综合征。颅脑损伤、肿瘤、血管病、脑积水、炎症等多种病理损害发展至一定阶段，使颅腔内容物体积增加，导致颅内压持续超过正常上限，从而引起的相应综合征。了解颅内压形成的物质基础、熟悉其调节机制和掌握颅内压增高发生机制，是学习和掌握神经外科学的重点和关键。

一、颅内压的形成与正常值

颅腔与脑组织、脑脊液和血液是颅内压形成的物质基础。颅缝闭合后颅腔的容积固定不变，约为 1400 ~ 1500 mL。颅腔内的上述三种内容物，使颅内保持一定的压力，称为颅内压 (intracranial pressure，ICP)。成人的正常颅内压为 70 ~ 200 mmH$_2$O，儿童为 50 ~ 100 mmH$_2$O。临床可以采用颅内压监护装置，持续地动态观察颅内压。

二、颅内压调节与代偿

生理状态下，由于血压和呼吸的关系，颅内压可有小范围的波动。收缩期颅内压略有增高，舒张期颅内压稍下降；呼气时压力略增，吸气时压力稍降。颅内压发生变化时，构成颅内压力的各个部分对颅内压的调节作用是不同的。颅内压的调节除部分依靠颅内的静脉血被排挤到颅外血液循环外，主要是通过脑脊液量的增减来调节。当颅内压高于 70 mmH$_2$O 时，脑脊液的分泌较前减少而吸收增多，使颅内脑脊液量保持在正常范围，以代偿增加的颅内压。当颅内压低于 70 mmH$_2$O 时，脑脊液的分泌则增加，而吸收减少，使颅内脑脊液量增多，以维持正常颅内压不变。脑脊液的总量占颅腔总容积的 10%，血液则依据血流量的不同占总容积的 2% ~ 11%，颅内增加的临界容积约为 5%，超过此范围，颅内压开始增高。当颅腔内容物体积增大或颅腔容量缩减超过颅腔容积的 8% ~ 10% 时，就会产生严重的颅内压增高。

三、颅内压增高的原因

引起颅内压增高原因可分为五大类。

1. 颅内占位性病变挤占了颅内空间，如颅内血肿、脑肿瘤、脑脓肿等。

2. 脑组织体积增大，如脑水肿。

3. 脑脊液循环和 (或) 吸收障碍所致梗阻性脑积水和交通性脑积水。

4. 脑血流过度灌注或静脉回流受阻，见于脑肿胀、静脉窦血栓等。

5. 先天性畸形使颅腔的容积变小如狭颅症、颅底凹陷症等。

四、颅内压增高的病理生理

(一) 影响颅内压增高因素

1. 年龄

婴幼儿及小儿的颅缝未闭合或尚未牢固融合，颅内压增高可使颅缝裂开而相应地增加颅腔容积，从而延缓病情的进展。老年人由于脑萎缩使颅内的代偿空间增多，故病程亦较长。

2. 病变扩张速度

实验数据显示，随着颅内病变体积扩增，颅内压开始上升。

如当颅内占位性病变时，随着病变的缓慢增长，可以长期不出现颅内压增高症状，一旦由于颅内压代偿功能失调，则病情将迅速发展，往往在短期内即出现颅内高压危象或脑疝。

3. 病变部位

颅脑中线或颅后窝的占位性病变，由于病变容易阻塞脑脊液循环通路而发生梗阻性脑积水，故颅内压增高症状可早期出现而且严重。颅内大静脉窦附近的占位性病变，由于早期即可压迫静脉窦，引起颅内静脉血液的回流或脑脊液的吸收障碍，颅内压增高症状亦可早期出现。

4. 伴发脑水肿程度

脑转移性肿瘤，脑肿瘤放射治疗后，炎症性反应等均可伴有较明显的脑水肿，故早期即可出现颅内压增高症状。

5. 全身系统性疾病

电解质及酸碱平衡失调、尿毒症、肝性脑病、毒血症、肺部感染等都可引起继发性脑水肿而致颅内压增高。高热往往会加重颅内压增高的程度。

(二) 颅内压增高后果

颅内压持续增高可引起一系列中枢神经系统功能紊乱和病理变化。主要包括以下六点。

1. 脑血流量的降低，造成脑缺血甚至脑死亡，正常成人每分钟约有 1 200 mL 血液进入颅内，通过脑血管的自动调节功能进行调节。其公式为：

脑血流量 (CBF)= 平均动脉压 (MAP)- 颅内压 (ICP)÷ 脑血管阻力 (CVR)

公式中的分子部分 (平均动脉压 - 颅内压) 又称为脑的灌注压 (CPP)，因此，该公式又可改写为：

脑血流量 (CBF)= 脑灌注压 (CPP)÷ 脑血管阻力 (CVR)

正常的脑灌注压为 70 ～ 90 mmHg，脑血管阻力为 1.2 ～ 2.5 mmHg，此时脑血管的自动调节功能良好。如因颅内压增高而引起的脑灌注压下降，则可通过血管扩张，以降低血管阻力的自动调节反应使上述公式的比值不变，从而保证了脑血流量的稳定。如果颅内压不断增高使脑灌注压低于 40 mmHg 时，脑血管自动调节功能失效，这时脑血管不能再做相应的进一步扩张以减少血管阻力。公式的比值就变小，脑血流量随之急剧下降，就会造成脑缺血。当颅内压升至接近平均动脉压水平时，颅内血流几乎完全停止，甚至出现脑死亡。

2. 脑移位和脑疝。

3. 脑水肿

颅内压增高可直接影响脑的代谢和血流量从而产生脑水肿，使脑的体积增大，进而加重颅内压增高。脑水肿时液体的积聚可在细胞外间隙，也可在细胞膜内，前者称为血管源性脑水肿，后者称为细胞毒性脑水肿。血管源性脑水肿多见于脑损伤、脑肿瘤等病变的初期，主要是由于毛细血管的通透性增加，导致水分在神经细胞和胶质细胞间隙潴留，促使脑体积增加所致。细胞毒性脑水肿源于多种原因导致的脑细胞代谢功能障碍，使钠离子和水分子潴留在神经细胞和胶质细胞内所致，常见于脑缺血、脑缺氧的初期。颅内压增高时，由于上述两种因素可同时或先后存在，故出现的脑水肿多数为混合性，或先有血管源性脑水肿以后转化为细胞毒性脑水肿。

4. 库欣 (Cushing) 反应

颅内压急剧增高时，患者出现心跳和脉搏缓慢、呼吸节律减慢，血压升高 (又称 "两慢一高")，称为库欣反应。这种危象多见于急性颅内压增高病例，慢性者则不明显。

5. 胃肠功能紊乱及消化道出血

部分颅内压增高患者可首先出现呕吐等胃肠道功能紊乱症状。这与颅内压增高引起下丘脑自主神经中枢缺血而致功能紊乱有关。亦有人认为颅内压增高时，消化道黏膜血管收缩造成缺血，导致胃十二指肠溃疡形成而发生出血或穿孔。

6. 神经源性肺水肿

在急性颅内压增高病例中，发生率高达 5% ～ 10%。这是由于下丘脑、延髓受压导致仪 - 肾上腺素能神经活性增强，血压反应性增高，左心室负荷过重，左心房及肺静脉压增高，肺毛细血管压力增高，液体外渗，引起肺水肿，患者表现为呼吸急促，痰鸣，并有大量泡沫状血性痰液。

五、颅内压增高的类型

颅内压增高是神经外科临床上最常见的重要问题，尤其是颅脑损伤，颅内占位性病变患者，往往会出现颅内压增高症状和体征。颅内压增高会引发脑疝危象，可使患者因呼吸循环衰竭而死亡，因此对颅内压增高及时诊断和正确处理十分重要。

（一）根据颅内压增高范围可分为两类

1. 弥漫性颅内压增高

由于颅腔狭小或脑实质体积增大而引起，其特点是颅腔内各部位及各分腔之间压力均匀升高，不存在明显的压力差，因此脑组织无明显移位。临床所见的弥漫性脑膜脑炎、弥漫性脑水肿、交通性脑积水、静脉窦血栓等所引起的颅内压增高均属于这一类型。

2. 局灶性颅内压增高

因颅内有局限的扩张性病变，病变部位压力首先增高，使附近的脑组织受到挤压而发生移位，并把压力传向远处，造成颅内各腔隙间的压力差，这种压力差导致脑室、脑干及中线结构移位，更易形成脑疝。

（二）根据病变进展速度，颅内压增高可分为急性、亚急性和慢性三类

1. 急性颅内压增高见于急性颅脑损伤引起的颅内血肿、高血压性脑出血等。其病情发展快，颅内压增高所引起的症状和体征严重，生命体征（血压、呼吸、脉搏、体温）变化剧烈。

2. 亚急性颅内压增高病情发展较快，颅内压增高的反应较轻，多见于颅内恶性肿瘤、转移瘤及各种颅内炎症等。

3. 慢性颅内压增高病情发展较慢，可长期无颅内压增高的症状和体征，多见于生长缓慢的颅内良性肿瘤、慢性硬脑膜下血肿等。

急性或慢性颅内压增高均可导致脑疝发生。脑疝发生后，移位脑组织被挤进小脑幕裂孔、硬脑膜裂隙或枕骨大孔中，压迫脑干，产生一系列危急症状。脑疝发生后，加剧了脑脊液和血液循环障碍，使颅内压力进一步增高，从而形成恶性循环，最终导致患者死亡。

六、引起颅内压增高的常见疾病

1. 颅脑损伤

由于颅内血管损伤而发生的颅内血肿、脑挫裂伤伴脑水肿是外伤性颅内压增高常见原因。外伤性蛛网膜下隙出血，也是颅内压增高的常见原因。其他如外伤性蛛网膜炎及静脉窦血栓形成或脂肪栓塞亦可致颅内压增高，但较少见。

2. 颅内肿瘤

颅内肿瘤出现颅内压增高者约占80%以上。一般肿瘤体积愈大，颅内压增高愈明显。但肿瘤大小并非是影响颅内压增高的程度唯一因素，肿瘤的部位、性质和生长速度也有重要影响。例如位于脑室或中线部位的肿瘤，虽然体积不大，但由于堵塞室间孔、中脑导水管或第Ⅳ脑室脑脊液循环通路，易产生梗阻性脑积水，因而颅内压增高症状可早期出现而且显著。位于颅前窝和颅中窝底部或位于大脑半球凸面的肿瘤，有时瘤体较大但颅内压增高症状出现较晚；而一些恶性胶质瘤或脑转移癌，由于肿瘤生长迅速，且肿瘤周围伴有严重的脑水肿，故多在短期内即出现较明显的颅内压增高。

3. 颅内感染

化脓性脑膜炎或脑脓肿可引起颅内压增高，随着炎症好转，颅内压力亦逐渐恢复正常。结核性脑膜炎晚期，因脑底部炎症性物质沉积，使脑脊液循环通路受阻，往往出现严重的脑积水和颅内压增高。

4. 脑血管疾病

由多种原因引起的脑出血都可造成明显的颅内压增高。颅内动脉瘤和脑动静脉畸形发生蛛网膜下隙出血后，由于脑脊液循环和吸收障碍形成脑积水，而发生颅内压增高。颈内动脉血栓形成和脑血栓，脑软化区周围水肿也可引起颅内压增高。如软化灶内出血，则可引起急剧的颅内压增高，甚至危及患者生命。

5. 脑寄生虫病

脑囊虫病引起的颅内压增高的原因有：①脑内多发性囊虫结节可引起弥散性脑水肿；②单个或数个囊虫在脑室系统内阻塞导水管或第Ⅳ脑室，产生梗阻性脑积水；③葡萄状囊虫体分布在颅底脑池时引起粘连性蛛网膜炎，使脑脊液循环受阻。脑棘球蚴病或脑血吸虫性肉芽肿，均在颅内占有一定体积，由于病变较大而产生颅内压增高。

6. 颅脑先天性疾病

婴幼儿先天性脑积水多由于导水管的发育畸形，形成梗阻性脑积水；颅底凹陷和先天性小脑扁桃体下疝畸形，脑脊液循环通路可在第Ⅳ脑室正中孔或枕大孔区受阻；狭颅症病儿由于颅缝过早闭合，颅腔狭小，限制脑的正常发育，从而引起颅内压增高。

7. 良性颅内压增高

又称假脑瘤综合征，以脑蛛网膜炎比较多见，其中发生于颅后窝者颅内压增高最为显著。颅内静脉窦（上矢状窦或横窦）血栓形成，由于静脉回流障碍引起颅内压增高。其他代谢性疾病、维生素A摄入过多、药物过敏和病毒感染所引起的中毒性脑病等均可引起颅内压增高。但多数颅内压增高症状可随原发疾病好转而逐渐恢复正常。

8. 脑缺氧心搏骤停或昏迷

患者呼吸道梗阻，全身麻醉过程中出现喉痉挛或呼吸停止等均可发生严重脑缺氧。另外，癫痫持续状态和喘息状态（肺性脑病）亦可导致严重脑缺氧和继发性脑水肿，从而出现颅内压增高。

七、临床表现

主要症状和体征包括：

1. 头痛

颅内压增高最常见症状之一，以早晨或晚间较重，部位多在额部及颞部，可从颈枕部向前方放射至眼眶。头痛程度随颅内压的增高而进行性加重。当用力、咳嗽、弯腰或低头活动时常使头痛加重。头痛性质以胀痛和撕裂痛为多见。

2. 呕吐

头痛剧烈时可伴有恶心和呕吐。呕吐呈喷射性，有时可导致水电解质紊乱和体重减轻。

3. 视盘水肿

颅内压增高重要客观体征之一。表现为视盘充血，边缘模糊不清，中央凹陷消失，视盘隆起，静脉怒张。若视盘水肿长期存在，则视盘颜色苍白，视力减退，视野向心缩小，称为视神经继发性萎缩，颅内压增高不能及时解除，视力恢复困难，甚至失明。

头痛、呕吐和视盘水肿是颅内压增高典型表现，称为颅内压增高"三主征"。颅内压增高的三主征各自出现的时间并不一致，可以其中一项为首发症状。颅内压增高还可引起一侧或双侧展神经麻痹和复视，但无定位诊断价值。

4. 意识障碍及生命体征变化

疾病初期意识障碍可出现嗜睡，反应迟钝。严重病例，可出现昏睡、昏迷，伴有瞳孔散大、对光反应消失、发生脑疝，去脑强直。生命体征变化为血压升高、脉搏徐缓、呼吸不规则、体温升高等病危状态甚至呼吸停止，终因呼吸循环衰竭而死亡。

5. 其他症状和体征

小儿患者可有头颅增大、头皮和额眶部浅静脉扩张、颅缝增宽或分离、前囟饱满隆起。头颅叩诊时呈破罐音 (Macewen 征)。

八、诊断

详细询问病史和认真地神经系统检查，可发现一些神经系统局灶性症状与体征，由此做出初步诊断。当发现有视盘水肿及头痛、呕吐三主征时，则颅内压增高诊断可以确诊。小儿反复呕吐及头围迅速增大，成人进行性剧烈的头痛、进行性瘫痪及视力进行性减退等，都应考虑到有颅内病变可能。对于临床疑诊病例，应及时选择恰当的辅助检查，以利早期诊断和治疗。

1. 电子计算机 X 线断层扫描 (CT)

CT 快速、精确、无创伤，是诊断颅内病变首选检查，对绝大多数病变可做出定位诊断，也助于定性诊断。

2. 磁共振成像 (MRI)

MRI 也是无创伤性检查，但检查所需时间较长，对颅骨骨质显现差。

3. 数字减影血管造影 (DSA)

用于诊断脑血管性疾病和富于血运的颅脑肿瘤。

4. X 线摄片

颅内压增高时可见颅骨骨缝分离，指状压迹增多，鞍背骨质稀疏及蝶鞍扩大等。X 线片对于诊断颅骨骨折，开放性损伤后颅内异物位置，垂体腺瘤所致蝶鞍扩大以及听神经瘤引起内听道扩大等，具有一定价值。现已少用于单独诊断颅内占位性病变。

5. 腰椎穿刺

对颅内压增高的患者有一定危险，可诱发脑疝危险，故应慎重进行。

6. 颅内压监测

临床需要监测颅内压者，都可以植入颅内压力传感器，进行持续监测、指导药物治疗和手术时机选择。

九、治疗原则

1. 一般处理

凡有颅内压增高的患者，应留院观察。密切观察神志、瞳孔、血压、呼吸、脉搏及体温的变化，以掌握病情发展。有条件时可做颅内压监测，根据监测中所获得压力信息来指导治疗。频繁呕吐者应暂禁食，以防吸入性肺炎。不能进食的患者应予补液，补液量应以维持出入液量的平衡为度，补液过多可促使颅内压增高恶化。注意补充电解质并调整酸碱平衡。用轻泻剂来疏通大便，不能让患者用力排便，不可做高位灌肠，以免颅内压骤然增高。对昏迷的患者及咳痰困难者要考虑做气管切开术，以保持呼吸道通畅，防止因呼吸不畅而使颅内压更加增高。给予氧气吸入有助于降低颅内压。病情稳定者需尽早查明病因，以明确诊断，尽快施行去除病因的治疗。

2. 病因治疗

对患者无手术禁忌的颅内占位性病变，首先应考虑做病变切除术。位于大脑非功能区的良性病变，应争取做根治性切除；不能根治的病变可做大部切除、部分切除或减压术；若有脑积水者，可行脑脊液分流术，将脑室内液体通过特制导管分流入蛛网膜下隙、腹腔或心房。颅内压增高已引起急性脑疝时，应分秒必争进行紧急抢救或手术处理。

3. 药物治疗

降低颅内压适用于颅内压增高但暂时尚未查明原因，或虽已查明原因，但仍需要非手术治疗的病例。若患者意识清楚，颅内压增高较轻，先选用口服药物。

常用口服的药物有：①氢氯噻嗪 25～50 mg，每日 3 次；②乙酰唑胺 250 mg，每日 3 次；③氨苯蝶啶 50 mg，每日 3 次；④呋塞米 (速尿)20～40 mg，每日 3 次；⑤ 50% 甘油盐水溶液 60 mL，每日 2～4 次。若有意识障碍或颅内压增高症状较重的病例，则选用静脉或肌内注射药物。常用注射制剂有：① 20% 甘露醇 250 mL，快速静脉滴注，每日 2～4 次；② 20% 尿素转化糖或尿素山梨醇溶液 200 mL，静脉滴注，每日 2～4 次；③呋塞米 20～40 mg，肌内或静脉注射，每日 1～2 次。此外，也可采用浓缩 2 倍的血浆 100～200 mL 静脉注射；20% 人血清蛋白 20～40 mL 静脉注射，对减轻脑水肿、降低颅内压有效。

4. 激素

地塞米松 5～10 mg 静脉或肌内注射，每日 2～3 次；氢化可的松 100 mg 静脉注射，每日 1～2 次；泼尼松 5～10 mg 口服，每日 1～3 次，可减轻脑水肿，有助于缓解颅内压增高。

5. 亚低温冬眠疗法

通过冬眠药物，配合物理降温，使患者的体温维持于亚低温状态，有利于降低脑新陈代谢率，减少脑组织的氧耗量，防止脑水肿的发生与发展，对降低颅内压亦起到一定作用。

6. 脑脊液体外引流

有颅内压监测装置的病例，可经脑室缓慢放出脑脊液少许，以缓解颅内压增高。

7. 巴比妥治疗

大剂量异戊巴比妥钠或硫喷妥钠注射可降低脑的代谢，减少氧耗及增加脑对缺氧的耐受力，使颅内压降低。但需在有经验专家指导下应用。在给药期间应做血药物浓度监测。临床研究显示，巴比妥疗法并未改进患者预后。

8. 辅助过度换气

目的是使体内 CO_2 排出。当动脉血的 CO_2 分压每下降 1 mmHg 时，可使脑血流量递减 2%，从而使颅内压相应下降。

9. 对症治疗

头痛者可给予镇痛剂，但应忌用吗啡和哌替啶等类药物，以防止抑制呼吸中枢。有抽搐发作者，应给予抗癫痫药物治疗。烦躁患者在排除颅内高压进展、气道梗阻、排便困难等前提下，给予镇静剂。

第四章 脊髓疾病

第一节 脊髓血管畸形

脊髓血管畸形少见，多见于青少年，是由于胚胎期动脉及静脉发育异常引起脊髓血流动力学改变。髓内动静脉畸形是其中的一个主要类型。

一、诊断

（一）临床表现

1. 急性脊髓蛛网膜下隙出血

常因体力活动、情绪激动、分娩等因素诱发，亦可无任何原因。表现为：①突发剧烈根性疼痛（50%），颈段 AVM 可出现头痛、呕吐、呼吸障碍和脑膜刺激征；②瘫痪（50%），病变节段以下运动、感觉、括约肌功能完全丧失。

2. 进行性运动感觉功能障碍

约占 1/2 患者。因 AVM 盗血现象，脊髓局部组织长期缺血所致。

3. 临床分类

(1) 椎管内动静脉畸形。

(2) 海绵状血管瘤。

(3) 复合型动静脉畸形。

（二）辅助检查

1. 脊髓血管造影

是本病确诊的主要手段。

2. MR 及 MRA

对了解有无出血、病变定位及病变与周围组织的关系有很大帮助。

二、治疗

（一）治疗方法

1. 手术切除。

2. 介入治疗。

（二）手术前处理

1. 一般处理：避免过度用力及情绪激动。

2. 预防动静脉畸形破裂出血。

3. 向家属交代病情及可能出现的危险，交代目前该种疾病适合的治疗方法，手术治疗的危险，手术中可能出现的情况，手术后可能出现的并发症和后遗症，以及对患者生活和工作的影响。

（三）手术适应证

1. 局限性髓内血管畸形团。

2. 病变位于脊髓背外侧。

3. 栓塞后未完全闭塞的血管畸形。

4. 无明显手术禁忌证者。

5. 完全性脊髓横断，剧烈根性疼痛瘫痪伴进行性运动感觉功能障碍。应急诊手术清除血肿，切除病变，彻底减压。如病变复杂，可二期手术。

（四）手术后处理

1. 对于巨大血管畸形手术后注意控制血压，防止出血。

2. 药物治疗：大剂量的甲泼尼龙、甘露醇，防止脊髓水肿及继发性损伤。

3. 高压氧治疗。

4. 手术后均应复查血管造影，了解畸形血管治疗结果。

第二节　脊柱脊髓损伤

脊柱、脊髓损伤常发生于工矿、交通事故，战时和自然灾害时可成批发生。伤情严重复杂，多发伤、复合伤较多，并发症多，合并脊髓伤时预后差，甚至造成终生残疾或危及生命。

一、病因病理病机

（一）脊柱骨折分类

1. 根据受伤时暴力作用的方向可分为

屈曲型、伸直型、屈曲旋转型和垂直压缩型。

2. 根据骨折后的稳定性，可分为

稳定型和不稳定型。

3. Armstrong-Denis 分类

是目前国内外通用的分类。共分为压缩骨折、爆裂骨折、后柱断裂、骨折脱位、旋转损伤、压缩骨折合并后柱断裂、爆裂骨折合并后柱断裂。

4. 按部位分类

可分为颈椎、胸椎、腰椎骨折或脱位。按椎骨解剖部位又可分为椎体、椎弓、椎板、横突、棘突骨折等。

5. 外伤性无骨折脱位型脊髓损伤。多发生于儿童和中老年患者，特点是影像学检查无骨折脱位。

（二）脊髓损伤病理及类型

1. 脊髓休克。

2. 脊髓挫裂伤。

3. 脊髓受压。

上述病理所致的脊髓损伤临床表现，根据损伤程度可以是完全性瘫痪，也可以是不完全瘫痪。

二、临床表现与诊断

（一）临床症状

1. 脊柱骨折

有严重外伤史，如高空落下、重物打击头颈或肩背部、塌方事故、交通事故等。患者感受伤局部疼痛，颈部活动障碍，腰背部肌肉痉挛，不能翻身起立。骨折局部可扪及局限性后突畸形。由于腹膜后血肿对自主神经刺激，肠蠕动减慢，常出现腹胀、腹痛等症状，有时需与腹腔脏器损伤相鉴别。

2. 合并脊髓和神经根损伤

脊髓损伤后，在损伤平面以下的运动、感觉、反射及括约肌和自主神经功能受到损害。

(1) 感觉障碍：损伤平面以下的痛觉、温度觉、触觉及本体觉减弱或消失。

(2) 运动障碍：脊髓休克期，脊髓损伤节段以下表现为软瘫，反射消失。休克期过后若是脊髓横断伤则出现上运动神经元性瘫痪，肌张力增高，腱反射亢进，出现髌阵挛和踝阵挛及病理反射。

(3) 括约肌功能障碍：脊髓休克期表现为尿潴留，系膀胱逼尿肌麻痹形成无张力性膀胱所致。休克期过后，若脊髓损伤在骶髓平面以上，可形成自动反射膀胱，残余尿少于 100 mL，但不能随意排尿。若脊髓损伤平面在圆锥部骶髓或骶神经根损伤，则出现尿失禁，膀胱的排空需通过增加腹压（用手挤压腹部）或用导尿管来排空尿液。大便也同样出现便秘和失禁。

(4) 不完全性脊髓损伤：损伤平面远侧脊髓运动或感觉仍有部分保存时称之为不完全性脊髓损伤。临床上有以下几型：①脊髓前部损伤：表现为损伤平面以下的自主运动和镇痛。由于脊髓后柱无损伤，患者的触觉、位置觉、振动觉、运动觉和深压觉完好。②脊髓中央性损伤：在颈髓损伤时多见。表现上肢运动丧失，但下肢运动功能存在或上肢运动功能丧失明显比下肢严重。损伤平面的腱反射消失而损伤平面以下的腱反射亢进。③脊髓半侧损伤综合征：表现损伤平面以下的对侧痛温觉消失，同侧的运动功能、位置觉、运动觉和两点辨觉丧失。④脊髓后部损伤：表现损伤平面以下的深感觉、深压觉、位置觉丧失，而痛温觉和运动功能完全正常。多见于椎板骨折患者。

（二）检查

1. X 线检查

常规摄脊柱正侧位、必要时照斜位。阅片时测量椎体前部和后部的高度与上下邻椎相比较；测量椎弓根间距和椎体宽度；测量棘突间距及椎间盘间隙宽度并与上下邻近椎间隙相比较。测量正侧位上椎弓根高度。X 线片基本可确定骨折部位及类型。

2. CT 检查

有利于判定移位骨折块侵犯椎管程度和发现突入椎管的骨块或椎间盘。

3. MRI（磁共振）检查

对判定脊髓损伤状况极有价值。MRI 可显示脊髓损伤早期的水肿、出血，并可显示脊髓损伤的各种病理变化，脊髓受压、脊髓横断、脊髓不完全性损伤、脊髓萎缩或囊性变等。

4. SEP（体感诱发电位）

是测定躯体感觉系统（以脊髓后索为主）的传导功能的检测法。对判定脊髓损伤程度有一定帮助。现在已有 MEP(运动诱导电位)。

5. 颈静脉加压试验和脊髓造影

颈静脉加压试验，对判定脊髓受伤和受压有一定参考意义。脊髓造影对陈旧性外伤性椎管狭窄诊断有意义。

(三) 诊断

通过检查，特别是 X 线检查，可以明确脊椎骨折、骨折脱位。

脊髓损伤则依据运动、感觉、反射等伤情，结合影像学检查，可确定损伤平面，判定损伤情况，并定出截瘫指数。

三、治疗

(一) 急救和搬运

1. 脊柱脊髓伤

有时合并严重的颅脑损伤、胸部或腹部脏器损伤、四肢血管伤，危及患者生命安全时应首先抢救。

2. 凡疑有脊柱骨折者

应使患者脊柱保持正常生理曲线。切忌使脊柱做过伸、过屈的搬运动作，应使脊柱在无旋转外力的情况下，三人用手同时平抬平放至木板上，人少时可用滚动法。

对颈椎损伤的患者，要有专人扶托下颌和枕骨，沿纵轴略加牵引力，使颈部保持中立位，患者置木板上后用沙袋或折好的衣物放在头颈的两侧，防止头部转动，并保持呼吸道通畅。

(二) 单纯脊柱骨折的治疗

1. 胸腰段骨折轻度椎体压缩

属于稳定型。患者可平卧硬板床，腰部垫高。数日后即可背伸肌锻炼。经功能疗法可使压缩椎体自行复位，恢复原状。3 ~ 4 周后即可在胸背支架保护下下床活动。

2. 胸腰段重度压缩超过 1/3

应予以闭合复位。可用两桌法过伸复位。用两张高度相差 30 cm 左右的桌子，桌上各放一软枕，患者俯卧，头部置于高桌上，两手把住桌边，两大腿放于低桌上，要使胸骨柄和耻骨联合部悬空，利用悬垂的体重逐渐复位。复位后在此位置上石膏背心固定。固定时间为 3 个月。

3. 胸腰段不稳定型脊柱骨折

椎体压缩超过 1/3、畸形角大于 20° 或伴有脱位可考虑开放复位内固定。

4. 颈椎骨折或脱位

压缩移位轻者，用颌枕带牵引复位，牵引重量 3 ~ 5 kg。复位后用头胸石膏固定 3 个月。压缩移位重者，可持续颅骨牵引复位。牵引重量可增加到 6 ~ 10 kg。摄 X 线片复查，复位后用头胸石膏或头胸支架固定 3 个月，牵引复位失败者需切开复位内固定。

(三) 脊柱骨折合并脊髓损伤

脊髓损伤的功能恢复主要取决于脊髓损伤程度，但及早解除对脊髓的压迫是保证脊髓功能恢复的首要问题。手术治疗是对脊髓损伤患者全面康复治疗的重要部分。手术目的是恢复脊柱正常轴线，恢复椎管内径，直接或间接地解除骨折块或脱位对脊髓神经根的压迫，稳定脊柱 (通过内固定加植骨融合)。其手术方法有：

1. 颈椎前路减压植骨融合术

对 C_3 以下的颈椎骨折可行牵引复位，前路减压或次全椎体切除、植骨融合术，用钢板螺钉内固定或颈围外固定。明显不稳者可继续颅骨牵引或头胸石膏固定。

2. 颈椎后路手术

脱位为主者牵引复位后可行后路金属夹内固定及植骨融合术或用钢丝棘突内固定植骨融合，必要时行后路减压钢板螺钉内固定植骨融合术。

3. 胸腰段骨折前路手术

对胸腰段椎体爆裂性或粉碎性骨折，多行前路减压、植骨融合、钢板螺钉内固定术。对陈旧性骨折可行侧前方减压术。

4. 胸腰段骨折后路手术

后路手术包括椎板切除减压、用椎弓根螺定钢板或钢棒复位内固定，必要时行植骨融合术也可用哈灵顿棒或鲁凯棒钢丝内固定。

(四) 综合征法

1. 脱水疗法

应用 20% 甘露醇 250 mL，目的是减轻脊髓水肿。

2. 激素治疗

应用地塞米松 10 ～ 20 mg 静脉滴注，对缓解脊髓的创伤性反应有一定意义。

3. 一些自由基清除剂

如维生素 E、A、C 及辅酶 Q 等，钙通道阻滞剂，利多卡因等的应用被认为对防止脊髓损伤后的继发损害有一定好处。

4. 促进神经功能恢复的药物

如三磷酸胞苷二钠、维生素 B_1、B_6、B_{12} 等。

5. 支持疗法

注意维持患者的水和电解质平衡，热量、营养和维生素的补充。

第三节　腰椎间盘突出症

腰椎间盘突出症又称腰椎间盘纤维环破裂症，是指腰椎间盘发生退行性变，或外力作用导致椎间盘内外应力失衡，使椎间盘之纤维环破裂，髓核突出于纤维环之外，压迫脊髓 (圆锥)、马尾、血管或神经根而产生的腰腿痛综合征。

腰椎间盘突出症的主要临床症状是腰腿痛，即是腰痛并伴有单侧或双侧下肢放射性痛。腰椎间盘突出症好发于 20 ～ 40 岁青壮年人，男性多于女性。下腰椎椎间盘突出最多见，占腰椎间盘突出的 90% 以上，其中又以 $L_{4\sim5}$ 椎间盘突出最为多见，约占全部腰椎间盘突出症的 60%。

一、病因

1. 腰椎间盘退行性改变

在正常情况下，腰椎间盘经常受体重的压迫，加上腰部又经常进行屈曲、后伸等活动，更易造成腰椎间盘较大的挤压和磨损，尤其是下腰部的椎间盘，从而产生一系列的退行性改变。

2. 外力作用

约有 1/3 的患者有不同程度的外伤史。常见的外伤形式有弯腰搬重物时腰部的超荷负重，在腰肌尚未充分紧张情况下的搬动或举动重物，各种形式的腰扭伤，长时间弯腰后突然直腰，臀部着地摔倒等，这些外伤均可使椎间盘在瞬间髓核受压张力超过了纤维环的应力，造成纤维破裂，髓核从破裂部突出。有些人在日常生活和工作中，往往存在长期腰部用力不当、过度用力、姿势或体位的不正确等情况。例如装卸工作人员长期弯腰提举重物，驾驶员长期处于坐位和颠簸状态。这些长期反复的外力造成的轻微损伤。日积月累地作用于腰椎间盘，加重了退变的程度。

3. 椎间盘自身解剖因素的弱点

(1) 腰椎间盘在成人之后逐渐缺乏血液循环，修复能力也较差，尤其是在上述退变产生后，修复能力更显得有些无能为力。

(2) 腰椎间盘后外侧的纤维环较为薄弱，而后纵韧带在 L_5、S_1 平面时，宽度显著减少，对纤维环的加强作用明显减弱。

4. 诱发因素

(1) 突然负重或闪腰：突然的腰部负荷增加，尤其是快速弯腰、侧屈或旋转，是形成纤维环破裂的主要原因。

(2) 腰部外伤：在暴力较强、未引起骨折脱位时，有可能使已退变的髓核突出。此外，进行腰穿检查或腰麻后也有可能产生椎间盘突出。

(3) 姿势不当，腹压增高时也可发生髓核突出。

(4) 受寒与受湿：寒冷或潮湿可引起小血管收缩、肌肉痉挛，使椎间盘的压力增加，也可能造成退变的椎间盘皲裂。外在因素为负重过大或快速弯腰、侧屈、旋转形成纤维环破裂，或腰部外伤，日常生活工作姿势不当，也可发生腰椎间盘突出。

5. 种族、遗传因素

有色人种发病率较低，例如印第安人和非洲黑人等发病率较其他民族明显要低。

二、临床分型及病理

从病理变化及 CT、MRI 表现，结合治疗方法可做以下分型。

(一) 膨隆型

纤维环部分破裂，而表层尚完整，此时髓核因压力而向椎管内局限性隆起，但表面光滑。这一类型经保守治疗大多可缓解或治愈。

(二) 突出型

纤维环完全破裂，髓核突向椎管，仅有后纵韧带或一层纤维膜覆盖，表面高低不平或呈菜花状，常需手术治疗。

（三）脱垂游离型

破裂突出的椎间盘组织或碎块脱入椎管内或完全游离。此型不单可引起神经根症状，还容易导致马尾神经症状，非手术治疗往往无效。

（四）Schmorl 结节

髓核经上下终板软骨的裂隙进入椎体松质骨内，一般仅有腰痛，无神经根症状，多不需要手术治疗。

三、临床表现

（一）临床症状

1. 腰痛

是大多数患者最先出现的症状，发生率约91%。由于纤维环外层及后纵韧带受到髓核刺激，经窦椎神经而产生下腰部感应痛，有时可伴有臀部疼痛。

2. 下肢放射痛

虽然高位腰椎间盘突出 ($L_{2\sim3}$、$L_{3\sim4}$) 可以引起股神经痛，但临床少见，不足 5%。绝大多数患者是 $L_{4\sim5}$、$L_5\sim S_1$ 间隙突出，表现为坐骨神经痛。典型坐骨神经痛是从下腰部向臀部、大腿后方、小腿外侧直到足部的放射痛，在喷嚏和咳嗽等腹压增高的情况下疼痛会加剧。放射痛的肢体多为一侧，仅极少数中央型或中央旁型髓核突出者表现为双下肢症状。坐骨神经痛的原因有三：①破裂的椎间盘产生化学物质的刺激及自身免疫反应使神经根发生化学性炎症；②突出的髓核压迫或牵张已有炎症的神经根，使其静脉回流受阻，进一步加重水肿，使得对疼痛的敏感性增高；③受压的神经根缺血。上述三种因素相互关联，互为加重因素。

3. 马尾神经症状

向正后方突出的髓核或脱垂、游离椎间盘组织压迫马尾神经，其主要表现为大、小便障碍，会阴和肛周感觉异常。严重者可出现大小便失控及双下肢不完全性瘫痪等症状，临床上少见。

（二）腰椎间盘突出症的体征

1. 一般体征

(1) 腰椎侧凸：是一种为减轻疼痛的姿势性代偿畸形。视髓核突出的部位与神经根之间的关系不同而表现为脊柱弯向健侧或弯向患侧。如髓核突出的部位位于脊神经根内侧，因脊柱向患侧弯曲可使脊神经根的张力减低，所以腰椎弯向患侧；反之，如突出物位于脊神经根外侧，则腰椎多向健侧弯曲。

(2) 腰部活动受限：大部分患者都有不同程度的腰部活动受限，急性期尤为明显，其中以前屈受限最明显，因为前屈位时可进一步促使髓核向后移位，并增加对受压神经根的牵拉。

(3) 压痛、叩痛及骶棘肌痉挛：压痛及叩痛的部位基本上与病变的椎间隙相一致，80% ～ 90% 的病例呈阳性。叩痛以棘突处为明显，系叩击振动病变部所致。压痛点主要位于椎旁 1 cm 处，可出现沿坐骨神经放射痛。约 1/3 的患者有腰部骶棘肌痉挛。

2. 特殊体征

(1) 直腿抬高试验及加强试验：患者仰卧，伸膝，被动抬高患肢。正常人神经根有 4 mm 滑动度，下肢抬高到 60°～ 70°始感腘窝不适。腰椎间盘突出症患者神经根受压或粘连使滑动度减少或消失，抬高在 60°以内即可出现坐骨神经痛，称为直腿抬高试验阳性。在阳性患者中，缓慢降低患肢高度，待放射痛消失，这时再被动屈曲患侧踝关节，再次诱发放射痛称为加强试验阳性。有时因髓核较大，抬高健侧下肢也可牵拉硬脊膜诱发患侧坐骨神经产生放射痛。

(2) 股神经牵拉试验：患者取俯卧位，患肢膝关节完全伸直。检查者将伸直的下肢高抬，使髋关节处于过伸位，当过伸到一定程度出现大腿前方股神经分布区域疼痛时，则为阳性。此项试验主要用于检查 $L_{2\sim3}$ 和 $L_{3\sim4}$ 椎间盘突出的患者。

3. 神经系统表现

(1) 感觉障碍：视受累脊神经根的部位不同而出现该神经支配区感觉异常。阳性率达 80% 以上。早期多表现为皮肤感觉过敏，渐而出现麻木、刺痛及感觉减退。因受累神经根以单节单侧为多，故感觉障碍范围较小；但如果马尾神经受累 (中央型及中央旁型者)，则感觉障碍范围较广泛。

(2) 肌力下降：70% ～ 75% 的患者出现肌力下降，L_5 神经根受累时，踝及趾背伸力下降，S_5 神经根受累时，趾及足跖屈力下降。

(3) 反射改变：亦为本病易发生的典型体征之一。L_4 神经根受累时，可出现膝跳反射障碍，早期表现为活跃，之后迅速变为反射减退，L_5 神经根受损时对反射多无影响。S_1 神经根受累时则跟腱反射障碍。反射改变对受累神经的定位意义较大。

三、影像学及实验室检查

(一)X 线检查

腰椎 X 线征可显示腰椎生理前凸减小或消失甚至反曲、腰椎侧弯、椎间隙减小等。此外，还可见到关节骨质增生硬化，要注意有无骨质破坏或腰椎滑脱等。

(二)CT 检查

可显示在椎间隙，有高密度影突出椎体边缘范围之外，还可以显示对硬膜囊、神经根的压迫；见到关节突关节增生、内聚等关节退变表现。

(三)MRI 检查

可从矢状位、横断面及冠状面显示椎间盘呈低信号，并突出于椎体之外，还可显示硬膜外脂肪减少或消失，黄韧带增生增厚等。

(四) 腰椎管造影检查

是诊断腰椎间盘突出症的有效方法，可显示硬膜囊受压呈充盈缺损，多节段椎间盘突出显示 "洗衣板征"。但因属有创检查，现已渐被 MRI 取代。

四、诊断与鉴别诊断

(一) 诊断

对典型病例的诊断，结合病史、查体和影像学检查，一般多无困难，尤其是在 CT 与磁共振技术广泛应用的今天。如仅有 CT、MRI 表现而无临床症状，不应诊断本病。

(二) 鉴别诊断

本病需与下面的几个疾病进行鉴别诊断。

1. 腰椎管狭窄症

间歇性跛行是最突出的症状，患者自诉步行一段距离后，下肢酸困、麻木、无力，必须蹲下休息后方能继续行走。骑自行车可无症状。患者主诉多而体征少，也是重要特点。少数患者有根性神经损伤的表现。严重的中央型狭窄可出现大小便失禁，脊髓碘油造影和 CT 扫描等特殊检查可进一步确诊。

2. 腰椎后关节紊乱

相邻椎体的上下关节突构成腰椎后关节，为滑膜关节，有神经分布。当后关节上、下关节突的关系不正常时，急性期可因滑膜嵌顿产生疼痛，慢性病例可产生后关节创伤性关节炎，出现腰痛。此种疼痛多发生于棘突旁 1.5 cm 处，可有向同侧臀部或大腿后的放射痛，易与腰椎间盘突出症相混。该病的放射痛一般不超过膝关节，且不伴有感觉、肌力减退及反射消失等神经根受损之体征。对鉴别困难的病例，可在病变的小关节突附近注射 2% 普鲁卡因 5 ml，如症状消失，则可排除腰椎间盘突出症。

3. 腰椎结核

早期局限性腰椎结核可刺激邻近的神经根，造成腰痛及下肢放射痛。腰椎结核有结核病的全身反应，腰痛较剧，X 线片上可见椎体或椎弓根的破坏。CT 扫描对 X 线片不能显示的椎体早期局限性结核病灶有独特作用。

4. 椎体转移瘤

疼痛加剧，夜间加重，患者体质衰弱，可查到原发肿瘤。X 线片可见椎体溶骨性破坏。

5. 脊膜瘤及马尾神经瘤

为慢性进行性疾患，无间歇好转或自愈现象，常有大小便失禁。脑脊液蛋白增高，奎氏试验显示梗阻。脊髓造影检查可明确诊断。

五、治疗

本病的治疗包括非手术治疗和手术治疗。

（一）非手术治疗

卧硬板床休息，辅以理疗和按摩，常可缓解或治愈。牵引治疗方法很多。俯卧位牵引按抖复位，是根据中医整复手法归纳整理的一种复位方法，现已研制出自动牵引按抖机，其治疗原理是：牵开椎间隙，在椎间盘突出部位以一定节律按抖，使脱出的髓核还纳。此法适用于无骨性病变、无大小便失禁、无全身疾患的腰椎间盘突出症。治疗前不宜饱食，以免腹胀，治疗后须严格须卧床一周。一次不能解除症状者，休息数日后可再次牵引按抖。本法简便，治愈率高，易为患者接受，为常用的非手术疗法。

（二）手术治疗

手术适应证为：

1. 非手术治疗无效或复发，症状较重影响工作和生活者。

2. 神经损伤症状明显、广泛，甚至继续恶化，疑有椎间盘纤维环完全破裂髓核碎片突出至椎管者。

3. 中央型腰椎间盘突出有大小便功能障碍者。

4. 合并明显的腰椎管狭窄症者。

术前准备包括 X 线片定位，方法是在压痛、放射痛明显处用亚甲蓝画记号，用胶布在该处固定一金属标记，拍腰椎正位 X 线片供术中参考。

手术在局麻下进行。切除患部的黄韧带及上下部分椎板，轻缓地牵开硬脊膜及神经根，显露突出的椎间盘，用长柄刀环切突出部的纤维环后取出，将垂体钳伸入椎间隙去除残余的退化髓核组织，冲洗伤口，完全止血后缝合。操作必须细致，术中注意止血，防止神经损伤，术后椎管内注入庆大霉素预防椎间隙感染，闭合伤口前，放置橡皮管引流。

手术一般只显露一个椎间隙，但如术前诊断为两处髓核突出或一处显露未见异常，可再显露另一间隙。合并腰椎管狭窄者，除作椎间盘髓核摘除术外，应根据椎管狭窄情况做充分的减压。因系采用椎板开窗法或椎板切除法进行手术，不影响脊柱的稳定性。术后 3 天下地活动，功能恢复较快，2～3 个月后即可恢复轻工作。术后半年内应避免重体力劳动。

第四节 脊髓空洞症

脊髓空洞症是一种缓慢进行性脊髓退行性病变，在致病原因（先天性或肿瘤疾病，蛛网膜炎或发生于严重脊柱外伤后）的影响下使脊髓中央管扩大或形成管状空腔，其周围胶质增生，引起受累的脊髓节段神经损害症状，以痛、温觉减退与消失而深感觉保存的分离性感觉障碍及有关肌群下运动神经元瘫痪，兼有脊髓长束损害运动障碍及神经营养障碍。脊髓空洞最常发生于颈段及胸段，向上扩展至延髓称之为延髓空洞症。位居脊髓断面中心，但也可呈偏心发展。脊髓空洞症表现症状的严重程度与病程早晚有很大关系，早期患者症状比较局限和轻微，晚期可发展至行动困难。

一、病因

确切病因尚不清楚，可分为先天发育异常性和继发性脊髓空洞症两类，后者罕见。

（一）先天性脊髓神经管闭锁不全

本病常伴有脊柱裂、颈肋、脊柱侧弯、环枕部畸形等其他先天性异常支持这一看法。

（二）脊髓血液循环异常引起脊髓缺血，坏死，软化，形成空洞。

（三）机械因素

因先天性因素致第四脑室出口梗阻，脑脊液从第四脑室流向蛛网膜下隙受阻，脑脊液搏动波向下冲击脊髓中央管，致使中央管扩大，并冲破中央管壁形成空洞。

（四）其他

如脊髓肿瘤囊性变，损伤性脊髓病，放射性脊髓病，脊髓梗死软化，脊髓内出血，坏死性脊髓炎等。

二、诊断

（一）病史及症状

多见于 20～30 岁青年，男女之比为 3：2。因体表浅感觉分离，患者常发生指端灼、割、刺伤无痛感而就诊，随病情发展渐出现手部肌肉萎缩，下肢出现上运动神经元性瘫痪。

（二）体检发现

1. 感觉障碍

空洞部位脊髓支配区域浅感觉分离：痛温觉丧失，触觉存在。病变平面以下束性感觉障碍。

2. 运动障碍

因脊髓前角细胞受累，手部小肌肉骨间肌、鱼际肌及前臂尺侧肌萎缩和束颤，严重萎缩时呈爪样手。随病变发展可出现上肢其他肌肉及肩胛带肌、肋间肌萎缩。病变平面以下表现为上运动神经元瘫，肌张力增高，腱反射亢进，病理征阳性。

3. 自主神经功能障碍

因脊髓侧角受损，致皮肤营养障碍，如皮肤增厚、指端发紫、肿胀、顽固性溃疡、多汗或无汗。下颈段侧角受累，可出现 Horner 征。

4. 约 20% 的患者发生关节损害，由于关节痛觉缺失，常因磨损破坏引起脱钙，活动异常而无痛感称 Charcot 关节。病变波及延髓可出现延髓性麻痹。部分患者常合并脊柱侧弯、弓形足、颅底凹陷、脑积水等。

（三）辅助检查

1. 腰穿脑脊液压力及成分早期多正常，后期蛋白可增高。

2. 椎管脊髓碘水造影可见脊髓增宽。

3. 脊髓 CT 或 MRI 可助确诊，尤其是 MRI 可排除骨质影响，不需注射造影剂，即可清晰显示空洞的部位、形态、长度范围，是目前诊断脊髓空洞症的最佳方法。

三、鉴别诊断

本病应与下列疾病鉴别

（一）脊髓肿瘤

脊髓髓外与髓内肿瘤都可以造成局限性肌萎缩以及节段性感觉障碍，在肿瘤病例中脊髓灰质内的星形细胞瘤或室管膜瘤分泌出蛋白性液体积聚在肿瘤上，下方使脊髓的直径加宽，脊柱后柱侧突及神经系统症状可以类似脊髓空洞症，尤其，是位于下颈髓部位有时难以鉴别，但肿瘤病例病程进展较快，根痛常见，营养障碍少见，早期脑 脊液中蛋白有所增高，可以与本病相区别，对疑难病例 CT、MRI 可鉴别。

（二）颈椎骨关节病

可以造成上肢肌肉萎缩以及长束征象，但根痛常见，病变水平明显的节段性感觉障碍是少见的，颈椎摄片，必要时做脊髓造影以及颈椎 CT 或 MRI 有助于证实诊断。

（三）颈肋

可以造成手部小肌肉局限性萎缩以及感觉障碍，伴有或不伴有锁骨下动脉受压的证据，而且由于在脊髓空洞症中常伴有颈肋，诊断上可以发生混淆，不过颈肋造成的感觉障碍通常局限于手及前臂的尺侧部位，触觉障碍较痛觉障碍更为严重，上臂腱反射不受影响，而且没有长束征，当能做出鉴别，颈椎摄片也有助于建立诊断。

（四）尺神经麻痹

可产生骨间肌及中间两个蚓状肌的局限性萎缩，但感觉障碍相对的比较轻微而局限，触觉及痛觉一样受累，在肘后部位的神经通常有压痛。

（五）麻风

可以引起感觉消失，上肢肌肉萎缩，手指溃疡，但有正中，尺及桡神经及臂丛神经干的增粗，躯干上可以有散在的脱色素斑。

（六）梅毒

可以在两方面疑似脊髓空洞症，在少见的增殖性硬脊膜炎中，可以出现上肢感觉障碍，萎缩以及无力和下肢锥体束征，但脊髓造影可以显示蛛网膜下隙阻塞，而且病程进展也较脊髓空洞症更为迅速，脊髓的梅毒瘤可以表现出髓内肿瘤的征象，不过病程的进展性破坏迅速而且梅毒血清反应阳性。

（七）肌萎缩性侧索硬化症

不容易与脊髓空洞症相混淆，因为它不引起感觉异常或感觉缺失。

（八）穿刺伤或骨折移位

有时可引起髓内出血，聚集在与脊髓空洞症相同的脊髓平面内，但损伤病史及 X 线片中的脊椎损伤证据均足以提供鉴别的依据。

四、治疗

（一）手术方法

临床表现逐渐加重，无手术禁忌证。

(1) 有脑积水并颅压高者，先行侧脑室 - 腹腔分流术。

(2) 后颅窝枕下减压术（如 Chiari 畸形），根据小脑扁桃体下疝情况决定打开椎板范围，切开硬脑膜，在手术显微镜下于脊髓后正中沟切开，缓解脊髓积水状态，如小脑扁桃体下疝明显，可在软膜下切除部分扁桃体，其后行环 - 枕部硬脑膜减张修补。

(3) 分流：对无明显环枕骨畸形及小脑扁桃体下疝者（如外伤性），可于病变相应部位（空洞下段）行椎管内探查及空洞 - 蛛网膜下隙分流术（不能用于蛛网膜炎的患者）。

(4) 脊髓空洞上口栓塞术：后颅窝减压术后，栓部填塞肌肉或 Teflon 棉片。

（二）保守治疗

由于自然病史变化大，少数病例有自发停止，故对无运动功能减退的局限性脊髓空洞患者，建议进行保守治疗。

五、围术期护理

（一）术前

早期患者症状比较局限和轻微，而晚期患者多有肢体功能障碍，应给予生活护理，按摩局部皮肤，活动肢体。对感觉缺失应注意不被察觉得损伤造成的无痛性皮肤溃疡。

（二）术后

1. 体位

患者回病房后取平卧位或侧卧位，平卧时头偏向一侧。翻身时注意头、颈、躯干保持在同一水平上，以免脊柱扭曲损伤脊髓。

2. 病情观察

监测生命体征，观察意识、瞳孔的变化，注意有无头痛、呕吐和肢体活动障碍等，以便早期发现颅内出血等严重并发症。

(1) 患者术后卧床时间长，呼吸道分泌物增多，常规应用抗生素，并协助患者轴线翻身、叩背，每 2 小时/1 次。超身雾化吸入，每天 4 次，每次 15～20 分钟。给患者有效地将痰液排出，对于术后麻醉未醒和咳嗽无力患者给予吸痰，及时清除口腔分泌物，吸氧 1～2 L/min，监测血氧饱和度均在 95% 以上。

(2) 由于术中血液流入蛛网膜下隙到达丘脑下部，作用于体温调节中枢，同时刺激局部导致大量白细胞浸润，产生内生致热源，引起发热。由于受损节段分离性感觉障碍是高颈段脊髓空洞症患者的主要临床表现，患者痛觉、温觉降低。因此，进行物理降温时禁止使用热水袋和冰袋，可用温水或乙醇擦浴。

(3) 术后予心电监护：患者回病房后要密切注意血压、脉搏变化，每 1～2 小时测 1 次，血压平稳以后每日测 2 次，直到病情稳定为止。

3. 切口的观察

由于手术中广泛切除骨质结构，并敞开硬膜，很可能导致脑脊液漏。术后严密观察创口情况，发现敷料有渗血，立即通知医生，及时更换敷料。如发现有脑脊液漏，必须及时处理，必要时重新缝合，防止感染。

4. 预防压疮

由于脊髓空洞症患者上、下神经元功能障碍，长期卧床，压疮的发生率增高。给予硬板床上加垫高弹性海绵垫，保持床单清洁、干燥，轴位翻身 1 次 /2 小时，50% 乙醇按摩骨突处每 2 小时 1 次，侧卧位时耳下、髂嵴及内、外踝处垫自制棉圈，平卧位时枕下、尾骶部、足跟处垫棉圈，对预防压疮有较好的效果。

5. 肢体功能锻炼

脊髓空洞症患者伴有上肢周围性瘫或下肢中枢性瘫，术后必须加强康复锻炼，越早越好。本组以双下肢无力、麻木为主的 20 例患者，开始行被动锻炼，肢体被动运动每日 4 次，每次 15 min；按摩患者颈肩部肌肉，活动上肢及手指关节，从近端关节开始，有利于萎缩肌肉的恢复，以后逐渐地让患者主动进行上肢伸展和上举、下肢屈膝和下肢伸展练习，持之以恒。

第五节　脊髓栓系

脊髓栓系多为神经轴先天性发育畸形，常常合并脊膜，脊柱畸形及脊背部皮肤异常。

一、病因

(一) 各种先天性脊柱发育异常

如脊膜膨出、脊髓裂、脊髓脊膜膨出等由于神经管末端的闭锁不全所引起。出生后大部分的病例在数天之内施行了修复术，当时的目的是将异常走行的神经组织，尽可能的修复到正常状态，重要的是防止脑脊液漏，但是脊髓硬脊膜管再建后的愈合过程中产生的粘连引起脊髓末端的栓系。

(二) 脊髓脂肪瘤及硬脊膜内外脂肪瘤

是由于神经外胚叶与表皮外胚叶的过早分离所引起，中胚叶的脂肪细胞进入还没有闭锁的神经外胚叶中。脂肪组织可以进入到脊髓的中心部，也可通过分离的椎弓与皮下脂肪组织相连接，将脊髓圆锥固定。并且在幼儿期以后的病例与存在于蛛网膜下隙的脂肪发生炎症，造成神经根周围的纤维化、粘连瘢痕化而致的栓系有关。

（三）潜毛窦

是神经外胚叶与表皮外胚叶未能很好地分化，而在局部形成的索条样组织从皮肤通过皮下、脊椎，造成对脊髓圆锥的栓系。也可由潜毛窦壁的组织扩大增殖而产生皮样囊肿和表皮样囊肿及畸胎瘤，它们可包绕或牵拉脊髓神经而导致栓系。

（四）脊髓纵裂

脊髓纵裂的发生机制有人认为是神经以外的因素即脊椎骨的发育异常所造成；亦有人认为是神经的发生异常，随后造成的脊椎骨发育的异常而产生。脊髓被左右分开，有硬脊膜管伴随着分裂和不分裂这两种类型。亦即Ⅰ型：双硬脊膜囊双脊髓型，即脊髓在纵裂处，被纤维、软骨或骨嵴完全分开，一分为二，各有其硬脊膜和蛛网膜，脊髓被分隔物牵拉，引起症状。Ⅱ型：共脊膜囊双脊髓型，脊膜在纵裂处，多被纤维隔分开，为 2 份，但有共同硬脊膜及蛛网膜，一般无临床症状。

（五）终丝紧张

是由于发育不成熟的脊髓末端部退行变性形成终丝的过程发生障碍，而使得终丝比正常的终丝粗，残存的部分引起脊髓栓系。

（六）神经源肠囊肿

所谓神经源肠囊肿是由于脊索导管的未闭而使得肠管的肠系膜缘与脊柱前方的组织形成交通的状态。根据脊索导管未闭和相通的程度，可以有伴有脊椎前方骨质缺损，称为脊肠瘘和脊柱管内外的肠囊肿等表现形式。

（七）腰骶部脊膜膨出术后粘连等并发症

有的学者统计此类可占全部手术病例的 10% ～ 20%。

二、临床表现

（一）腰骶部皮肤改变

腰骶部皮肤隆突或凹陷，可能伴有分泌物或感染；多毛发；隐性脊柱裂、皮毛窦、脊膜膨出，皮下脂肪瘤等。

（二）脊柱后凸或侧弯畸形

叉型椎体、半椎体及椎体融合等。

（三）下肢的运动障碍

表现为行走异常，下肢力弱、踝变形（马蹄内翻足）。

（四）下肢的感觉障碍

表现为下肢、会阴部和腰背部的感觉异常和疼痛。

（五）大小便功能障碍

常见表现为尿潴留、排尿困难、尿失禁、尿频，每次量较正常少等；少数患者有大便秘结、便秘，或失禁。

三、辅助检查

（一）MRI

是诊断脊髓栓系综合征最佳和首选的检查手段。它不仅能发现低位的脊髓圆锥，而且能明确引起脊髓栓系综合征的病因。

(二)CT 椎管造影

CT 脊髓造影能显示脂肪瘤、脊髓圆锥、马尾神经和硬脊膜之间的关系，对制订手术入路有指导作用。另外，CT 能显示骨骼畸形、脊柱裂、椎管内肿瘤等。但是 CT 诊断脊髓栓系综合征的敏感性和可靠性不如 MRI，CT 椎管造影又属有创性检查，因此，对典型脊髓栓系综合征患者，MRI 诊断已足够。由于 MRI 和 CT 各有其优缺点，对复杂脊髓栓系综合征或 MRI 诊断可疑者，还需联合应用 MRI 和 CT 椎管造影。

(三)X 线平片

由于 MRI 和 CT 椎管造影已成为本病的主要诊断方法，X 线片和常规椎管造影已少应用。目前 X 线片检查仅用于了解有否脊柱侧弯畸形和术前椎体定位。

(四) 其他检查

1. 神经电生理检查

可作为诊断脊髓栓系综合征和判断术后神经功能恢复的一种手段。Hanson 等测定脊髓栓系综合征患者骶反射的电生理情况，发现骶反射潜伏期的缩短是脊髓栓系综合征的电生理特征之一。Boor 测定继发性脊髓栓系综合征患者的胫后神经 SSEPs，发现 SSEPs 降低或阴性，再次手术松解后，胫后神经的 SSEPs 升高，证实终丝松解术后神经功能的恢复。

2. B 超

对年龄 < 1 岁的患者因椎管后部结构尚未完全成熟和骨化，B 超可显示脊髓圆锥，并且可根据脊髓搏动情况来判断术后有否再栓系。

3. 膀胱功能检查

包括膀胱内压测定、膀胱镜检查和尿道括约肌肌电图检查。脊髓栓系综合征患者可出现括约肌－逼尿肌共济失调、膀胱内压升高(痉挛性)或降低(低张性)以及膀胱残余尿量改变等异常。术前、术后分别行膀胱功能检查有助于判定手术疗效。

四、诊断

根据典型病史、临床表现和辅助检查，诊断脊髓栓系综合征并不困难。由于本病早期常无症状或症状发展隐匿，少数患者急性发病，虽经治疗亦不能改善神经功能障碍。因此，提高对本病的认识，做到早期诊断和及时治疗至关重要。对有下列临床表现者，特别是儿童，应警惕本病可能：①腰骶部皮肤多毛、异常色素沉着、血管瘤、皮赘、皮窦道或皮下肿块；②足和腿不对称、无力；③隐性脊柱裂；④原因不明的尿失禁或反复尿路感染。

脊髓栓系综合征的诊断依据：①疼痛范围广泛，不能用单一根神经损害来解释；②成人在出现症状前有明显的诱因；③膀胱和直肠功能障碍，经常出现尿路感染；④感觉运动障碍进行性加重；⑤有不同的先天畸形，或曾有腰骶部手术史；⑥ MRI 和 (或)CT 椎管造影发现脊髓圆锥位置异常和 (或) 终丝增粗。

五、治疗方案

(一) 切除病灶、松解脊髓栓系的手术

全麻下安放导尿管后，取俯卧位，消毒手术区皮肤及双下肢，铺放手术巾单。根据病变部位取腰骶部正中纵形或梭形切口，切开皮肤、皮下、深筋膜，沿棘突两侧剥离骶棘肌，用牵开

器撑开，显露相应的棘突和椎板，可发现缺损的棘突和椎板，打开缺损部位上下各 1～2 个棘突和椎板，暴露硬脊膜外腔，可见到硬脊膜外有脂肪瘤样组织，穿过硬脊膜进入蛛网膜下隙，清除硬脊膜外脂肪瘤样组织，用硬脊膜拉钩，牵起硬脊膜后，打开硬脊膜和蛛网膜，暴露椎管内，此时可见到较多的脂肪组织与脊髓圆锥、马尾神经以及神经根包缠在一起，可向上显露正常的脊髓后，用神经剥离器向下仔细剥离与神经包缠在一起的脂肪组织，难以确认是不是神经组织时。可用神经电刺激器进行刺激，以辨认神经组织，因受到栓系的牵拉，神经根呈鱼刺样排列。剥离直到骶尾部，可见到增粗的终丝与脂肪组织粘成一团，紧密地固定在骶尾部，用神经刺激器进行刺激，观察下肢及会阴部有无反应，若无反应，即可确认为终丝。连同脂肪组织一同从骶尾部切断或切除。单纯由变形终丝造成的栓系，可切断或切除，即可松解对脊髓的牵拉。此时受到牵拉的神经，解除了栓系后，可向上移动 1～2 个椎体。仔细止血后，严密缝合硬脊膜。可用腰背筋膜缝合以加强后部的缺损。因肌肉和皮下剥离较广，为了防止术后积液，可在皮下放置硅胶多孔引流管。缝合皮下和皮肤，为了防止术后切口被粪便污染，切口应覆盖防渗的敷料，结束手术。穿过硬脊膜或与硬脊膜相连的占位性病变，在手术过程中应给予相应切除。

（二）脊髓纵裂的手术

通过切除骨性、软骨性或纤维性中隔以及附着于中隔的硬脊膜袖来解除对脊髓的栓系。由于Ⅰ型、Ⅱ型脊髓裂的中隔与脊髓之间关系截然不同，故两者的手术方法也不同。Ⅰ型脊髓纵裂的中隔总是位于硬脊膜外，并成为两个互不相通的硬脊膜管的中间隔，中隔常与侧神经弓融合。显露棘突和椎板后并不能立即见到中隔，但可以在椎管扩大处定位。小心行椎板切除，直至只有小块骨岛与中隔后侧相连，最后分离中隔与硬脊膜的粘连并完整切除骨性中隔，然后打开两侧硬脊膜，切断脊髓与中隔侧硬脊膜袖的纤维束带，再切除硬脊膜袖。由于硬脊膜腹侧与后纵韧带紧密粘连，能防止脑脊液漏，故不必缝合前方硬脊膜，否则会增加再栓系的可能。而Ⅱ型脊髓纵裂，其中隔为纤维性，位于同一硬脊膜腔内，手术只需自中线切开硬脊膜，分离中隔与脊髓粘连，切除中隔。在切除导致脊髓纵裂的骨嵴时要特别注意采用多种方法止血，因骨嵴局部多有变异血管，且骨质血运丰富。严格止血是预防术后并发症，尤其是粘连所必需的。亦有的学者通过对大宗未手术组患者长期的随访，并未发现症状相应加重，且不少患者术后恢复的并不理想，反而加重，因此认为应严格掌握手术指征，对无症状的患者不宜贸然手术。

第五章 颅脑损伤

第一节 概　述

颅脑损伤是一种常见的外伤形式，而且随着社会现代化程度的不断提高，再加上各种运动损伤，使颅脑损伤的发病率呈继续增高的趋势。脑损伤多见于交通事故、工伤事故；自然灾害、坠落、跌倒、爆炸、火器伤，以及各种钝利器对头部的直接打击，常与身体其他部位的损伤合并存在。

颅脑损伤可分为头颅和脑两部分损伤，头颅部包括头皮、颅骨，脑部是泛指颅腔内容物而言，即脑组织、脑血管及脑脊液。根据损伤特点可将颅脑损伤分为局部和弥漫性损伤，在局部脑损伤中，创伤会导致脑挫伤和血肿的发生，从而出现颅内占位效应造成脑移位形成脑疝；在弥漫性脑损伤中，致伤力使得轴索膜功能障碍，同时膜两侧离子分布失衡，最终导致轴索持续去极化，失去神经传导功能，造成广泛神经功能障碍，此时引起的原发性昏迷可与局部脑损伤造成的继发性昏迷相鉴别。

一、颅脑损伤机制

颅脑损伤的病理改变是由致伤因素和致伤方式决定的。了解患者损伤机制，对推测脑损伤的部位、估计受损组织的病理改变以及制订适当的治疗方案都有指导意义。

（一）直接暴力

外力直接作用于头部而引起损伤。

1. 加速性损伤

相对静止的头颅突然遭到外力打击，由静态转为动态。此时通常冲击性损伤严重，而对冲性损伤较轻。

2. 减速性损伤

运动着的头颅突然碰撞在外物上，迫使其在瞬间内由动态转为静态。其损伤效应主要是对冲性脑损伤，其次为局部冲击伤。如：枕部着地，常致额颞前端和脑底部挫裂伤，而顶部着地，可致额叶眶面、颞前叶和同侧枕叶内侧面损伤等。

3. 挤压性损伤

头颅在相对固定时，因两侧相对的外力挤压而致伤，尤指婴儿头部的产伤，由于没有加速性或减速性损伤效应，故脑组织往往没有显著损伤。

（二）间接暴力

外力作用于身体其他部位而后传递至颅脑。

1. 挥鞭样损伤

躯体突然为暴力驱动，作用力经颅颈连接部传至头部，迟动的头颅与颈椎间以及脑组织与颅腔之间，甚至脑实质内各不同结构的界面间出现剪应力。

2. 颅颈连接处损伤

又称脑传递样损伤，坠落伤时，臀部或双足先着地，冲击力由脊柱向上传导至枕骨髁部，而引起损伤。

3. 胸部挤压伤

又称创伤性窒息，胸壁突然遭受巨大压力冲击，致使上腔静脉血流逆行入颅，可造成脑损伤。

综上所述，当患者伤情危急，而又高度怀疑存在颅内血肿时，需紧急钻孔探查清除血肿，钻孔的部位和顺序选择要参考头部着力部位、损伤性质、瞳孔变化及颅骨骨折等因素综合判断。

二、颅脑损伤临床分型

（一）根据病情轻重分类

1960 年我国首次制订急性闭合性颅脑损伤的分型标准，经两次修订后已较为完善，被广泛应用至今。

1. 轻型

指单纯性脑震荡，可伴有或无颅骨骨折。

(1) 伤后昏迷时间 0 ～ 30 分钟。

(2) 有轻微头痛、头晕等自觉症状。

(3) 神经系统和脑脊液检查无明显改变。主要包括单纯性脑震荡，可伴有或无颅骨骨折。

2. 中型

指轻度脑挫裂伤，伴有或无颅骨骨折及蛛网膜下隙出血，无脑受压者。

(1) 伤后昏迷时间 12 小时以内。

(2) 轻度神经系统阳性体征。

(3) 体温、呼吸、血压、脉搏有轻微改变。主要包括轻度脑挫裂伤，伴有或无颅骨骨折及蛛网膜下隙出血，无脑受压者。

3. 重型

指广泛颅骨骨折，广泛脑挫裂伤及脑干损伤或颅内血肿。

(1) 伤后昏迷时间 12 小时以上，意识障碍加重或出现再度昏迷。

(2) 有明显神经系统阳性体征。

(3) 生命体征（体温、血压、脉搏、呼吸）有明显改变。包括广泛颅骨骨折、广泛脑挫裂伤及脑干损伤或颅内血肿。

4. 特重型

(1) 脑原发损伤重，伤后深昏迷，有去皮质强直或伴有其他部位的脏器损伤、休克等。

(2) 已有晚期脑疝，包括双侧瞳孔散大，有生命体征严重紊乱或呼吸已近停止。

注：临床上又将伤后 3 小时内立即出现双瞳散大、生命体征严重改变，深昏迷者称作特急性颅脑损伤。

（二）根据昏迷程度分类

格拉斯哥昏迷评分 (GCS) 仍然是最广泛和便于应用的临床分级标准。按照 GCS 评分简单划分为：GCS 13 ～ 15 分，伤后意识障碍在 20 分钟以内为轻型；GCS 9 ～ 12 分，伤后意识障碍为 20 分钟至 6 小时为中型；GCS 3 ～ 8 分，伤后昏迷或再昏迷时间在 6 小时以上为重型。

三、临床表现

（一）意识障碍

意识障碍是颅脑损伤最为常见的症状。

1. 根据意识障碍产生的时间可分为

(1) 原发性意识障碍：伤后立即出现，通常由原发颅脑损伤造成，其机制为广泛皮质损伤、弥漫性轴索损伤等。

(2) 继发性意识障碍：伤后存在一段时间的清醒期，或原发性意识障碍一度好转，病情再度恶化，意识障碍又加重。颅内血肿是继发性意识障碍的最常见原因。

2. 根据意识障碍的程度，由轻到重分为 5 级

(1) 嗜睡：对刺激反应淡漠，可被唤醒，停止刺激随即入睡，回答简单问题基本正确，生理反射 (瞳孔、角膜及吞咽反射) 和生命体征正常。

(2) 蒙眬：对刺激反应迟钝，可有轻度烦躁，能主动变换体位，不能正确回答问题，语无伦次，生理反射和生命体征无明显改变。

(3) 浅昏迷：对语言刺激基本无反应，刺痛可躲避，深浅反射尚存。

(4) 中昏迷：对语言刺激无反应，痛刺激反应迟钝，浅反射消失，深反射减退或消失，角膜和吞咽反射尚存，常有溺尿。

(5) 深昏迷：对刺激无反应，深浅反射消失，瞳孔光反射迟钝或消失，四肢肌张力极低或强直，尿潴留，生命体征严重紊乱。

（二）头痛和呕吐

如患者全头剧烈胀痛，且逐渐加重，并伴有反复的呕吐，说明颅内压力进行性增高，应警惕颅内血肿的发生。

（三）瞳孔改变

(1) 伤后一侧瞳孔立即散大，光反应消失，或同时伴有眼内直肌麻痹，眼球外斜，若合并意识障碍，则提示脑病的发生；若患者此时意识清醒，应考虑动眼神经原发损伤。

(2) 伤后双侧瞳孔不等大，光反应灵敏，瞳孔缩小侧睑裂变窄，眼球内陷，同侧面部潮红，少汗，为同侧霍纳 Horner 征。

(3) 双侧瞳孔大小不等，伴有眼球位置外斜，表示中脑受损。

(4) 双侧瞳孔缩小，光反应消失，并伴中枢性高热，为脑桥损伤。

(5) 一侧瞳孔先缩小后散大，光反应差，意识障碍加重，而对侧瞳孔早期正常，晚期亦随之散大，为典型小脑幕切迹疝。

(6) 双侧瞳孔散大固定，光反应消失，多为濒危状态。

（四）锥体束征

(1) 凡伤后早期没有表现锥体束征，继后逐渐出现，伴有躁动和意识障碍加重者，常为颅内继发血肿的信号。

(2) 一侧肢体腱反射亢进并伴有恒定的锥体束征阳性，说明对侧大脑半球运动区有损伤。

（五）脑疝

1. 小脑幕切迹疝

包括小脑幕切迹上疝（小脑蚓部疝）和小脑幕切迹下疝（颞叶沟回疝），当出现幕上血肿或严重脑水肿时，颞叶内侧靠近小脑幕缘的结构，包括海马、沟回，海马旁回，由于幕上压力增高，而向幕下移动，压迫行经脚间池的动眼神经、大脑脚和大脑后动脉，并挤压脑干，出现明显的临床症状，包括瞳孔变化、意识障碍和枕叶皮层损伤。

2. 枕骨大孔疝

枕骨大孔疝又称小脑扁桃体下疝，是因后颅凹占位病变或因幕上占位病变导致全面颅内压增高的后果，造成脑脊液循环受阻并对延髓挤压。临床上可突然发生呼吸骤停而猝死。

（六）脑外伤的全身性改变

1. 生命体征

(1) 通常单纯脑外伤后较少出现伤后早期休克现象，否则应怀疑伴有其他脏器损伤，如气胸、内脏大出血等。

(2) 伤后早期生命体征紊乱，已经恢复正常，但随即出现血压升高、脉压加大、呼吸变缓，说明存在颅内压进行性升高，应怀疑继发颅内血肿。

2. 电解质代谢紊乱

(1) 低钠血症：①两种理论：a. 抗利尿激素分泌综合征 (SIADH)；b. 脑性耗盐综合征 (CSW)。②治疗：对症补充氯化钠和盐皮质激素，伴有尿量增多时可予神经垂体后叶素，若表现为高血容量的 SIADH，应限制水的摄入量。

(2) 高钠血症：治疗应及时复查血电解质，根据高血容量性低血容量性高钠分别调整输液成分。

3. 脑性肺水肿

(1) 诊断：多见于严重颅脑损伤，起病急，早期出现呼吸困难，伴有大量血性泡沫痰，有广泛湿啰音，及时行胸 X 线片检查可确诊。

(2) 治疗：原则与支气管哮喘相同，以支气管解痉为主。

4. 应激性溃疡

(1) 诊断：呕吐咖啡色胃内容物，也可呕吐鲜血，可伴失血性休克。

(2) 治疗：常规对严重颅脑损伤患者给予抑酸药，用凝血酶和冰盐水胃内灌洗，同时纠正低血容量。

5. 凝血机制障碍

(1) 诊断：重型颅脑损伤约半数患者可出现凝血机制障碍，严重者表现为弥散性血管内凝血 (DIC)，凝血时间和凝血酶原时间延长，血清纤维蛋白降解产物 (FDP) 水平增高。

(2) 治疗：积极输注新鲜血浆及其血液成分。

6. 脑死亡

需由专职组织判定：①对外界和体内各种刺激均无反应；②连续观察 1 小时以上无自主呼吸和运动；③双瞳散大，固定，无光反应；角膜反射消失。必要时尚可采用脑血管造影、放射性核素血管扫描，CT 增强扫描和经颅多普勒血管扫描等方法，进一步证实脑血循环是否已中止。

四、外伤神经系统检查

1.X 线片检查

X 线片检查包括正位、侧位和创伤部位的切线位平片，有助于颅骨骨折、颅内积气、颅内骨片或异物诊断，但遇有伤情重的患者不可强求。颅骨线性骨折时注意避免与颅骨骨缝混淆。

2.CT 检查

CT 检查可以快速如实反映损伤范围及病理，还可以动态观察病变的发展与转归，但诊断等密度、位于颅底或颅顶、脑干内或体积较小病变尚有一定困难。

(1) 头皮血肿、头皮软组织损伤的最主要的表现是帽状腱膜下血肿，呈高密度影，常伴凹陷骨折、急性硬膜下血肿和脑实质损伤。

(2) 颅骨骨折，CT 能迅速诊断线性骨折或凹陷骨折伴有硬膜外血肿或脑实质损伤。CT 骨窗像对于颅底骨折诊断价值更大，可以了解视神经管、眼眶及鼻窦的骨折情况。

(3) 脑挫裂伤，常见的脑挫裂伤区多在额、颞前份，易伴有脑内血肿，蛛网膜下隙出血等表现，呈混杂密度改变，较大的挫裂伤灶周围有明显的水肿反应，并可见脑室、脑池移位变窄等占位效应。

(4) 颅内血肿；①急性硬膜外血肿典型表现为颅骨内板与脑表面有一双凸透镜形密度增高影；②急性硬膜下血肿表现为在脑表面呈新月形或半月形高密度区。慢性硬膜下血肿在颅骨内板下可见一新月形、半月形混杂密度或等密度影，中线移位，脑室受压；③脑内血肿表现为在脑挫裂伤附近或深部白质内可见圆形或不规则高密度或混杂密度血肿影。

3.MRI 检查

对于等密度的硬膜下血肿、轻度脑挫裂伤、小灶性出血、外伤性脑梗死初期及位于颅底、颅顶或后颅窝等处的薄层血肿，MRI 检查有明显优势，但不适于躁动、不合作或危急患者。

五、颅脑损伤的救治原则

（一）急诊脑外伤患者接诊处置

监测生命体征，观察意识状态，尤其是神志瞳孔等重点体征变化，询问病情，确定 GCS 评分及分型。全身检查，确定有无胸、腹、脊柱，四肢复合伤，及时行头颅 CT 检查，做出初步诊断以及适当的急诊处置。根据病情，决定就地抢救或直接进入手术室施行急诊手术。

（二）救治原则

抢救生命（心－肺－脑复苏），解除脑疝，止血，预防感染，复合伤的治疗。

（三）各种类型的急诊手术

头皮和颅骨损伤的清创手术，血肿钻孔引流术，标准开颅血肿清除术。

（四）综合治疗

正常颅内压见表 5-1。包括降低颅内压，改善脑循环，改善通气，糖皮质激素类制剂和止血药物的使用，预防性使用抗生素，水电解质平衡，全身营养与能量支持。

（五）亚低温治疗

（六）危重患者抢救及监护

包括颅内压、脑血流和脑电图、心肺功能监护等。

表 5-1 正常颅内压

年龄组	正常值范围 (mmHg)
成人和大龄儿童	< 10(< 1.33 kPa)
小龄儿童	3 ～ 7(0.399 ～ 0.931 kPa)
婴儿	1.5 ～ 6(0.1 995 ～ 0.798 kPa)

(七) 康复治疗

预防和对症治疗各种外伤后并发症，包括高压氧，锻炼神经功能和认知能力的恢复，精神心理治疗。

六、颅脑损伤的预后

(一) 格拉斯哥结果分级 (GCS)

1975 年 Jennett 和 Bond 提出伤后 0.5 ～ 1 年患者恢复情况的分级。

1. Ⅰ 级

死亡。

2. Ⅱ 级

植物状态，长期昏迷，呈去皮质强直状态。

3. Ⅲ 级

重残，需他人照顾。

4. Ⅳ 级

中残，生活能自理。

5. Ⅴ 级

良好，成人能工作、学习。

(二) 颅脑损伤的后期并发症

1. 外伤后癫痫。

2. 交通性脑积水：发生率约等于重型颅脑损伤的 3.9%。

3. 外伤后综合征 (或脑震荡后综合征)。

4. 促性腺激素减低性性腺功能低下。

5. 慢性创伤性脑病。

6. Alzheimer 病 (AD)：多见于颅脑损伤，尤其是重型颅脑损伤，其发生机制与脑外伤促进神经组织淀粉样蛋白的沉积有关。

七、预防

外伤发生后医生和亲属都不要表现出恐惧，避免受伤场合给患者造成外伤后精神障碍。轻微脑外伤患者不宜留在医院的时间过长和做过多的检查，因为这样易使患者感到伤势严重，促使外伤后综合征的发生。

第二节　头皮损伤

头皮是颅脑部防御外界暴力的表面屏障，具有较大的弹性和韧性，对压力和牵张力均有较强的抗力，故而暴力可以通过头皮及颅骨传入颅内，造成脑组织的损伤，而头皮却完整无损或有轻微的损伤。头皮的结构与身体其他部位的皮肤有明显的不同，表层毛发浓密、血运丰富，皮下组织结构致密，有短纤维隔将表层、皮下组织层和帽状腱膜层连接在一起，三位一体不易分离，其间富含脂肪颗粒，有一定保护作用。帽状腱膜与颅骨骨膜之间有一疏松的结缔组织间隙，使头皮可赖以滑动，故有缓冲外界暴力的作用。

一、应用解剖

（一）额顶枕部

头皮是被覆于头颅穹隆部的软组织，头皮是颅脑部防御外界暴力的表面屏障，具有较大的弹性和韧性，对压力和牵张力均有较强的抗力。故而暴力可以通过头皮及颅骨传入颅内，造成脑组织的损伤，而头皮却完整无损或有轻微的损伤。头皮的结构与身体其他部位的皮肤有明显的不同，表层毛发浓密、血运丰富，皮下组织结构致密，有短纤维隔将表层、皮下组织层和帽状腱膜层连接在一起，三位一体不易分离，其间富含脂肪颗粒，有一定保护作用。帽状腱膜与颅骨骨膜之间有一疏松的结缔组织间隙，使头皮可赖以滑动，故有缓冲外界暴力的作用。当近于垂直的暴力作用在头皮上，由于有硬组织颅骨的衬垫，常致头皮挫伤或头皮血肿，严重时可引起挫裂伤；近于斜向的或切线的外力，因为头皮的滑动常导致头皮的裂伤、撕裂伤，但在一定程度上又能缓冲暴力作用在颅骨上的强度。解剖学上可分为5层。

(1) 皮肤层：较身体其他部位的厚而致密，含有大量毛囊、皮脂腺和汗腺。含有丰富的血管和淋巴管，外伤时出血多，但愈合较快。

(2) 皮下组织层：由脂肪和粗大而垂直的纤维束构成，皮肤层和帽状腱膜层均由短纤维紧密相连，是结合成头皮的关键，富含血管神经。

(3) 帽状腱膜层：覆盖于颅顶上部，为大片白色坚韧的腱膜结构，前连于额肌，后连于枕肌，侧方与颞浅筋膜融合，坚韧且有张力。该层与骨膜连接疏松，是易产生巨大帽状腱膜下血肿的原因。

(4) 腱膜下层：由纤细而疏松的结缔组织构成，其间有许多血管与颅内静脉窦相通。

(5) 骨膜层紧贴于颅骨外板，在颅缝贴附紧密，其余部位贴附疏松，可自颅骨表面剥离。

（二）颞部

颞部头皮向上以颞上线与颞顶枕部相接，向下以颧弓上缘为界。组织结构可分以下6层。

(1) 皮肤颞后部皮肤：与额顶枕部相同，前部皮肤较薄。

(2) 皮下组织与皮肤：结合不紧密，没有致密纤维性小梁，皮下组织内有耳颞神经、颞浅动、静脉经过。

(3) 颞浅筋膜：系帽状腱膜直接延续而成，在此处较薄弱。

(4) 颞深筋膜：被盖在颞肌表面，上起颞上线，向下分为深浅两层，分别附于颧弓的内外面，两层间合成一封闭间隙，内容脂肪组织。深层筋膜质地较硬，内含腱纤维，创伤撕裂后，手指触及裂缘，易误认为骨折。

(5) 颞肌：起自颞窝表面，向下以肌腱止于下颌骨喙突。颞肌表面与颞深筋膜之间有一间隙，内含脂肪，向下与颊脂体相延续。

(6) 骨膜：此处骨膜与骨紧密相结合，不易分开。

(三) 颅顶软组织血管

1. 动脉

颅顶软组织的血液供给非常丰富，动脉之间吻合极多，所以头皮损伤愈合较快，对于创伤治疗十分有利。但是另一方面因为血管丰富，头皮动脉在皮下组织内受其周围的纤维性小梁的限制，当头皮损伤时血管壁不易收缩，所以出血极多甚至导致休克，必须用特殊止血法止血。供应颅顶头皮的动脉，除眼动脉的两个终枝外，都是颈外动脉的分枝。

(1) 眶上动脉和额动脉：是眼动脉 (发自颈内动脉) 的终枝。自眶内绕过眶上缘向上分布于额部皮肤。在内眦部，眼动脉的分枝鼻背动脉与面动脉的终枝内眦动脉相吻合。

(2) 颞浅动脉：是颈外动脉的一个终枝，越过颧弓根部后，行至皮下组织内 (此处可以压迫止血)，随即分成前、后两枝。前枝 (额枝) 分布额部，与眶上动脉相吻合；后枝 (顶枝) 走向顶部与对侧同名动脉相吻合。

(3) 耳后动脉：自颈外动脉发出后，在耳郭后上行，分布于耳郭后部的肌肉皮肤。

(4) 枕动脉：起自颈外动脉，沿乳突根部内侧向后上，在乳突后部分成许多小枝，分布顶枕部肌肉皮肤。另有脑膜枝经颈静脉孔和髁孔入颅，供应颅后窝的硬脑膜。

上述诸动脉的行走方向都是由下向上，呈放射状走向颅顶，故手术钻孔或开颅时，皆应以颅顶为中心做放射状切口，皮瓣蒂部朝下，以保留供应皮瓣的血管主干不受损伤。

2. 静脉

头皮静脉与同名动脉伴行，各静脉相互交通，额部的静脉汇成内眦静脉，进而构成面前静脉；颞部的静脉汇成颞浅静脉；枕部的静脉汇入颈外浅静脉。

颅外静脉还借导血管和板障静脉与颅内的静脉窦相交通。头颅部的静脉没有静脉瓣，故头、面部的化脓性感染，常因肌肉收缩或挤压而经此路径引起颅骨或颅内感染。

常见的颅内、外静脉交通有以下几支。

(1) 内眦静脉经眼静脉与海绵窦交通在内眦至口角连线以内的区域发生化脓感染时，可通过此路径而造成感染性海绵窦栓塞，故此区有"危险三角区"之称。

(2) 顶部导血管位于顶骨前内侧部，联结头皮静脉与上矢状窦。顶部帽状腱膜下感染可引起上矢状窦感染性栓塞。

(3) 乳突部导血管经乳突孔联结乙状窦与耳后静脉或枕静脉。

(4) 枕部导血管联结枕静脉和横窦。颈部的痈肿有引起横窦栓塞的危险。

(5) 经卵圆孔的导血管联结翼静脉丛和海绵窦，故面深部的感染引起海绵窦感染者也不少见。正常情况下，板障静脉和导血管的静脉血流很不活跃，但当颅压增高时，颅内静脉血可经导血管流向颅外，所以在长期颅压增高的患者，板障静脉和导血管可以扩张变粗，儿童尚可见到头皮静脉怒张现象。

（四）淋巴

颅顶没有淋巴结，所有淋巴结均位于头颈交界处，头部浅淋巴管分别注入下述淋巴结。

(1) 腮腺（耳前）淋巴结位于颧弓上下侧，咬肌筋膜外面，有颞部和部分额部的淋巴管注入。

(2) 下颌下淋巴结在颌下腺附近，有额部的淋巴管注入。

(3) 耳后淋巴结在枕部皮下斜方肌起始处，有颅预后半部的淋巴管注入。

以上淋巴结最后注入颈浅淋巴结和颈深淋巴结。

（五）神经

除面神经分布于额肌、枕肌和耳周围肌外，颅顶部头皮的神经都是感觉神经。

额部皮肤主要是三叉神经第一枝眼神经的眶上神经和滑车上神经分布。颞部皮肤主要由三叉神经第三枝下颌神经的耳颞神经分布。耳郭后面皮肤由颈丛的分枝耳大神经分布。枕部皮肤由第 2 颈神经的后枝枕大神经和颈丛的分枝枕小神经分布。枕大神经投影在枕外隆凸下 2 cm 距中线 2 ～ 4 cm 处，穿出斜方肌腱，分布枕部大部皮肤。枕大神经附近的瘢痕、粘连可引起枕部疼痛（枕大神经痛），常在其浅出处做枕大神经封闭治疗。

二、症状体征

1. 头皮裂伤 (scalp laceration)

头皮属特化的皮肤，含有大量的毛囊、汗腺和皮脂腺，容易隐藏污垢、细菌，容易招致感染，然而头皮血液循环十分丰富，即使头皮发生裂伤，只要能够及时施行彻底的清创，感染并不多见，在头皮各层中，帽状腱膜是一层坚韧的腱膜，它不仅是维持头皮张力的重要结构，也是防御浅表感染侵入颅内的屏障，当头皮裂伤较浅，未伤及帽状腱膜时，裂口不易张开，血管断端难以退缩止血，出血反而较多，若帽状腱膜断裂，则伤口明显裂开，损伤的血管断端随伤口退缩，自凝，故而较少出血。

(1) 头皮单纯裂伤：常因锐器的刺伤或切割伤，裂口较平直，创缘整齐无缺损，伤口的深浅多随致伤因素而异，除少数锐器直接穿戳或劈砍进入颅内，造成开放性颅脑损伤者外，大多数单纯裂伤仅限于头皮，有时可深达骨膜，但颅骨常完整无损，也不伴有脑损伤。

(2) 头皮复杂裂伤：常为钝器损伤或因头部碰撞在外物上所致，裂口多不规则，创缘有挫伤痕迹，创内裂口间尚有纤维相连，没有完全断离，即无"组织挫灭"现象，在法医鉴定中，头皮挫裂伤创口若出现"组织挫灭"，常暗示系金属类或有棱角的凶器所致，伤口的形态常能反映致伤物的大小和形状，这类创伤往往伴有颅骨骨折或脑损伤，严重时亦可引起粉碎性凹陷骨折或孔洞性骨折穿入颅内，故常有毛发，布屑或泥沙等异物嵌入，易致感染，检查伤口时慎勿移除嵌入颅内的异物，以免引起突发出血。

(3) 头皮撕裂伤：大多为斜向或切线方向的暴力作用在头皮上所致，撕裂的头皮往往是舌状或瓣状，常有一蒂部与头部相连，头皮撕裂伤一般不伴有颅骨和脑损伤，但并不尽然，偶尔亦有颅骨骨折或颅内出血，这类患者失血较多，但较少达到休克的程度。

2. 头皮撕脱伤 (scalp avulsion)

头皮撕脱伤是一种严重的头皮损伤，几乎都是因为留有发辫的妇女不慎将头发卷入转动的机轮而致，由于表皮层，皮下组织层与帽状腱膜 3 层紧密相接在一起，故在强力的牵扯下，往往将头皮自帽状腱膜下间隙全层撕脱，有时连同部分骨膜也被撕脱，使颅骨裸露，头皮撕脱的范围与受到牵扯的发根面积有关，严重时可达整个帽状腱膜的覆盖区，前至上眼睑和鼻根，后至发际，两侧累及耳郭甚至面颊部，患者大量失血，可致休克，但较少合并颅骨骨折或脑损伤。

3. 头皮血肿 (scalp hematoma)

头皮富含血管，遭受钝性打击或碰撞后，可使组织内血管破裂出血，而头皮仍属完整，头皮出血常在皮下组织中，帽状腱膜下或骨膜下形成血肿，其所在部位和类型有助于分析致伤机制，并能对颅骨和脑的损伤做出估计。

(1) 皮下血肿：头皮的皮下组织层是头皮的血管，神经和淋巴汇集的部位，伤后易于出血，水肿，由于血肿位于表层和帽状腱膜之间，受皮下纤维隔限制而有其特殊表现：体积小，张力高，疼痛十分显著，扪诊时中心稍软，周边隆起较硬，往往误为凹陷骨折。

(2) 帽状腱膜下血肿：帽状腱膜下层是一疏松的蜂窝组织层，其间有连接头皮静脉和颅骨板障静脉以及颅内静脉窦的导血管，当头部遭受斜向暴力时，头皮发生剧烈的滑动，引起层间的导血管撕裂，出血较易扩散，常致巨大血肿，故其临床特点是：血肿范围宽广，严重时血肿边界与帽状腱膜附着缘一致，前至眉弓，后至枕外粗隆与上项线，两侧达颧弓部，恰似一顶帽子顶在患者头上，血肿张力低，波动明显，疼痛较轻，有贫血外貌，婴幼儿巨大帽状腱膜下血肿，可引起休克。

(3) 骨膜下血肿：颅骨骨膜下血肿，除婴儿因产伤或胎头吸引助产所致者外，一般都伴有颅骨线形骨折，出血来源多为板障出血或因骨膜剥离而致，血液集积在骨膜与颅骨表面之间，其临床特征是：血肿周界止于骨缝，这是因为颅骨在发育过程中，将骨膜夹嵌在骨缝之内，故鲜有骨膜下血肿超过骨缝者，除非骨折线跨越两块颅骨时，但血肿仍将止于另一块颅骨的骨缝。

三、诊断检查

应根据发病机制、临床表现的变化，并结合辅诊手段做动态分析。

1. 病史询问

受伤时间、致伤原因、致伤时情况，了解伤后有无昏迷和近事遗忘、昏迷时程长短，有无中间好转或清醒期，有无呕吐及其次数，有无大小便失禁，有无抽搐、癫痫发作，肢体运动情况，接受过何种处理。伤前有无酗酒、精神失常、癫痫、高血压、心脏病、脑中风等。

2. 神经系统检查

重点检查意识、瞳孔、肢体活动、锥体束征和脑膜刺激征等。

3. 头部检查

头皮伤情况，眼睑、结膜和乳突部有无瘀血，耳、鼻、咽部有无出血和脑脊液流出。

4. 生命体征

重点观察呼吸、脉搏和血压变化。

5. 全身检查

有无颌面、胸腹脏器、骨盆、脊柱和四肢损伤。有低血压和休克时更应注意合并伤。

6. 头颅 X 线片检查

疑有颅骨骨折者应摄正、侧位片。枕部着力伤加摄额枕位 (汤氏位) 片，凹陷性骨折摄切线位片。疑有视神经损伤摄视神经孔位片，眼眶部骨折摄柯氏位片。

7. 腰穿

了解蛛网膜下隙出血程度及颅内压情况。重型伤颅内高压明显或已出现脑疝征象者禁忌腰穿。

8.CT 扫描

是目前辅助诊断颅脑损伤的重要依据。能显示颅骨骨折、脑挫裂伤、颅内血肿、蛛网膜下隙出血、脑室出血、气颅、脑水肿或脑肿胀、脑池和脑室受压移位变形、中线结构移位等。病情变化时应行 CT 复查。

9.MRI

急性颅脑损伤患者通常不做 MRI 检查。但对病情稳定的弥漫性轴索损伤、大脑半球底部、脑干、局灶性挫裂伤灶和小出血灶等密度亚急性颅内血肿等，MRI 常优于 CT 扫描。

四、治疗方案

(1) 头皮擦伤和挫伤：清洗消毒创口，不需特殊处理。

(2) 头皮裂伤：创口清创后一次缝合包扎。

(3) 头皮血肿：皮下血肿不需特殊处理。帽状腱膜下和骨膜下血肿早期加压包扎。伤后 5～7 天血肿仍无自行吸收征象，应在无菌条件下行穿刺抽吸血肿后加压包扎。

(4) 撕脱伤：部分撕脱伤，蒂部有血供者，清创复位后缝合；完全性头皮撕脱伤，污染不重者，行显微手术吻合血管头皮再植术；不能吻合血管时，可将撕脱头皮制成中厚皮片，回植于裸露的骨膜或筋膜上；若创口污染严重，可先行清创包扎，创面肉芽形成后再植皮；若骨膜也撕脱，可在裸露颅骨上钻孔至板障或磨除颅骨外板，待肉芽形成后再植皮。

第三节　颅骨骨折

一、概述

闭合性颅脑损伤中有颅骨骨折者占 15%～20%。颅骨骨折的重要性常常并不在于骨折本身，而在于可能同时并发的脑膜、脑、颅内血管和脑神经的损伤。

（一）发生机制

颅骨遭受外力时是否造成骨折，主要取决于外力大小、作用方向和致伤物与颅骨接触的面积以及颅骨的解剖结构特点。外力作用于头部瞬间，颅骨产生弯曲变形；外力作用消失后，颅骨又立即弹回。如外力较大，使颅骨的变形超过其弹性限度，即发生骨折。

颅骨骨折的性质和范围主要取决于致伤物的大小和速度：致伤物体积大，速度慢，多引起线性骨折；体积大，速度快，易造成凹陷骨折；体积小，速度快，则可导致圆锥样凹陷骨折或穿入性骨折。外力作用于头部的方向与骨折的性质和部位也有很大关系：垂直打击于颅盖部的外力常引起着力点处的凹陷或粉碎骨折；斜向外力打击于颅盖部，常引起线形骨折。此外，伤者年龄、着力点的部位、着力时头部固定与否与骨折的关系也很密切。

（二）分类

①按骨折形态分为：线形骨折、凹陷骨折、粉碎骨折、洞形（穿入）骨折。粉碎骨折多呈凹陷性，一般列入凹陷骨折内。洞形骨折多见于火器伤。②按骨折部位分为：颅盖骨折、颅底骨折。③按创伤性质分为：闭合性骨折、开放性骨折，依骨折部位是否与外界相通区别。颅底骨折虽不与外界直接沟通，但如伴有硬脑膜破损引起脑脊液漏或颅内积气，一般视为内开放性骨折。

二、颅盖骨折

颅盖骨折按形态可分为线形骨折 (linear fracture) 和凹陷骨折两种。前者包括颅缝分离，较多见，后者包括粉碎骨折。线形骨折几乎均为颅骨全层骨折，个别仅为内板断裂。骨折线多为单一，也可多发，呈线条状或放射状，宽度一般为数毫米，偶尔可达 1 cm 以上。凹陷骨折绝大多数为颅骨全层凹陷，个别仅为内板内陷。陷入骨折片周边的骨折线呈环状或放射状。婴幼儿颅骨质软，着力部位可产生看不到骨折线的乒乓球样凹陷。

（一）临床表现

1. 线形骨折

头部伤区可有或无头皮挫伤，如不合并颅内损伤，常无显著症状，如合并颅内血肿、脑或脑神经损伤时有相应的症状和体征。

2. 凹陷骨折

头颅局部出现变形、凹陷、头皮肿胀与皮下血肿，可引起局部挫裂伤，骨折范围较大者引起脑受压。有时伤及静脉窦，合并颅内血肿，可于伤后早期或晚期出现癫痫。

3. 粉碎骨折

受伤较重，常合并头皮挫伤和脑挫伤。

4. 生长性骨折

多见于 3 岁以下婴幼儿，以前有线形骨折，3～4 个月后骨折处头皮隆起，有搏动和波动感，穿刺可抽出蛋白含量较高的脑脊液，久之颅骨骨折线增宽乃至形成颅骨缺损。

（二）诊断依据

1. 头外伤史

2. 线形骨折

头颅 X 线片示单发或多发骨折线。

3. 凹陷骨折

头颅 X 线片示骨碎片重叠，密度增高或骨片移位，或局部陷入，婴儿颅骨凹陷常呈乒乓球样凹陷。

4. 粉碎骨折

头颅 X 线平片示多条交叉的骨折线。

5. 生长性骨折

伤后伤区肿胀不消退或 3～4 个月后骨折处头皮隆起，有搏动和波动感，再摄头部 X 线平片见线形骨折裂增宽。

（三）治疗原则

1. 凡有颅盖骨骨折都要观察有无合并颅内血肿、脑挫伤与脑神经损伤，要同时治疗。

2. 线形骨折，轻微凹陷骨折，无骨折片移位的粉碎骨折都可待其自愈。

3. 下列情况需手术处理

(1) 骨折并发颅内血肿。

(2) 凹陷骨折位于运动区域，或凹陷深达 1 cm 以上，凹陷范围较大，引起脑受压。

(3) 骨折片刺破硬脑膜，引起脑挫伤、出血。

(4) 骨折片伤及大静脉窦。

(5) 开放性颅骨骨折或伤口不愈，有碎骨片存留。

(6) 生长性骨折。

三、颅骨凹陷性骨折

颅骨凹陷性骨折 (depressed fracture of the skull) 指骨折局部以骨板凹陷 (多 0.5 cm 以上) 为主要特征的一类骨折，它可以单独或与线状骨折合并发生。一般在致伤物作用面较局限、作用力较大且作用速度不快时才能形成，最多见于钝器打击时，也能见于锐器砍伤时。凹陷性骨折一般较局限，能较好地反映致伤物作用面的大小和形状。

此类骨折多见于额区和顶区，多为接触面较小的钝器打击头颅或头颅碰撞在凸出的物体上所引起。着力点头皮往往有擦伤、挫裂伤。常见颅骨全层陷入颅内，也可见内板单独陷入。陷入骨折片周边的骨折线呈环形或放射状。骨折片有的整片陷入，较多的是呈碎片状陷入，多有骨片移位。骨折片常刺破硬脑膜。婴幼儿骨质较软，可出现看不到骨折线的乒乓球样凹陷。

（一）临床表现

1. 症状与体征

在软组织出血不多时，通过头部触诊可以确定较大的凹陷性骨折。较小的凹陷性骨折，与边缘较硬的头皮下血肿难于区分，需借助 X 线片加以鉴别。如果陷入的骨折片压迫或刺伤脑组织，临床上可出现损害部位的脑局灶性损害症状和体征，并出现局限性癫痫等。若并发颅内血肿，则可出现颅内压增高和脑受压症状。凹陷性骨折刺破静脉窦可引起致命的大出血，如静脉窦受压影响血液回流，也可引起颅内压增高。

2. 影像学检查

(1)X 线片检查：骨折线为低密度，呈线状、星状或分叉状。凹陷骨折为颅骨全层向颅内凹陷，骨折线呈不规则状或环状。

(2) 头颅 CT 检查：有助于了解脑组织损伤及颅内出血情况。

（二）手术技术

1. 适应证与禁忌证

(1) 适应证：①凹陷超过 1 cm 者；②骨折位于运动区，引起偏瘫、失语或局灶性癫痫者；③骨折片刺破硬脑膜，并发脑组织挫裂伤或脑内血肿者；④骨折位于大静脉窦表面，造成血流受阻，引起颅内压增高者；⑤骨折位于前额，严重影响美观者。

(2) 禁忌证：①深度小于 1 cm 的非功能区凹陷骨折，无脑受压症状者；②无颅内压增高的静脉窦区的轻度凹陷者；③婴幼儿的"乒乓球样"凹陷骨折。

2. 术前准备

(1) 麻醉：一般采用局部麻醉，婴幼儿或难以配合手术者采用气管内插管全身麻醉。

(2) 术前询问病史，进行全身体格和神经系统检查，并阅读辅助检查资料，明确诊断，制订手术方案。

(3) 向患者及 (或) 家属交代病情、手术必要性、危险性及可能发生的情况。

(4) 剃去局部或全部头发，头皮清洗、消毒。

(5) 备血，进行术前、麻醉前用药。

3. 手术入路与操作

(1) 体位与皮肤切口：额区和顶区凹陷性骨折的患者取仰卧位；颅骨骨折位于颞区时取仰卧位，头偏健侧；颅骨骨折位于枕部者可取侧卧位或俯卧位。围绕骨折区做马蹄形皮瓣，切口距离骨折区外缘 1 ～ 2 cm。皮瓣翻向颅底侧，常可见骨膜破裂。将骨膜向四边剥离后，暴露颅骨。

(2) 凹陷骨折的撬掀整复：如果凹陷骨折范围不大，程度较轻微时，手术切口可绕骨折外围做一马蹄形皮瓣，于凹陷区近旁钻孔，小心于硬脑膜外放入骨撬，达凹陷中心处，然后将其撬起。如有脑脊液或脑组织碎片流出，应适当扩大钻孔，找到硬脑膜破口，清除坏死的脑组织或血肿，并修补硬脑膜。如果硬脑膜未破，但张力较高，呈紫色时，应切开硬脑膜探查，以防硬脑膜下或脑内血肿。

(3) 凹陷骨折的骨瓣取下整复：如骨折区范围较大，撬掀法整复困难时，可在骨折区外缘钻 4 个孔，再锯开。取下整块骨瓣，将其整复后放回原处并用丝线、钢丝或颅钉固定。

(4) 凹陷骨折片的切除：碎骨片应该摘除，先取出游离小骨片，再把其余骨片摘除；如骨折片嵌入骨折边缘区，不可强拉；可将此处的颅骨边缘用咬骨钳咬去，再切除碎骨片。当骨折位于静脉窦表面时，应在做好止血和输血的充分准备下，先于骨折边缘一旁颅骨上钻孔，然后围绕骨折环形咬去正常颅骨，使骨折区游离后整块切除。

(5) 静脉窦修补：小破口可用吸收性明胶海绵压迫止血，为防止滑脱，可用缝线或生物胶固定。大破口在上述止血法无效时，可用丝线直接缝合。

(6) 硬脑膜下探查和缝合硬脑膜：切除骨折片后，用咬骨钳修整骨折边缘。如果硬脑膜未破，色泽正常，张力不高时，可不切开硬脑膜，否则应在硬脑膜上切一小口，探查硬脑膜下。如硬脑膜已损伤，即通过硬脑膜切口清除坏死脑组织和血肿，然后修补缝合硬脑膜，悬吊硬脑膜于骨窗四周软组织上，以防硬脑膜剥离而发生硬脑膜外血肿。

(7) 分层缝合头皮切口。

4. 术中注意事项

骨折片取出后应检查局部硬脑膜有无破损，必要时切开硬脑膜查看脑组织，排除脑内血肿。硬脑膜应该严密缝合，有缺损时可将邻近的骨膜翻转修复，以防脑脊液漏。也可用骨折碎片拼补在骨缺损区。骨瓣复位后应认真检查，确定无出血才能分层缝合头皮。如果颅骨缺损过大，或骨折片已不适用于颅骨修补，则可采用人工材料修补术。

5. 术后处理

(1) 密切观察神志、瞳孔、生命体征、语言反应、肢体活动等情况，行意识状况 (GCS) 评分，每 1 ～ 2 小时 1 次，必要时复查头颅 CT。

(2) 应用广谱抗生素，预防感染。

(3) 应用止血药物：如巴曲酶 (立止血)，氨甲苯酸 (止血芳酸)，氨基己酸等，连续 2 ～ 3 天。

(4) 应用抗癫痫药：如苯妥英钠、丙戊酸钠等，特别是伴有脑损伤者需要长期服用。

(5) 脱水剂的应用：对伴有脑损伤患者，应用 20% 甘露醇液静脉滴注，根据脑损伤程度，每日 2 ～ 3 次。

(6) 颅骨缺损最大直径大于 3 cm，或缺损部位位于功能区或前额部有碍于美观者，可在半年后做颅骨修补术。

(三) 并发症及其防治

1. 颈内动脉海绵窦瘘

颈内动脉海绵窦段损伤后，动脉血液经破口直接流入海绵窦内，即形成颈内动脉海绵窦瘘。少数患者经长期反复压迫颈动脉后可以获得痊愈，但多数患者需进行手术治疗。目前常用的治疗方法包括手术栓塞和血管内栓塞治疗。

2. 外伤性癫痫

外伤性癫痫是指继发于颅脑损伤后的癫痫性发作，可发生在伤后的任何时间，早期者于伤后即刻出现，晚期者可在头伤痊愈后多年发作。外伤性癫痫的发生以青年男性为多，可能与头伤机会较多有关。一般说来，脑损伤愈重，并发癫痫的机会愈大。开放性脑损伤较闭合性者多。

外伤后早期 1 周以内的短暂的抽搐，多无重要临床意义，此后也不再发作者，无须特殊治疗。对反复发作的早期或中期癫痫则应给予系统的抗癫痫药物治疗。一般应根据发作类型用药，如大发作和局限性发作，选用抗癫痫药物的顺序为苯妥英钠、苯巴比妥、卡马西平、丙戊酸钠；小发作则常用丙戊酸钠、乙琥胺、地西泮 (安定) 或苯巴比妥；精神运动发作则首选卡马西平，其次为苯妥英钠、苯巴比妥、扑米酮、丙戊酸钠或地西泮 (安定)；肌阵挛发作则宜选用地西泮 (安定)、硝西泮 (硝基安定) 或氯硝西泮 (氯硝基安定)。用药的原则是使用最小剂量，完全控制发作，又不产生副作用，故剂量应该从小开始，逐渐增加剂量到完全控制发作。所选定的药物一旦有效，最好是单一用药，不轻易更换，并行血药浓度监测，维持血药浓度直至完全不发作 2 ～ 3 年，再根据情况小心逐步缓慢减药，若达到完全停药后仍无发作，则可视为临床治愈。对少数晚期难治性癫痫经系统的药物治疗无效时，则需行手术治疗，在脑皮质脑电图监测下将脑瘢痕及癫痫源灶切除，约有半数以上的患者可获得良好效果。皮质上的癫痫放电灶则宜采用软膜下灰质切除的方法。

3. 头部外伤后感染

闭合性头部损伤后颅内外的感染均不多见，主要的感染是开放性颅脑损伤，特别是火器伤损伤。

(1) 头皮感染：①头皮脓肿：急性头皮感染多为伤后初期处理不当所致，常在皮下组织层发生感染，局部有红、肿、热、痛，耳前、耳后或枕下淋巴结肿大及压痛，由于头皮有纤维隔与帽状腱膜相连，故炎症区张力较高，患者常疼痛难忍，并伴全身畏寒、发热等中毒症状，严重时感染可通过导血管侵入颅骨及 (或) 颅内。治疗原则是早期可给予抗菌药物及局部热敷，后期形成脓肿时，则应施行切开引流，持续全身抗感染治疗 1 ～ 2 周。②帽状腱膜下脓肿：帽状腱膜下组织疏松，化脓性感染容易扩散：一般限定在帽状腱膜的附着缘。脓肿多源于伤后头皮血肿感染或颅骨骨髓炎，在小儿偶见因头皮输液或穿刺而引起者。此类患者常表现头皮肿胀、疼痛、眼睑水肿，严重时可伴发全身性中毒反应。治疗时，除应用抗菌药物外，应及时切开引流。③骨髓炎：颅盖部急性骨髓炎常表现为头皮水肿、疼痛、局部触痛，感染向颅骨外板骨膜下扩散时，可出现波特水肿包块。在早期该病容易被忽略，X 线片上，只有在感染 2～3 周之后方能看到明显的脱钙和破坏征象。慢性颅骨骨髓炎，常表现为经久不愈的窦道，反复溃破流脓，有时可排出脱落的死骨碎片。此时 X 线片较易显示虫蚀状密度不均的骨质破坏区，其间有时可见密度较高的片状死骨影像，有些慢性颅骨骨髓炎病例，也可在破坏区周围出现骨质硬化和增生，通过 X 线片可以确诊。颅骨骨髓炎的治疗，应在抗菌治疗的同时施行手术，切除已失去活力和没有血液供应的病骨。

(2) 硬脑膜外积脓：颅骨骨髓炎较易伴发硬脑膜外积脓，有时亦可因开放性颅骨骨折后清创不彻底而引起，这时头皮伤口常已愈合。发病早期患者多有头痛、发热等，脓肿形成后，可出现颅内压增高及局部脑组织受压症状，如偏瘫、失语等。CT 检查可见，出现类似硬脑膜外血肿的梭形影像，早期呈低密度，1 周以后渐变为等密度或高密度影。由于病灶区硬脑膜有炎性肉芽增生，内凸的硬脑膜显著强化，表现为特征性的致密弧形带。

硬脑膜外积脓应行手术治疗，清除硬脑膜外脓液及肉芽组织，伴颅骨骨髓炎者须同时切除病骨，对靠近上矢状窦或横窦的硬脑膜外积脓，应警惕血栓性静脉窦炎。一般在清除脓肿后，应继续抗菌治疗 3～4 周，同时，酌情给予抗凝治疗，预防静脉窦血栓形成。

(3) 硬脑膜下积脓：硬脑膜下积脓常继发于严重的鼻窦炎，也可发生于颅骨骨髓炎或穿透性颅脑伤之后。发病早期，患者常有头痛、发热及颈项强直等表现。稍后可出现颅内压增高症状，多数患者缺乏神经定位体征，较易漏诊。少数患者由于硬脑膜下积脓较大造成脑受压，或因皮质表面静脉血栓形成，亦可出现神经功能障碍，如偏瘫、失语或偏盲。

一般主张硬脑膜下积脓的治疗应采用钻孔引流及冲洗的方法，即在积脓区的中心及稍低部位钻孔，切开硬脑膜，排除脓液，放入导管（用导尿管）用抗生素溶液反复缓慢冲洗。术后留置导管，常规引流、冲洗及给药。全身应用抗生素。

(4) 脑膜炎：颅脑损伤后的脑膜炎多见于颅底骨折并脑脊液漏的患者，或因颅脑开放伤而引起。化脓性细菌进入蛛网膜下隙的途径除经开放的创口之外，亦可从血液、呼吸道、鼻窦及乳突区甚至蝶鞍进入。急性期患者常有头痛、恶心、呕吐、全身寒战、体温升高、脑膜刺激征阳性及颈项强直。但也有少数患者发病隐匿，如脑脊液漏所致的复发性颅内感染。

细菌性脑膜炎的治疗，应及时查明病原菌，尽早应用能透过血脑脊液屏障的强效抗生素，在全身用药的同时，应行鞘内注射抗生素治疗。

(5) 脑室炎：外伤性脑室炎属细菌性脑室炎，主要见于脑穿透性脑损伤，特别是脑室穿通伤早期清创不彻底的患者，或继发于脑膜炎、脑脓肿。轻度的脑室炎，临床上可无特殊表现，其症状与脑膜炎相似，早期常被忽视。因此，凡脑膜炎患者经常规治疗之后，临床症状和实验室检查无相应的好转，甚至病情加重者，即应考虑有脑室炎的可能。严重的脑室炎起病急，常有高热、谵妄、意识障碍及生命体征改变等，甚至出现脑疝。因脑脓肿突然溃破，大量脓液进入脑室系统，可引起强烈的自主神经反应，表现为高热、昏迷、双瞳散大、血压下降，迅即出现呼吸衰竭和循环衰竭，救治极其困难。

细菌性脑室炎的治疗与脑膜炎相似，应尽早查清致病菌，进行药物敏感试验，选用能穿透血脑脊液屏障的强效抗生素及药物，及早给药。如果脑室系统无梗阻，选用的抗菌药物有效，感染常能得以控制。若是脑室系统有阻塞，或抗生素药效较差时，则应在全身用药的同时，反复进行脑室穿刺引流，并经脑室内给药，必要时行双管冲洗引流。

(6) 脑脓肿：外伤后脑脓肿多与碎骨片或异物存留有关，在火器性穿透伤中，污染的弹片残留比高速射入的枪弹更易引起感染。此外，弹片、枪弹经由颌面部、鼻窦或耳颞部、乳突气房等处射入，感染的发生率明显增高。

外伤性脑脓肿的治疗，与耳源性或血源性脑脓肿基本相同，一般在脓肿还未形成前，仍处于化脓性脑炎阶段，可以采用非手术方法，给予大剂量的强效抗生素。

4. 其他并发症

(1) 颅内低压综合征：颅脑损伤后，颅内压多有不同程度的升高，但有少数为颅内压降低。也有的在伤后初期有一阶段为颅内压升高，以后变为颅内低压。腰椎穿刺压力一般在 7.85 kPa(80 mmH$_2$O) 以下，可诊断为颅内低压综合征，患者可出现严重的头昏和头痛等症状，在排除脑脊液通路梗阻后，可诊断为颅内低压综合征。

治疗上应注意卧床休息，采取平卧或头低足高位；同时大量补充液体，口服或静脉滴注，必要时腰椎穿刺注入滤过的空气或氧气，隔日 1 次；可用普鲁卡因行一侧或双侧颈交感神经节封闭；如有脑脊液漏，长期不愈者，应进行修补术。

(2) 静脉窦血栓形成：闭合性颅脑损伤时，颅内静脉窦可因骨折片的刺入或压迫而受损，常继发静脉窦血栓形成。有时损伤轻微，甚至静脉窦表面看不出明显改变，但由于伴有血液浓缩、血流缓慢和凝血机制增强等因素，也可出现本病。发病部位以上矢状窦较为多见，其他静脉窦发生较少。

多采用非手术疗法，给予脱水药物减轻脑水肿，并应用低分子右旋糖酐 -40 及血管扩张药。有骨折片压迫，致静脉窦闭塞，出现明显症状者须手术治疗，将骨片撬起复位或摘除碎骨片，解除对静脉窦的压迫。术前要做好输血准备，以防术中大出血。单纯因静脉窦血栓引起颅内压增高以致威胁患者视力或生命时，可行颞肌下减压术。

(3) 脑脂肪栓塞：颅脑损伤合并四肢骨折，继发脑脂肪栓塞者并不少见。多为长骨骨折后骨髓腔内的脂肪进入脑血管所致，少数肥胖型患者，在遭到大面积的挤压伤时，脂肪经静脉或淋巴管进入血循环而形成脂肪栓子也可引起脑脂肪栓塞。治疗措施：将骨折肢体固定并抬高，避免粗暴的整复和按摩，以防止脂肪继续进入血循环内；采用 5% 碳酸氢钠静脉滴注，扩张血管，改善脑血循环，并可使脂肪与之结合，而逐渐溶解脂肪栓子；应用溶血脂类药物，如去氢胆酸钠静脉滴注；应用大剂量的肾上腺皮质激素，小剂量肝素注射，降低血小板黏附性；应用低分子右旋糖酐 -40，可以降低血液黏滞性，改善血液循环；控制癫痫发作；也可给予大量维生素 B、吸氧及降温等治疗。

(4) 脑外伤后综合征：系指脑震荡或轻度脑挫裂伤后数月到数年，仍有某些自觉症状，但神经系统检查时无阳性体征者。临床上对此有许多不同诊断名称，如"脑外伤后综合征""脑震荡后遗症""脑外伤后遗症"和"外伤性神经症"等。

在伤后急性期内，患者应安静休息，少用脑力，避免阅读长篇刊物，对暂时出现的头部症状的必然性做好解释工作，解除患者的思想顾虑，进行适当的对症治疗。

四、颅底骨折

颅底骨折大多数是线形骨折，个别为凹陷骨折，按其发生部位分为。颅前窝、颅中窝、颅后窝骨折。颅底骨折是由于多种原因造成颅底几处薄弱的区域发生的骨折，大多为颅盖和颅底的联合骨折。

（一）临床表现

1. 颅前窝骨折

前额部头皮挫伤肿胀、眼睑和球结膜下瘀血斑、鼻出血和脑脊液鼻漏、嗅觉丧失或视力减退，严重者导致失明。

2. 颅中窝骨折

颞部软组织挫伤和肿胀、耳出血或脑脊液耳漏、面神经或听神经损伤、眶上裂综合征、颈内动脉海绵窦瘘。

3. 颅后窝骨折

枕部或乳突区皮下瘀斑，多在伤后数小时出现。舌咽、迷走和舌下神经功能障碍或延髓损伤症状。

（二）诊断依据

1. 临床征象

（1）颅前窝骨折：眶周皮下及眼球结合膜下瘀血，表现"熊猫"眼征。鼻腔流血并伴脑脊液鼻漏。可合并嗅神经、视神经、脑垂体、丘脑和额叶脑挫伤症状。

（2）颅中窝骨折：外耳道流血并脑脊液耳漏，常伴有听神经、面神经、三叉神经、外展神经和颞叶脑损伤症状。少数患者合并颈内动脉海绵窦瘘或外伤性动脉瘤。

（3）颅后窝骨折：乳突皮下瘀血、肿胀、压痛，有时咽后壁肿胀、瘀血或脑脊液漏。可合并舌咽神经、迷走神经、副神经、舌下神经和小脑、脑干损伤症状。

2. 颅底 X 线片显示骨折。

（三）治疗

颅前窝骨折本身无须特殊处理，治疗主要是针对由骨折引起的并发症和后遗症。早期应以预防感染为主，可在使用能透过血脑脊液屏障的抗菌药物的同时，做好五官清洁与护理，避免用力擤鼻及放置鼻饲胃管。采半坐卧位，鼻漏任其自然流出或吞咽下，颅压下降后脑组织沉落在颅底漏孔处，促其愈合，切忌填塞鼻腔。通过上述处理，鼻漏多可在 2 周内自行封闭愈合，对经久不愈长期漏液达 4 周以上，或反复引发脑膜炎以及有大量溢液的患者，则应施行修补手术。

颅中窝骨折的治疗原则与颅前窝骨折相同，仍以防止感染为主。有脑脊液耳漏的患者，应清洁消毒外耳皮肤，然后用灭菌脱脂棉或纱布敷盖，定时更换。采取半坐卧位头偏向患侧，以促其自愈，如果漏液持续 4 周以上则应考虑手术治疗。对伴有海绵窦动静脉瘘的患者，早期可采用 Mata 试验，对部分瘘孔较小的病例有一定效果。但对为时较久、症状有所加重或迟发的动静脉瘘患者，则应及早手术治疗。

颅后窝骨折的治疗，急性期主要是针对枕骨大区及高位颈椎的骨折或脱位，若有呼吸功能紊乱和（或）颈脊髓受压时，应及早行气管切开和颅骨牵引，必要时做辅助呼吸或人工呼吸，甚至施行颅后窝及颈椎板减压术。

（四）并发症

1. 颅前窝骨折伴有脑脊液鼻漏和嗅、视神经的损伤。

2. 颅中窝横行骨折患者可有第 5、6、7 或 8 对脑神经的损伤；而纵形骨折则往往造成传导性耳聋；皆可造成脑脊液鼻漏和鼓室积血。

第四节 闭合性颅脑损伤

闭合性颅脑损伤是指硬脑膜仍属完整的颅脑损伤，虽然头皮和颅骨已有开放性创口，但颅腔内容物并未与外界交通，故而仍称为闭合性颅脑损伤。更确切地讲，应当是闭合性脑损伤，因为归属于颅部的头皮和颅骨，可以有开放伤。可分为原发性和继发性颅脑损伤，前者包括脑震荡、脑挫裂伤等；后者包括颅内血肿、脑水肿等。

一、脑震荡

脑震荡是最轻的脑损伤，其特点为伤后即刻发生短暂的意识障碍和近事遗忘。

（一）发生机制和病理

关于脑震荡的发生机制，至今尚有争议。一般认为脑震荡引起的意识障碍主要是脑干网状结构受损的结果。这种损害与颅脑损伤时脑脊液的冲击（脑室液经脑室系统骤然移动）、外力打击瞬间产生的颅内压力变化、脑血管功能紊乱、脑干的机械性牵拉或扭曲等因素有一定关系。

传统观念认为，脑震荡仅是中枢神经系统暂时的功能障碍，并无可见的器质性损害。但近年来的研究发现，受力部位的神经元线粒体、轴突肿胀，间质水肿；脑脊液中乙酰胆碱和钾离子浓度升高，影响轴突传导或脑组织代谢的酶系统紊乱。临床资料也证实，有半数脑震荡患者的脑干听觉诱发电位检查提示有器质性损害。有学者指出，脑震荡可能是一种最轻的弥漫性轴索损伤。

（二）临床表现和诊断

伤后立即出现短暂的意识丧失，持续数分钟至十余分钟，一般不超过半小时。有的仅表现为瞬间意识混乱或恍惚，并无昏迷。同时伴有面色苍白、瞳孔改变、出冷汗、血压下降、脉弱、呼吸浅慢等自主神经和脑干功能紊乱的表现。意识恢复后，对受伤当时和伤前近期的情况不能回忆，即逆行性遗忘。多有头痛、头晕、疲乏无力、失眠、耳鸣、心悸、畏光、情绪不稳、记忆力减退等症状，一般持续数日、数周，少数持续时间较长。

神经系统检查多无明显阳性体征。如做腰椎穿刺，颅内压力和脑脊液在正常范围。CT 检查颅内无异常。

（三）治疗

脑震荡不需要特殊治疗，一般卧床休息 5～7 天，酌用镇静、镇痛药物，做好解释工作，消除患者的畏惧心理，多数患者在 2 周内恢复正常，预后良好。

二、脑挫裂伤

脑挫裂伤是脑挫伤和脑裂伤的统称，因为从脑损伤的病理看，挫伤和裂伤常是同样并存的，区别只在于何者为重或何者为轻的问题。通常脑表面的挫裂伤多在暴力打击的部位和对冲的部位，尤其是后者，总是较为严重并常以额、颞前端和底部为多，这是由于脑组织在颅腔内的滑动及碰撞所引起的。脑实质内的挫裂伤，则常因脑组织的变形和剪性切力引起损伤，往往见于不同介质的结构之间，并以挫伤及点状出血为主。

(一) 病因与病理

脑挫裂伤病因是多发生在暴力直接作用部位和对冲部位，以前颅窝底眶顶和颞叶前端多见，如坠落、撞击、打击等。

脑挫裂伤的病理改变，以对冲性脑挫裂伤为例，轻者可见额颞叶脑表面瘀血、水肿，软膜下有点片状出血灶，蛛网膜或软膜常有裂口，脑脊液呈血性。严重时脑皮质及其下的白质挫碎、破裂，局部出血、水肿，甚至形成血肿，受损皮质血管栓塞，脑组织糜烂、坏死，挫裂区周围有点片状出血灶及软化灶，呈楔形伸入脑白质。4～5天后坏死的组织开始液化，血液分解，周围组织可见铁锈样含铁血黄素染色，糜烂组织中混有黑色凝血碎块。甚至伤后1～3周时，局部坏死、液化的区域逐渐吸收囊变，周围有胶质细胞增生修复，附近脑组织萎缩，蛛网膜增厚并与硬脑膜及脑组织发生粘连，最后形成脑膜脑疤痕块。

脑挫裂伤早期显微镜下可见神经元胞质空泡形成、尼氏体消失、核固缩、碎裂、溶解，神经轴突肿大、断裂，脑皮质分层结构消失，灰白质界限不清，胶质细胞肿胀，毛细血管充血，细胞外间隙水肿明显。此后数日至数周，挫裂伤组织渐液化并进入修复阶段，病损区出现格子细胞吞噬解离的屑及髓鞘，并有胶质细胞增生肥大及纤维细胞长入，局部神经细胞消失，终为胶质瘢痕所取代。

(二) 临床表现

脑挫裂伤患者的临床表现可因损伤部位、范围、程度不同而相差悬殊。轻者仅有轻微症状，重者深昏迷，甚至迅即死亡。

1. 意识障碍

是脑挫裂伤最突出的症状之一。伤后立即发生，持续时间长短不一，由数分钟至数小时、数日、数月乃至迁延性昏迷，与脑损伤轻重相关。

2. 头痛、恶心、呕吐

也是脑挫裂伤最常见的症状。疼痛可局限于某一部位(多为着力部位)，亦可为全头性疼痛，间歇或持续，在伤后1～2周内最明显，以后逐渐减轻，可能与蛛网膜下隙出血、颅内压增高或脑血管运动功能障碍相关。伤后早期的恶心、呕吐可因受伤时第四脑室底的呕吐中枢受到脑脊液冲击、蛛网膜下隙出血对脑膜的刺激或前庭系统受刺激引起，较晚发生的呕吐大多由于颅内压变化而造成。

3. 生命体征

轻度和中度脑挫裂伤患者的血压、脉搏、呼吸多无明显改变。严重脑挫裂伤，由于出血和水肿引起颅内压增高，可出现血压上升、脉搏徐缓、呼吸深慢，危重者出现病理呼吸。

4. 局灶症状和体征

伤后立即出现与脑挫裂伤部位相应的神经功能障碍或体征，如运动区损伤出现对侧瘫痪，语言中枢损伤出现失语等。但额叶和颞叶前端等"哑区"损伤后，可无明显局灶症状或体征。

（三）诊断与鉴别诊断

脑挫裂伤患者往往有意识障碍，常给神经系统检查带来困难。对有神经系统阳性体征的患者，可根据定位征象和昏迷情况，判断受损部位和程度。凡意识障碍严重，对外界刺激反应差的患者，即使有神经系统缺损存在，也很难确定。尤其是有多处脑挫裂伤或脑深部损伤的患者，定位诊断困难，常需依靠 CT 扫描及其他必要的辅助检查做出确切的诊断。

CT 扫描：对脑挫裂伤与脑震荡可以做出明确的鉴别诊断，并能清楚地显示脑挫裂伤的部位、程度和有无继发损害，如出血和水肿情况。同时，可根据脑室和脑池的大小、形态和移位的情况间接估计颅内压的高低。尤为重要的是，对一些不典型的病例，可以通过定期 CT 扫描，动态地观察脑水肿的演变或迟发性血肿的发生。

MRI（磁共振成像）：一般不用于急性颅脑损伤的诊断。MRI 成像时间较长，某些金属急救设备不能进入机房，躁动患者难以合作，故多以 CT 为首选检查项目。但在某些特殊情况下，MRI 优于 CT，如对脑干、胼胝体、脑神经的显示；对微小脑挫伤灶、轴索损伤及早期脑梗死的显示；以及对血肿处于 CT 等密度阶段的显示和鉴别诊断方面，MRI 有其独特的优势，是 CT 所不及的。

腰椎穿刺：有助于了解脑脊液中情况，可以此与脑震荡鉴别，同时，能够测定颅内压及引流血性脑脊液。由于 CT 的普及，在患者入院急诊时腰椎穿刺不再使用。因为腰椎穿刺不但时间长，有一定危险，而且无法做出定位诊断。另外，对有明显颅内高压的患者，应忌腰穿检查，以免促发脑疝。腰椎穿刺仅用于无明显颅内高压的脑挫裂伤蛛网膜下隙出血的住院患者。

（四）治疗

挫裂伤的治疗当以非手术治疗为主，应尽量减少脑损伤后的一系列病理生理反应、严密观察颅内有无继发血肿、维持机体内外环境的生理平衡及预防各种并发症的发生。除非颅内有继发性血肿或有难以遏制的颅内高压手术外，一般不需外科处理。

1. 非手术治疗

脑挫裂伤发生之际，也就是继发性脑损害开始之时，两者密切相连、互为因果，所以尽早进行合理的治疗，是减少伤残率、降低死亡率的关键。非手术治疗的目的，首先是防止脑伤后一系列病理生理变化加重脑损害，其次是提供一个良好的内环境，使部分受损脑细胞恢复机能。因此，正确的处理应是既着眼于颅内又顾及全身。

（1）一般处理：对轻型和部分创伤反应较小的中型脑挫裂伤患者，主要是对症治疗、防治脑水肿，密切观察病情，及时进行颅内压监护及（或）复查 CT 扫描。对处于昏迷状态的中、重型患者，除给予非手术治疗外，应加强护理。有条件时可送入 ICU（加强监护病室），采用多道生理监护仪，进行连续监测和专科护理。患者宜采侧卧，保持气道通畅，间断给氧。若预计患者于短期内（3～5 天）不能清醒时，宜早行气管切开，以便及时清除分泌物，减少气道阻力及无效腔。同时应抬高床头 15°～30°，以利于颅内静脉回流、降低颅压。每日出入量应保持平衡，在没有过多失钠的情况下，含盐液体 500 ml/d 生理盐水即已满足需要，过多可促进脑水肿。含糖液体补给时，应防止血糖过高以免加重脑缺血、缺氧损害及酸中毒。必要时应适量给胰岛素予以纠正，并按血糖测定值及时调整用药剂量。若患者于 3～4 天后仍不能进食时，可放置鼻饲管，给予流质饮食，维持每日热能及营养。此外，对重症患者尚需定期送检血液的生化及酸碱标本，以便指导治疗措施，同时，应重视心、肺、肝、肾功能及并发症的防治。

(2) 特殊处理：严重脑挫裂伤患者常因挣扎躁动、四肢强直、高热、抽搐而致病情加重，应查明原因给予及时有效的处理。对伤后早期就出现中枢性高热、频繁去脑强直、间脑发作或癫痫持续发作者，宜行冬眠降温及 (或) 巴比妥治疗。外伤性急性脑肿胀又称散性脑肿胀 (DBS)，是重型脑损伤早期广泛性脑肿大，可能与脑血管麻痹扩张或缺血后急性水肿有关，好发于青少年。一旦发生应尽早采用过度换气、巴比妥、激素及强力脱水，同时冬眠降温、降压也有减轻血管源性脑水肿的作用。手术无益反而有害。

(3) 降低颅内高压：几乎所有的脑挫裂伤患者都有不同程度的颅内压增高。轻者可酌情给予卧床、输氧、激素及脱水等常规治疗。重征则应尽早施行过度换气、大剂量激素，并在颅内压监护下进行脱水治疗。伤情严重时尚应考虑冬眠降温及巴比妥疗法此外，严重脑外伤后血液流变学亦有明显变化，表现为全血黏度、血浆黏度、红细胞压积、红细胞聚集性和纤维蛋白原均增高；并使红细胞变形能力下降，其程度与伤情呈正相关。由于红细胞聚积性增强、变形力下降故而互相叠连形成三维网状结合体，使血液流动的切应力增大、黏度升高，引起微循环瘀滞，微血栓形成，然而加重脑的继发性损害。

2. 手术治疗

原发性脑挫裂伤一般不需要手术治疗，但当有继发性损害引起颅内高压甚至脑疝形成时，则有手术之必要。对伴有颅内血肿 30 mL 以上、CT 示有占位效应、非手术治疗效果欠佳时或颅内压监护压力超过 4.0 kPa(30 mmHg) 或顺应性较差时，应及时施行开颅手术清除血肿。对脑挫裂伤严重，因挫碎组织及脑水肿而致进行性颅内压增高，降低颅压处理无效，颅内压达到 5.33 kPa(40 mmHg) 时，应开颅清除糜烂组织，行内、外减压术，放置脑基底池或脑室引流；脑挫裂伤后期并发脑积水时，应先行脑室引流待查明积水原因后再给予相应处理。

三、脑干损伤

脑干损伤是指中脑，脑桥和延髓的损伤，是一种严重的颅脑损伤，常分为两种：原发性脑干损伤，外界暴力直接作用下造成的脑干损伤；继发性脑干损伤，继发于其他严重的脑损伤之后，因脑疝或脑水肿而引起脑干损伤。

(一) 病因与病理

脑干损伤是一种严重的，甚至是致命的损伤，有 10%～20% 的重型颅脑损伤伴有脑干损伤。单纯的脑干损伤并不多见。脑干包括中脑、脑桥和延髓，位于脑的中轴底部，背侧与大、小脑相连，腹侧为骨性颅底，恰似蜗牛趴在斜坡上。当外力作用在头部时，不论是直接还是间接暴力都将引起脑组织的冲撞和移动。脑干除在坚硬的颅底上擦挫致伤之外，还受到背负的大脑和小脑所加予的牵拉、扭转、挤压及冲击等致伤力，其中，尤以鞭索性、旋转性或枕后暴力对脑干的损伤最大。通常前额部受击可使脑干冲撞在斜坡上；头侧方着力易使脑干嵌挫在同侧小脑幕切迹缘上；当头颅在扭转运动中致伤时，因为大脑或小脑的转动，使脑干受到扭曲和牵拉；后枕部受力时，脑干可直接撞在斜坡与枕骨大孔上；头部因突然仰俯运动所致鞭索性损伤中，延髓受损机会较多；双脚或臀部着力时枕骨发生凹陷骨折，则可直接损伤延髓；此外，当头部受击引起颅骨严重变形，通过脑室内脑脊液冲击波亦可造成中脑导水管周围或四脑室底的损伤。

原发性脑干损伤的病理改变常为挫伤伴灶性出血和水肿，多见于中脑被盖区，脑桥及延髓被盖区次之，脑干受压移位、变形使血管断裂引起出血和软化等继发病变。

弥漫性轴索损伤 (DAI)：系当头部遭受加速性旋转暴力时，因剪应力而造成的神经轴索损伤。病理改变主要位于脑的中轴部分，即胼胝体、大脑脚、脑干及小脑上脚等处，多属挫伤、出血及水肿。镜下可见轴索断裂、轴浆溢出。稍久则可见圆形回缩球及血细胞溶解含铁血黄素。最后呈囊变及胶质增生。国外学者提出所谓原发性脑干损伤实际上是 DAI 的一部分，不应作为一种独立病症。通常 DAI 均有脑干损伤表现，且无颅内压增高，故需依靠 CT 或 MRI 检查才能诊断。

(二) 临床表现

1. 意识障碍

原发性脑干损伤患者，伤后常立即发生昏迷，轻者对痛刺激可有反应，重者昏迷程度深，一切反射消失。如有昏迷持续时间较长，很少出现中间清醒或中间好转期，应想到合并颅内血肿或其他原因导致的继发性脑干损伤。

2. 瞳孔和眼运动

改变眼球活动和瞳孔调节功能由动眼、滑车及外展等脑神经管理，它们的神经核均位于脑干，脑干损伤时可有相应变化，临床上有定位意义。中脑损伤时，初期两侧瞳孔不等大，伤侧瞳孔散大，对光反应消失，眼球向下外倾斜；两侧损伤时，两侧瞳孔散大，眼球固定。脑桥损伤时，可出现两瞳孔极度缩小，光反射消失，两侧眼球内斜，同向偏斜或两侧眼球分离等征象。

3. 去皮质强直

是中脑损伤的重要表现之一。因为中脑前庭核水平存在促进伸肌收缩的中枢，而中脑红核及其周围网状结构是抑制伸肌收缩的中枢所在。两者之间切断时，便出现去皮质强直。表现为伸肌张力增高，两上肢过伸并内旋，下肢亦过度伸直，头部后仰呈角弓反张状。损伤较轻者可为阵发性，重者则持续发作。

4. 锥体束征

是脑干损伤的重要体征之一。包括肢体瘫痪、肌张力增高、腱反射亢进和病理反射出现等。在脑干损伤早期，由于多种因素的影响，锥体束征的出现常不恒定。但基底部损伤时，体征常较恒定。如脑干一侧性损伤则表现为交叉性瘫痪，包括肢体瘫痪、肌张力增高、腱反射亢进及病理反射阳性。严重损伤处于急性休克期时，全部反射可消失，病情稳定后才可出现。

5. 生命体征变化

(1) 呼吸功能紊乱：脑干损伤常在伤后立即出现呼吸功能紊乱。当中脑下端和脑桥上端的呼吸调节中枢受损时，出现呼吸节律的紊乱，如陈－施呼吸；当脑桥中下部的长吸中枢受损时，可出现抽泣样呼吸；当延髓的吸气和呼气中枢受损时，则发生呼吸停止。在脑干继发性损害的初期，如小脑幕切迹疝的形成时，先出现呼吸节律紊乱，陈－施呼吸，在脑疝的晚期颅内压继续升高，小脑扁桃体疝出现，压迫延髓，呼吸即先停止。

(2) 心血管功能紊乱：当延髓损伤严重时，表现为呼吸心跳迅速停止，患者死亡。较高位的脑干损伤时出现的呼吸循环紊乱常先有一兴奋期，此时脉搏缓慢有力，血压升高，呼吸深快或呈喘息样呼吸，以后转入衰竭，脉搏频速，血压下降，呼吸呈潮式，终于心跳呼吸停止。一般呼吸停止在先，在人工呼吸和药物维持血压的条件下，心跳仍可维持数天或数月，最后往往因心力衰竭而死亡。

(3) 体温变化：脑干损伤后有时可出现高热，这多由于交感神经功能受损，出汗功能障碍，影响体热发散所致。当脑干功能衰竭时，体温则可降至正常以下。

6. 内脏症状

(1) 上消化道出血：为脑干损伤应激引起的急性胃黏膜病变所致。

(2) 顽固性呃逆。

(3) 神经源性肺水肿：是由于交感神经兴奋，引起体循环及肺循环阻力增加所致。

(三) 诊断与鉴别诊断

原发性脑干损伤往往与脑挫裂伤或颅内出血同时伴发，临床症状相互参错，难以辨明孰轻孰重、何者为主，特别是就诊较迟的患者，更难区别是原发性损伤还是继发性损害。因此，除少数早期患者，于伤后随即出现脑干损伤症状又没有颅内压增高，可确诊外，其余大部分患者均需借助 CT 或 MRI 检查才能明确诊断。在显示脑实质内小出血灶或挫裂伤方面，尤其是对胼胝体和脑干的细微损害，MRI 明显优于 CT。

脑干听觉诱发电位 (BAEP)，为脑干听觉通路上的电生理活动，经大脑皮层传导至头皮的远场电位。它所反映的电生理活动一般不受其他外在病变的干扰，可以较准确地反映脑干损伤的平面及程度。通常在听觉通路病灶以下的各波正常，病灶水平及其上的各波则显示异常或消失。

颅内压监护连续测压亦有鉴别原发性或继发性脑干损伤的作用，虽然两者临床表现相同，但原发者颅内压正常，而继发者明显升高。

脑干反射与脑干损害平面的对应关系：严重脑损伤时，皮层以下至脑干各平面受损程度和范围不一，其临床表现亦各异。故可从某些生理反射或病理反射的表现，来判断脑干受损的部位，用以指导临床、推测预后。

(四) 治疗

昏迷时程较长的重度原发脑干伤，要尽早行气管切开、呼吸机辅助呼吸及亚低温治疗。对于轻度脑干损伤的患者，可按脑挫裂伤治疗，部分患者可获得良好疗效，而对于重者，其死亡率很高，所以救治工作应仔细认真，要有长期的打算，且护理工作显得尤为重要，同时，密切注意防治各种并发症。

1. 保护中枢神经系统，酌情采用冬眠疗法，降低脑代谢；积极抗脑水肿；使用激素及神经营养药物。

2. 全身支持疗法，维持营养，预防和纠正水电解质紊乱。

3. 积极预防和处理并发症，最常见的是肺部感染、尿路感染和褥疮。加强护理，严密观察，早期发现，及时治疗，对于意识障碍严重、呼吸功能紊乱的患者，早期实施气管切开至为必要，但气管切开后应加强护理，减少感染机会

4. 对于继发性脑干损伤应尽早明确诊断，及时去除病因。若拖延过久，则疗效不佳。

5. 恢复期应着重于脑干功能的改善，可用苏醒药物，高压氧舱治疗，增强机体抵抗力和防治并发症。

四、丘脑下部损伤

丘脑下部损伤系指颅脑损伤过程中，由于颅底骨折或头颅受暴力打击，直接伤及丘脑下部而出现的特殊的临床综合征。

(一) 病因与病理

丘脑下部是自主神经系统重要的皮质下中枢，与机体内脏活动、内分泌、物质代谢、体温调节以及维持意识和睡眠有重要关系。因此，丘脑下部损伤后临床表现往往重笃。单纯丘脑下部损伤较少，大多与严重脑挫裂伤和(或)脑干损伤伴发。通常若颅底骨折越过蝶鞍或其附近时，常致丘脑下部损伤。当重度冲击伤或对冲性脑损伤致使脑底部沿纵轴猛烈前后滑动时，也可造成丘脑下部的损伤，而且往往累及垂体柄和垂体，其损伤病理多为灶性出血、水肿、缺血、软化及神经细胞坏死，偶可见垂体柄断裂和垂体内出血。

(二) 临床表现

1. 意识及睡眠障碍

丘脑下部后外侧区与中脑被盖部均属上行性网状激动系统，系维持觉醒的激动机构，是管理觉醒和睡眠的重要所在，一旦受损，患者即可出现嗜睡症状，虽可唤醒，但旋又入睡，严重时可表现为昏睡不醒。

2. 体温调节障碍

因丘脑下部损伤所致中枢性高热常骤然升起，高达 41℃，但皮肤干燥少汗，皮肤温度分布不均，四肢低于躯干，且无炎症及中毒表现，解热剂亦无效。有时出现低温，或高热后转为低温，若经物理升温亦无效则预后极差。

3. 水代谢紊乱

多因丘脑下部视上核和室旁核损伤，或垂体柄内视上垂体束受累致使抗利尿素分泌不足而引起尿崩症，每日尿量达 4000 ～ 10 000 mL，尿比重低下 1.005。

4. 糖代谢紊乱

常与水代谢紊乱同时存在，表现为持续血糖升高，血液渗透压增高，而尿中无酮体出现，患者严重失水，血液浓缩、休克、死亡率极高，即所谓"高渗高糖非酮性昏迷"。

5. 内分泌代谢功能紊乱

(1) 丘脑下部视上核、室旁核受损或垂体柄视上核垂体束受累。致抗利尿激素合成释放障碍，引起中枢性尿崩，每天尿量达 4000 ～ 10000 mL，尿比重低于 1.005。

(2) 下丘脑‐垂体‐靶腺轴的功能失调。可出现糖、脂肪代谢的失调，尤其是糖代谢的紊乱，表现为高血糖，常与水代谢紊乱并存。患者血液渗透压增高，而尿中无酮体出现，患者严重失水，血液浓缩、休克，可出现高渗高糖非酮性昏迷，死亡率极高。

6. 循环及呼吸紊乱

丘脑下部损伤后心血管功能可有各种不同变化，血压有高有低、脉搏可快可慢，但总的来说以低血压、脉速较多见，且波动性大，如果低血压合并有低温则预后不良。呼吸节律的紊乱与丘脑下部后份呼吸管理中枢受损有关，常表现为呼吸减慢甚至停止。视前区损伤时可发生急性中枢性肺水肿。

7. 消化系统障碍

由丘脑下部前区至延髓迷走神经背核有一神经束，管理上消化道自主神经，其任何一处受损均可引起上消化道病变，易致胃十二指肠黏膜糜烂、坏死、溃疡及出血。其成因可能是上消化道血管收缩、缺血；或因迷走神经过度兴奋；或与胃泌素分泌亢进、胃酸过高有关。除此之外，这类患者还常发生顽固性呃逆、呕吐及腹胀等症状。

8. 局部神经体征

主要是鞍区附近的脑神经受累体征，包括视神经、视束、滑车神经等。

（三）诊断与鉴别诊断

丘脑下部损伤往往与严重脑挫裂伤、脑干损伤或颅内高压同时伴发，临床表现复杂，常相互参错，故较少单纯的典型病例。一般只要有某些代表丘脑下部损伤的征象，即可考虑伴有此部损伤。近年来通过 CT 和 MRI 检查，明显提高了丘脑下部损伤的诊断水平。不过有时对三脑室附近的灶性出血，常因容积效应影响不易在 CT 图像上显示，故对于丘脑下部仍以 MRI 为佳，即使只有细小的散在斑点状出血也能够显示，于急性期在 T_1 加权像上为低信号，在 T_2 加权像则呈等信；亚急性和慢性期 T_1 加权像上出血灶为清晰的高信号，更利于识别。

间脑发作：亦称丘脑下部发作或间脑癫痫，为一种阵发出现的面颈部潮红、出汗、心悸、流泪、流涎、颤抖及胃肠不适感，每次发作历时数分钟至 1～2 小时，但无抽搐，偶有尿意。

（四）治疗

急性下丘脑原发性损伤是严重的脑损伤之一，治疗上按重型颅脑损伤的治疗原则进行。因丘脑下部损伤所引起的神经 - 内分泌紊乱和机体代谢障碍较多，故在治疗上更为困难和复杂，必须在严密的观察、颅内压监护、血液生化检测和水电解质平衡的前提下，稳妥细心的治疗和护理，才有度过危境的希望，早期应注意采用强有力的措施控制高热和脑水肿。控制自主神经症状的发生、发展也是十分重要的。中枢性尿崩可采用替代疗法。

第五节 脑挫裂伤

脑挫裂伤是脑挫伤和脑裂伤的统称，因为从脑损伤的病理看，挫伤和裂伤常是同样并存的，区别只在于何者为重或何者为轻的问题。通常脑表面的挫裂伤多在暴力打击的部位和对冲的部位，尤其是后者，总是较为严重并常以额、颞前端和底部为多，这是由于脑组织在颅腔内的滑动及碰撞所引起的。脑实质内的挫裂伤，则常因脑组织的变形和剪性切力引起损伤，往往见于不同介质的结构之间，并以挫伤及点状出血为主。

一、病因

暴力打击后冲击部位和对冲部位，尤其是后者，挫伤和裂伤并存的脑的损伤，多见于额、颞叶底部。脑内的挫裂伤则因剪应力伤所致。

二、病理

伤处脑表面瘀血、水肿、软脑膜下出血、蛛网膜或软脑膜有裂口。镜下早期脑皮质分层结构消失、灰白质界限不清。后期可见胶质细胞增生和胶质瘢痕形成。

三、临床表现

1. 症状

多数有较长时间的昏迷，损伤部位症状如瘫痪、失语、感觉障碍等，清醒者主诉头痛伴有呕吐。

2. 体征

可能有生命体征变化和脑膜刺激征、神经功能缺损的体征。

四、诊断

较重的意识障碍和神经系统阳性体征，脑膜刺激征，CT可见脑挫裂伤灶及脑沟内高密度影。

五、手术技术

脑挫裂伤以非手术治疗为主，但一些严重的冲击伤及对冲性脑挫裂伤，除脑组织原发性损伤外，继发严重的脑水肿、脑肿胀和脑内出血，产生局部脑组织受压或颅内高压危象，手术可能挽救患者的生命，或者为神经功能的恢复创造一定的条件。碎裂和失活的脑组织周围水肿可持续较长时间，这种损伤灶的水肿和出血对周围脑组织产生压迫，加之损伤以后的脑组织的微循环障碍，进一步加重了脑水肿的程度及其范围，如此可形成恶性循环，颅内压增高逐渐加重甚至发展成脑疝；损伤灶周围的脑组织因为长期水肿和被挤压，势必影响脑细胞代谢，甚至发生细胞死亡；大量和长期应用脱水剂会影响身体内环境的稳定和心脏、肾脏的功能。所以，对严重的碎裂、失活的脑组织，即使不合并有出血，也可能同样存在严重的占位效应，也应视作血肿的占位作用对待。

采取手术方法清除这些失活的脑组织以及夹杂在其中的血块，一方面能够及时解除占位效应，缓解脑组织水肿，降低颅内压，避免脑疝的发生及阻止其发展；另一方面，因解除了对周围脑组织的压迫，有利于改善和促进脑功能的恢复；同时还可大大减少脱水剂的使用剂量及使用时间，避免和减少由此引起的相应并发症的发生。

（一）适应证

1. 脑挫裂伤严重，头部 CT 扫描显示脑内血肿达 30 mL。

2. 额叶区或颞叶前区严重脑组织碎裂，其间有多个大小不等血块，血肿量 20 mL 左右，周围脑组织水肿严重，同侧侧脑室前角或下角受压或者消失，中线移位达 0.5 cm 以上。

3. 一侧额叶和颞叶脑挫裂伤并弥漫性点状和片状出血，脑组织水肿，同侧的侧脑室受压和移位，中线偏移近 1 cm，临床已出现小脑幕切迹疝表现。

4. 中央区附近脑挫裂伤并发脑内出血达 15 mL 以上。

5. 小脑挫裂伤并出血为 10 mL 以上，或因水肿压迫导水管、第四脑室，甚至发生梗阻性脑积水。

6. 双侧额叶和颞叶广泛性脑挫裂伤，经非手术治疗意识障碍加重，颅内压监护压力大于 5.33 kPa(40 mmHg) 时。

（二）禁忌证

1. 年龄过大，一般情况较差。

2. 严重的心脏、肺、肾、肝脏疾病及其功能障碍。

3. 出血和凝血功能障碍。

4. 脑挫裂伤严重，但无脑室受压或中线结构被推挤、移位等占位征象者。

5. 病情已至深度昏迷、去皮质强直状、双侧瞳孔散大、对光反应消失等脑疝晚期状态。

（三）治疗

挫裂伤的治疗当以非手术治疗为主，应尽量减少脑损伤后的一系列病理生理反应、严密观察颅内有无继发血肿、维持机体内外环境的生理平衡及预防各种并发症的发生。除非颅内有继发性血肿或有难以遏制的颅内高压手术外，一般不需外科处理。

1. 非手术治疗

脑挫裂伤发生之际，也就是继发性脑损害开始之时，两者密切相连、互为因果，所以尽早进行合理的治疗，是减少伤残率、降低死亡率的关键。非手术治疗的目的，首先是防止脑伤后一系列病理生理变化加重脑损害，其次是提供一个良好的内环境，使部分受损脑细胞恢复机能。因此，正确的处理应是既着眼于颅内、又顾及全身。

(1) 一般处理：对轻型和部分创伤反应较小的中型脑挫裂伤患者，主要是对征治疗、防治脑水肿，密切观察病情，及时进行颅内压监护及 / 或复查 CT 扫描。对处于昏迷状态的中、重型患者，除给予非手术治疗外，应加强护理。有条件时可送入 ICU(加强监护病室)，采用多道生理监护仪，进行连续监测和专科护理。患者宜采侧卧，保持气道通畅，间断给氧。若预计患者于短期内 (3 ～ 5 天) 不能清醒时，宜早行气管切开，以便及时清除分泌物，减少气道阻力及无效腔。同时应抬高床头 15°～ 30°；以利于颅内静脉回流、降低颅压。每日出入量应保持平衡，在没有过多失钠的情况下，含盐液体 500 mL/d 生理盐水即已满足需要，过多可促进脑水肿。含糖液体补给时，应防止血糖过高以免加重脑缺血、缺氧损害及酸中毒。必要时应适量给胰岛素予以纠正，并按血糖测定值及时调整用药剂量。若患者于 3 ～ 4 天后仍不能进食时，可放置鼻饲管，给予流质饮食，维持每日热能及营养。此外，对重征患者尚需定期送检血液的生化及酸碱标本，以便指导治疗措施，同时，应重视心、肺、肝、肾功能及并发症的防治。

(2) 特殊处理：严重脑挫裂伤患者常因挣扎躁动、四肢强直、高热、抽搐而致病情加重，应查明原因给予及时有效的处理。对伤后早期就出现中枢性高热、频繁去脑强直、间脑发作或癫痫持续发作者，宜行冬眠降温及 /(或) 巴比妥治疗。外伤性急性脑肿胀又称散性脑肿胀 (DBS)，是重型脑损伤早期广泛性脑肿大，可能与脑血管麻痹扩张或缺血后急性水肿有关，好发于青少年。一旦发生应尽早采用过度换气、巴比妥、激素及强力脱水，同时冬眠降温、降压也有减轻血管源性脑水肿的作用。手术无益反而有害。

(3) 降低颅内高压：几乎所有的脑挫裂伤患者都有不同程度的颅内压增高。轻者可酌情给予卧床、输氧、激素及脱水等常规治疗。重征则应尽早施行过度换气、大剂量激素，并在颅内压监护下进行脱水治疗。伤情严重时尚应考虑冬眠降温及巴比妥疗法此外，严重脑外伤后血液流变学亦有明显变化，表现为全血黏度、血浆黏度、红细胞压积、红细胞聚集性和凝血因子均增高；并使红细胞变形能力下降，其程度与伤情呈正相关。由于红细胞聚积性增强、变形力下降故而互相叠连形成三维网状结合体，使血液流动的切应力增大、黏度升高，引起微循环瘀滞，微血栓形成，然而加重脑的继发性损害。

2. 手术治疗

原发性脑挫裂伤一般不需要手术治疗，但当有继发性损害引起颅内高压甚至脑疝形成时，则有手术之必要。对伴有颅内血肿 30 mL 以上、CT 示有占位效应、非手术治疗效果欠佳时或颅内压监护压力超过 4.0 kPa(30 mmHg) 或顺应性较差时，应及时施行开颅手术清除血肿。对脑挫裂伤严重，因挫碎组织及脑水肿而致进行性颅内压增高，降低颅压处理无效，颅内压达到 5.33 kPa(40 mmHg) 时，应开颅清除糜烂组织，行内、外减压术，放置脑基底池或脑室引流；脑挫裂伤后期并发脑积水时，应先行脑室引流待查明水原因后再给予相应处理。

六、术中注意事项

1. 脑挫裂伤行外减压手术，其降低颅内压的减压效果并不仅仅是在于去除骨瓣的大小，更重要的是切除颞骨的范围应该尽可能低至颧弓平面，这样对颞叶内侧面的压力解除才更直接、可靠和更有效，才能使已疝下去的海马沟回组织的充血、水肿得以消退，逐步减轻或者解除对中脑及大脑后动脉的挤压，也由于疝入组织肿胀的缓解才有可能促使它们的自动回复。

2. 切开脑膜时，如颅内压很高，除可先做一硬脑膜小切口，清除部分积血、碎裂脑组织，待脑压下降以后，在切开处下方用棉片、脑压板压住脑组织，快速剪开脑膜。同时，应注意考虑是否有其他因素引起颅内压升高，如麻醉过浅、患者用力屏气、血压升高；呼吸道不畅；颈部扭曲致颈静脉回流受影响，或者头部位置较心脏还低等因素都可以使颅内压上升，加重颅内高压，影响脑膜的切开。

3. 脑膜切开后应用吸收性吸收性明胶海绵、脑棉片覆盖、保护好所有暴露的脑组织和血管，避免脑皮质表面干燥、损伤，可减少术后炎性反应和由此引起的脑膜与脑的粘连，减少和避免术后癫痫发生。

4. 手术显微镜或手术放大镜照明好、视野清晰，对判断失活脑组织以及寻找、确定出血点非常有益。在手术显微镜或手术放大镜下能够较彻底清除已经失活的脑组织及夹杂在其间和周围的出血块，妥善保护正常的脑组织。对基底核、丘脑区的出血除非血块较大或者与额叶、颞叶的病灶相连可予以小心吸除，否则，勉强手术清除可能会造成新的神经功能障碍；脑叶的切除也应慎重，除非必须做内减压才能度过术后颅内高压危象，一般不应做脑叶(额、颞叶前部分)的切除。

5. 手术清除失活脑组织和血块，脑压已经降低以后又逐渐上升，在除外颅外因素后应该注意有新的血肿发生。最常见的是暴力直接着力部位硬脑膜外血肿，其次考虑其他挫裂伤处新的出血形成血肿。如患者出现瞳孔及其他神经系统定位体征，应立即对可疑部位进行探查，如果手术台上不能肯定有新的出血，手术结束后立即做头部 CT 扫描，明确颅内压增高的原因。

6. 脑挫裂伤后除损伤灶及周围脑组织已有微循环障碍外，进入蛛网膜下隙的积血在红细胞破坏后可释放出一些缩血管物质，产生脑血管痉挛而加重脑损伤，甚至发生脑梗死。所以，术中使用生理盐水或者生理盐水加入罂粟碱 30 mg，尽可能彻底冲洗和清除侧裂池、鞍上池及大脑凸面的积血及血性液体，并在脑池内或脑底部放置外引流管，术后持续引流血性液体，进一步清除血性脑脊液，加快脑脊液的廓清，预防脑血管痉挛，还有助于降低颅内压，同时，还可能减少外伤性交通性脑积水的发生。

7. 在关颅前，脑组织膨起不好，无脑搏动，可能系脑疝疝入组织未回复。可以试着将颞叶轻轻抬起，促使疝入的沟回组织退出小脑幕裂孔，或者逐渐抬起颞叶中后部分，显露小脑幕游离缘，将其切开 1～2 cm，即可彻底解除疝入组织对中脑的压迫，以及疝入组织和脑干的血循环障碍。

第六节 创伤性脑水肿

创伤性脑水肿如果得不到控制，会使神经组织蜕变和萎缩，加剧神经功能障碍。而脑水肿引起的颅内压持续增高，最终可能导致脑疝，是颅脑创伤早期死亡的主要原因之一。因此，在颅脑创伤综合治疗中，早期防治脑水肿非常重要。

一、发生机制

外伤性脑水肿是指脑实质损伤之后均有轻重不同的脑水肿反应，也是外伤后颅内压增高的常见原因之一。脑水肿可在伤后立即发生，逐日加重，至 3～4 天达到高峰。实际上脑水肿完全消退需 7～14 天，而当脑组织损伤严重，局部出血、水肿、缺血及缺氧等反应向周围广泛扩展时，则常导致不可逆的弥漫性水肿、肿胀，威胁患者生命。以往，临床上所看到的脑水肿有湿性与干性之分，前者水分主要积在细胞外间隙，脑回外观扁平、脑沟窄浅，扪之松软，切面有水分渗出，出血点血液流散，称之为水肿；后者水分集于细胞内，脑表面干燥、瘀血，扪之韧实，切面无水分渗出，出血点不流散，称之为肿胀。1967 年，国外学者将创伤性脑水肿分为血管源性细胞外水肿和细胞毒性细胞内水肿，前者系因血脑屏障破坏，毛细血管通透性增加，使水分、钠、氯及蛋白渗至血管外，形成细胞外间隙水肿，又因白质细胞外间隙大于灰质 4～6 倍，故水肿主要在白质内扩散；后者则属细胞代谢障碍所致，概因缺氧、胶质细胞膜受损、酶系统活动紊乱及钠泵功能不良等故，而使水分进入渗透压较高的细胞内，形成细胞内水肿且灰质与白质均可涉及。

二、防治

1. 纠正和消除脑水肿的全身性因素

(1) 防治缺氧：颅脑创伤救治的全程中，必须保持患者呼吸道通畅，并维持有效的呼吸功能。早期的呼吸与循环复苏至关重要。

(2) 纠正血压异常：在外伤情况下，脑血管自动调节功能受损伤。外周血压的变化直接影响局部脑血流量的变化。低血压必须予以纠正，以提高脑灌注压，维持有效局部脑血流量。然而，高血压也应予以纠正，因为脑灌注压有其两面性，高灌注压虽能改善脑缺血，但同时也可加重脑水肿 (主要是血管源性脑水肿)，同时脑的一些供血血管会受到压迫，局部脑血流量不会增加，相反还会下降，加重神经细胞的损伤；脑灌注压的下降可使毛细血管内压降低，血管外渗的水分和大分子物质减少，血管源性脑水肿得到一定程度的控制。治疗后的最佳状态是既降低脑灌注压以减轻血管源性脑水肿，又保证脑组织血供，即收缩压控制在

≥ 80 mmHg(1 mmHg=0.133 kpa)，脑灌注压至少应＞ 70 mmHg。

2. 应用钙离子拮抗剂

细脑内钙超载是多种病理过程最后导致神经元死亡的共同途径。因此，对颅脑创伤患者应及早应用钙离子拮抗剂。钙离子拮抗剂治疗脑部损伤的作用机制主要为阻滞钙离子经细胞膜上的慢通道进入细胞内，减少细胞外 Ca^{2+} 大量内流，同时，增强钙泵活性，增加细胞内 Ca^{2+} 排出，减轻细胞内钙超载，保护神经细胞，使细胞毒性损害减轻，解除脑血管痉挛，降低血脑屏障通透性。

3. 脱水治疗

(1)20% 甘露醇：作为经典的脱水药物是治疗创伤性脑水肿的首选药物，对于急性创伤性脑水肿的治疗效果最佳，属渗透性利尿剂，应避免单用大剂量甘露醇，以减少脱水作用反跳和肾功能损害的副作用。

(2) 甘油：是一种高渗脱水剂，可口服也可静脉注射。口服较大剂量的甘油后，其脱水降压作用较静脉注射甘露醇更加明显且作用持续时间更长。

(3) 甘油果糖高渗脱水剂：含有 10% 甘油、5% 果糖以及 0.9% 氯化钠。与甘露醇相比显效时间稍缓慢，但维持时间长久。

(4) 清蛋白：吸收组织液进入血管，可致正常血容量的脱水。清蛋白还能与血液中的金属离子相结合，阻止它们对脂质过氧化物的催化作用，亦可直接与氧化剂发生作用，减少氧自由基对脑组织的损伤。

(5) 心房肽：可抑制脑脊液产生，促进脑脊液吸收，进而缓解脑水肿，还可通过对血脑屏障通透性的调节及利尿作用和抑制脑损伤后脑组织水、钠含量增多，减轻脑水肿。

(6) 复方丹参：通过改善脑组织微循环，纠正脑缺血、缺氧，可以降低组织内钙超载，从而减轻脑水肿。

(7) 其他药物：如氢氯噻嗪、乙酰唑胺、氨茶碱和 β- 七叶皂苷钠等，也有一定的脱水作用。

第七节 外伤性颅内血肿

颅内血肿是颅脑损伤中最多见而且最危险的继发性病变，若诊断和处理不及时，会威胁患者生命。其发生率约占闭合性颅脑损伤的 10%，但在重型颅脑创伤中几乎有半数患者并发颅内血肿。通常自受伤至血肿形成往往有一个演变过程，其发展速度急缓不一，依出血的速度和部位而异。

一、病理与生理

正常人颅腔的容积是脑的体积、颅内血容量和颅内脑脊液三者的总和。外伤后，额外地增加了血肿的体积，脑组织缺乏可缩性，血液积聚颅腔达到一定体积，颅腔血容量及脑脊液对颅内压调节失控时，即引起脑压迫症状，当血肿不断增大，如不清除，最终因颅内压增高及脑疝形成而危及患者生命。

二、临床表现

1. 颅内压增高症

头痛、呕吐和视盘水肿为颅压高的三主症。在急性硬膜外血肿仅见前二者。亚急性和慢性者始见视盘水肿。颅脑外伤后剧烈头痛、呕吐频繁，则应考虑血肿的可能性。

2. 意识障碍

有典型的再昏迷史。伤后即刻的意识障碍为原发性昏迷，是脑直接受损伤所致。硬膜外血肿的脑损伤较轻，故原发昏迷时间亦短。因伤后颅内血肿不断增大，压迫脑干，使患者再次出现意识障碍（称再昏迷）。这样表现为原发昏迷－中间清醒或意识好转－再次昏迷，此过程中的中间清醒阶段称中间清醒期，为硬膜外血肿病程中最明显的特征。在中间清醒期内患者多有剧烈头痛、频繁呕吐，躁动不安等。根据受伤机制，着力部位，病情变化过程及检查，诊断并不困难。若病情许可，进一步做脑血管造影及 CT 扫描可立即诊断。若患者已发生脑疝则应立即手术。术前已确诊的病例可行骨瓣开颅清除血肿。术前来不及行特殊检查者，可先行钻孔探查术，确定血肿部位后开颅手术。

3. 硬膜下血肿

由于颅脑外伤，颅内出血，血液集聚在硬膜下腔而成。发病率在颅内血肿中占首位。发病机制与硬膜外血肿不同，是脑对冲性损伤所致，尤多见于枕部着力的减速性损伤，此时脑额叶向前颅窝底，颞极向蝶骨嵴对冲造成损伤，脑皮质血管破裂出血，亦可能因脑组织在颅内移动，使皮质静脉汇入矢状窦的桥静脉断裂出血。故硬膜下血肿时脑部受到的损伤，比硬膜外血肿要严重。急性硬膜下血肿的临床特点是：脑挫伤较重，原发昏迷时间长且逐渐加重，故中间清醒期不如硬膜外血肿明显；颅内高压症状较重且很快出现危象——脑疝（一侧瞳孔散大，光反应消失，若不及时外理会双侧瞳孔散大，去大脑强直，呼吸停止）；血肿对侧肢体可出现轻瘫，病理反射阳性等，但在深昏迷患者查不出局灶体征。颅 X 线片一般无颅骨骨折。A 超波检查中线波常移向血肿对侧。脑血管造影在血肿侧可见明显的月牙形无血管区。CT 扫描对血肿定位非常重要。对急性硬膜下血肿应立即手术，钻孔引流或开颅清除血肿。对出现脑疝的病例，争取尽早减压，钻孔时先放出积血再行开颅。对于亚急性或慢性者亦可据情行甘露醇脱水疗法。

4. 外伤性脑内血肿

常与脑挫裂伤并存。意识障碍亦较重，昏迷多呈持续性并逐渐加深。脑水肿明显，颅内压增高症明显。若血肿及脑挫裂伤位于运动区则可出现定位体征。CT 脑扫描可显示血肿，脑挫伤部位的实质内有不规则的密度增高区，有时可多发，血肿周围有低密度的脑挫伤、水肿区。颅高压不明显的病例可用脱水疗法，但需及时复查 CT，一旦有病情恶化应立即手术。在凹陷骨折清创时应注意有无脑内血肿的可能性，若发现血肿则应清除。

5. 外伤性硬膜下积液

是一种特殊的脑外伤。在外力作用下，脑在颅腔中移动，引起局部蛛网膜破裂。蛛网膜下隙的脑脊液随脑搏动源源不断地通过裂隙处，只许脑脊液流出到硬膜下腔，而不能反方向回流。故硬膜下腔脑脊液越集越多造成脑受压。在临床上与硬膜下血肿相似，很难鉴别，血管造影图像两者亦非常近似。但在 CT 扫描下，外伤性硬膜下积液为低密度，血肿则为高密度。治疗亦同硬膜下血肿。但多用钻孔引流的方法。慢性硬膜下积液如有较厚的包膜，需开颅切除。

三、鉴别诊断

1. 脑挫裂伤

伤后昏迷时间较长，治疗后逐渐减轻，偏瘫、失语伤后立即出现，脑血管造影或 CT 扫描可资鉴别。

2. 脑血管意外

有长期的高血压病史，发病时患者会感到剧烈头痛、头昏，然后昏倒、偏瘫、失语严重，脑血管造影和 CT 扫描可确定诊断。

四、治疗与预后

（一）急性硬脑膜外血肿

硬膜外血肿多为单发，多发者罕见，但可合并其他类型血肿，构成复合型血肿，其中以外伤着力点硬膜外血肿合并对冲部位硬膜下血肿较为常见，脑内血肿少见。硬膜外血肿可见于任何年龄患者，以 15～40 岁青壮年较为多见。

[手术治疗]

常多采用骨窗开颅或骨瓣开颅术，便于彻底清除血肿，充分止血和必要时行硬膜下探查，是硬膜外血肿沿用已久的术式。近年来，由于 CT 扫描检查的广泛应用，血肿的部位、大小和脑损伤情况了如指掌，并能动态地观察血肿的变化，因此有作者采用小骨窗方法治疗硬膜外血肿也获得成功。但值得注意的是，巨大硬膜外血肿和活动性出血的硬膜外血肿不宜采用小骨窗方法。

1. 骨瓣或骨窗开颅硬膜外血肿清除术

适用于典型的急性硬膜外血肿。脑膜中动脉或其分支近端撕裂、静脉窦撕裂等出血凶猛，短时间形成较大血肿，已经出现严重颅压高症状和体征或早期额叶钩回疝表现，应立即行骨瓣开颅清除血肿，充分减压并彻底止血，术后骨瓣复位，避免二次颅骨修补手术；若患者已处于双侧瞳孔散大、病理性呼吸等晚期脑疝表现，为了迅速减压，可先行血肿穿刺放出血肿的液体部分，达到部分减压的目的，再进行其他术前准备及麻醉，麻醉完毕后采用骨窗开颅咬开骨窗应足够大，同时行颞肌下减压。

骨瓣打开或骨窗形成后，即已达到减压的目的。暴露血肿后不必急于挖出血肿，因此时颅压已得到一定的缓解，为减少出血起见，血肿清除应自血肿周边逐渐剥离，遇有破裂的动静脉即电凝或缝扎止血；脑膜中动脉破裂出血可电凝、缝扎及悬吊止血，必要时填塞棘孔，血肿清除后仔细悬吊硬膜，反复应用生理盐水冲洗创面。对所有出血点进行仔细止血，防止术后再出血。硬膜外血肿清除后，若硬膜张力高或硬膜下发蓝，疑有硬膜下血肿时，应切开硬膜探查，避免遗漏血肿，遗漏血肿是造成患者术后死亡的重要原因之一，切勿轻易去骨瓣减压而草率结束手术。术毕，悬吊硬脑膜于骨窗外缘，还纳骨瓣，分层缝合头皮，硬膜外置橡皮条引流24～48小时。对于巨大硬膜外血肿脑疝的患者，有人主张血肿清除后采取去骨瓣减压，以免术后大片脑梗死水肿、再次发生脑疝。

2. 钻孔穿刺清除硬膜外血肿

适用于特急性硬膜外血肿的紧急抢救，为暂时缓解颅内高压，赢得时间，先行锥孔或钻孔排出部分液态血肿。这种应急措施已用于院前急救或脑内血肿的引流。最近，有学者用于急性硬膜外血肿的治疗，做到快速引流血肿抢救患者。其适应证为病情相对稳定，出血量 30～50 mL，经 CT 检查明确定位，中线移位达 0.5 cm 以上，无继续出血者。方法则按 CT 所示血肿最厚处，进行锥孔或钻孔，然后插入吸引针管或放入带绞丝的碎吸针管。排出部分血液后再注入尿激酶，或尿激酶加玻璃酸酶溶解残留的血凝块，反复数次，留管引流 3～6 天至 CT 复查血肿已排尽为度。穿刺治疗急性硬膜外血肿应密切观察病情变化，及时复查 CT，若经抽吸及初次液化后血肿减少低于 1/3 或症状无明显缓解，应及时改用骨瓣开颅清除血肿。

[非手术治疗]

急性硬膜外血肿，无论施行手术与否，均须进行及时、合理的非手术治疗，特别是伴有严重脑原发性损伤和 (或) 继发性脑损害的患者，绝不能掉以轻心。

对于神志清楚、病情平稳、血肿量＜15 mL 的幕上急性硬膜外血肿可表现头痛、头晕、恶心等颅内压增高症状，但一般无神经系统体征，没有 CT 扫描时难以确定血肿的存在，经 CT 扫描确诊后，应用脱水、激素、止血、活血化瘀等治疗，血肿可于 15～45 天吸收。保守治疗期间动态 CT 监护，血肿量超过 30 mL 可行穿刺治疗，在亚急性及慢性期内穿刺治疗，血肿多已部分或完全液化，抽出大部分血肿，应用液化剂液化 1～2 次即可完全清除血肿。但必须动态观察患者神志、临床症状和动态 CT 扫描。一旦发现血肿增大，立即改为手术治疗。

(二) 急性和亚急性硬脑膜下血肿

急性硬脑膜下血肿病情发展快，伤情重，尤其是特急性病例，死亡率高达 50%～80%，一经诊断，刻不容缓，应争分夺秒，尽早施行手术治疗。亚急性硬脑膜下血肿中，有部分原发性脑损伤较轻，病情发展较缓的病例，亦可在严密的颅内压监护下或 CT 扫描动态观察下，采用非手术治疗获得成功。但治疗过程中如有病情恶化，即应改行手术治疗，任何观望、犹豫都是十分危险的。

1. 手术治疗

手术方法的选择须依病情而定，常用的手术方法包括：骨瓣开颅血肿清除术＋去骨瓣减压术、颞肌下减压术和钻孔冲洗引流术。

(1) 钻孔冲洗引流术：根据 CT 显示血肿所在部位，行钻孔引流，若属术前来不及定位的紧急钻孔探查，则应按致伤机制及着力点，结合患者临床表现做出定位，然后按序钻孔。若属对冲性损伤应首先在颞前部钻孔，其次额部，然后顶部；若系直接冲击伤，则先在着力部，继而于对冲部位钻孔探查。发现血肿后，应将钻孔稍加扩大，以方便冲洗和清除血肿。如为液状血肿，又无活跃性出血时，可于血肿较厚的部位再多做 1～2 个钻孔，然后经各孔间插管冲洗常可将血肿大部排出。此时，若颅内高压得以缓解，脑搏动良好，即可终止手术。于低位留置引流管一根，持续引流 24～48 小时，分层缝合头皮。小儿急性硬膜下血肿囟门未闭者可经前囟侧角穿刺反复抽吸逐渐排出，若属固态血肿则需钻孔引流或开颅清除血肿。

(2) 骨窗或骨瓣开颅术：适用于血肿定位明确的患者；经钻孔探查发现血肿呈凝块状，难以冲洗排出者；于钻孔冲洗引流过程中有鲜血不断流出者；或于清除血肿后，脑组织迅速膨起，颅内压力又复升高者。均应立即扩大钻孔为骨窗或行骨瓣开颅，在良好显露的前提下，充分清除血肿及挫碎、糜烂的脑组织，妥善止血。必要时应行脑穿刺排除脑内血肿，并行脑室穿刺引流或行脑基底池引流。术毕，如常缝合硬脑膜及头皮各层，硬膜外置橡皮引流 24～48 小时。

若在清除血肿后，颅内压一度好转，旋又增高时，应于可能存在颅内多发性血肿的部位，试行钻孔及探查。特别是额、颞底部及脑内深部，必要时应借助于术中 B 超行脑扫描检查。在确定无其他血肿后，可行颞肌下减压术或去骨瓣减压术，并应作脑室穿刺引流及(或)小脑幕切开、脑基底池引流。仍有怀疑时，尚需行 CT 扫描检查或脑血管造影检查，以排除遗漏血肿或迟发性血肿的可能。

(3) 颞肌下减压术：急性硬脑膜下血肿伴有严重脑挫裂伤脑水肿或并发脑肿胀时，虽经彻底清除血肿及糜烂挫裂的脑组织之后，颅内压仍不能有效缓解，脑组织依然膨隆时，则需行颞肌下减压或去骨瓣减压，必要时尚需将受累的额极和颞极切除，作为内减压措施。颞肌下减压术是一个传统的术式，作为急性脑挫裂伤伴硬脑膜下血肿清除后的减压手术，减压的范围已有所扩大，可达 8 ～ 10 cm 直径但以不超过颞肌覆盖面为度。将颞肌自颅骨表面充分剥离后，咬除颞骨鳞部及部分额骨和顶骨相邻部。然后星状剪开硬脑膜达骨窗边缘，止血后间断缝合颞肌，颞肌筋膜不予缝合，以便减压。分层缝合头皮，不放引流。一般多行单侧减压，如有必要亦可行双侧颞肌下减压。

(4) 骨瓣颅血肿清除 + 去骨瓣减压术：是目前临床治疗急性硬脑膜下血肿最常用的方法。有关手术的具体方法仍有争议。争议的焦点是骨瓣、硬脑膜是否缝合、颅骨是否保留等问题。所谓去骨瓣减压，即弃去骨瓣，敞开硬脑膜，仅将头皮缝合，以做减压。通常，除非是术前已决定施行去骨瓣减压，并有意将骨瓣加大，故有大骨瓣减压之称。否则，骨瓣的大小和部位较难达到减压的要求。实际上，是否须行减压措施，大多是在手术中做出决定的。因此，常于弃去骨瓣之后，还需将颞骨鳞部向下到颧弓水平、向前到额骨眶突后面的蝶骨大翼一并切除，脾使颞叶和部分额叶能向外凸出，减轻对脑干及侧裂血管的压迫。但必须强调，去骨瓣减压术应严格掌握指征，不可随意弃去骨瓣。须知，大骨瓣减压后，由于脑膨出而造成的脑移位、变形及脑实质水分大幅流动 (BulkFlow) 紊乱等不良后果，早期可引起颅内迟发性血肿及局部水肿加重、脑结构变形、扭曲，增加神经缺损，后期尚可导致脑软化、萎缩、积液、穿通畸形、脑积水和癫痫等并发症。

2. 非手术治疗

急性、亚急性硬脑膜下血肿无论手术与否，均须进行及时、合理的非手术治疗，特别是急性血肿术后，尤为重要。虽有个别急性硬脑膜下血肿可以自动消散，但为数甚少，不可存侥幸心理，事实上仅有少数亚急性硬脑膜下血肿患者，如果原发脑损伤较轻，病情发展迟缓，始可采用非手术治疗。适应证为：神志清楚、病情稳定、生命征基本正常，症状逐渐减轻；无局限性脑压迫致神经功能受损表现；CT 扫描脑室、脑池无显著受压，血肿在 40 mL 以下，中线移位不超过 10 mm；颅内压监护压力在 3.33 ～ 4.0 kPa(25 ～ 30 mmHg)。

(三) 慢性硬脑膜下血肿

目前，对慢性硬脑膜下血肿的治疗意见已基本一致，一旦出现颅内压增高症状，即应施行手术治疗，而且首选的方法是钻孔引流，疗效堪称满意，如无其他并发症，预后多较良好。因此，即使患者年老病笃，亦须尽力救治，甚至进床旁椎颅引流，只要治疗及时，常能转危为安。现存的问题主要是术后血肿复发率仍有 3.7% ～ 38%。

1. 钻孔或锥孔冲洗引流术

根据血肿的部位和大小选择前后两孔（一高一低）。也有临床研究证明单孔钻孔冲洗引流术与双孔钻孔冲洗引流术的疗效基本相同，故不少临床医生采用单孔冲洗引流术。于局麻下，先于前份行颅骨钻孔或采用颅锥锥孔，进入血肿腔后即有陈血及棕褐色碎血块流出，然后用硅胶管或 8 号尿管小心放入囊腔，长度不能超过血肿腔半径，进一步引流液态血肿。同样方法于较低处（后份）再钻孔或锥孔引流，放入导管，继而通过两个导管，用生理盐水轻轻反复冲洗，直至冲洗液变清为止。术毕，将两引流管分别另行头皮刺孔引出颅外，接灭菌密封引流袋。高位的引流管排气，低位的排液，3～5 天拔除。有人采用单纯锥颅冲洗术，可在床旁直接经头皮锥颅，排出陈血，用生理盐水冲洗至清亮，每隔 3～4 天重复锥颅冲洗，一般 2～4 次，在 CT 监测下证实脑受压解除、中线结构复位后为止。

2. 前囟侧角硬膜下穿刺术

小儿慢性硬脑膜下血肿，前囟未闭者，可经前囟行硬膜下穿刺抽吸积血。选用针尖斜面较短的肌肉针头，经前囟外侧角采用 45° 角斜行穿向额或顶硬膜下，进针 0.5～1.0 cm 即有棕褐色液体抽出，每次抽出量以 15～20 mL 为宜。若为双侧应左右交替穿刺，抽出血液常逐日变淡，血肿体积亦随之减小，如有鲜血抽出及（或）血肿不见缩小，则需改行剖开术。

3. 骨瓣开颅慢性硬膜下血肿清除术

适用于包膜较肥厚或已有钙化的慢性硬膜下血肿。开颅方法已如前述，掀开骨瓣后，可见青紫增厚的硬脑膜。先切开一小孔，缓缓排出积血，待颅内压稍降后瓣状切开硬膜及紧贴其下的血肿外膜，一并翻开可以减少渗血。血肿内膜与蛛网膜多无粘连，易于分离，应予切除，但不能用力牵拉，以免撕破内外膜交界缘，该处容易出血，可在近缘 0.5 cm 处剪断。术毕，妥善止血，分层缝合硬脑膜及头皮各层、血肿腔置管引流 3～5 天。对双侧血肿应分期分侧手术。

4. 术后血肿复发的处理

无论是钻孔冲洗引流还是开颅手术切除，都有血肿复发的问题。常见的复发原因有：老年患者脑萎缩，术后脑膨起困难；血肿包膜坚厚，硬膜下腔不能闭合；血肿腔内有血凝块未能彻底清除；新鲜小血而致血肿复发。因此，须注意防范，术后宜采用头低位、卧向患侧，多饮水，不用强力脱水剂，必要时适当补充低渗液体；对包膜坚厚或有钙化者应施行开颅术予以切除；血肿腔内有固态凝血块时，或有新鲜出血时，应采用骨瓣或窗开颅，彻底清除。术后引流管高位排气，低位排液，均外接封闭式引流瓶（袋），同时经腰穿或脑室注入生理盐水；术后残腔积液、积气的吸收和脑组织膨起需时 10～20 天，故应做动态的 CT 观察，如果临床症状明显好转，即使硬膜下仍有积液，亦不必急于再次手术。

（四）急性和亚急性脑内血肿

对急性脑内血肿的治疗与急性硬脑膜下血肿相同，均属脑挫裂伤复合血肿，两者还时常相伴发。手术方法多采用骨窗或骨瓣开颅术，于清除硬脑膜下血肿及挫碎糜烂脑组织后，应随即探查额、颞叶脑内血肿，予以清除。如遇有清除血肿后颅内压缓解不明显，或仍有其他可疑之处，如脑表面挫伤、脑回膨隆变宽，扪之有波动时，应行穿刺。对疑有脑室穿破者，尚应行脑室穿刺引流，必要时须采用术中脑超声波探测，以排除脑深部血肿。病情发展较急的患者预后较差，死亡率高达 50% 左右。对单纯性脑内血肿，发展较缓的亚急性患者，则应视颅内压增高的情况而定，如为进行性加重，有形成脑疝之趋势者，仍以手术治疗为宜。至于手术方法是采用开颅或是钻孔冲洗引流，则应根据血肿的液态部分多寡而定，如果固态成分为多时，仍以手术切开彻底排出血肿为妥。有少部分脑内血肿虽属急性，但脑挫裂伤不重，年龄大，血肿较小，不足 20 mL，临床症状轻，神志清楚，病情稳定，或颅内压测定不超过 3.33 kPa(25 mmHg)者，亦可采用非手术治疗。对少数慢性脑内血肿，已有囊变者，颅内压正常，则无须特殊处理，除非有难治性癫痫外，一般不考虑手术治疗。

（五）基底节血肿

外伤性基底节区血肿是在 CT 广泛应用之后才发现的特殊部位现象。据 Macpherson(1986) 报道，其发生率占颅脑损伤的 3.1%，并将之分为两型：其一为单纯性基底节血肿，其二为复合性基底节血肿，即合并有其他颅内血肿，且预后较差。

手术方法：对单纯性基底节血肿可采用钻孔穿刺引流术，即在额或颞部，避开脑重要功能区钻孔或锥孔，按 CT 所示位置定向穿刺血肿，小心抽出其中液态部分，如有 60% 积血可以排出，即已达到减压目的，放入导管作为术后引流，缝合伤口。必要时可在 CT 监测下注入尿激酶数次以促其固态血块液化后排出。若单纯性基底节血肿已破入脑室，则直接行脑室穿刺放置导管引流。

对复合性基底节血肿，伴有同侧颅内血肿时，最好按 CT 所示部位设计骨瓣或骨窗开颅，通过一个入路同时解决两处血肿，如果不能一次完成手术或因病变各居异侧时，则除行开颅术清除复合血肿外，对基底节血肿亦应行骨窗开颅或至少采用扩大钻孔的方法，经外侧裂或颞上回切开脑皮质，在直视下清除基底节血肿，彻底止血，以免术后发生再出血。

（六）脑室内出血

治疗方法：本病往往并发严重脑挫裂伤及（或）其他部位的血肿，其危害性尤甚于脑室内出血，应该在及时处理原发性和继发性损伤的同时，行脑室引流术，或在清除颅内血肿及挫碎脑组织之后，切开脑室排出引起脑室阻塞的血凝块。通常，少量脑室出血多能自行吸收，即使有少量血凝块也能在 10 天左右液化，故采用腰椎穿刺引流血性脑脊液数次即可使脑脊液转清；若脑室出血量大，充盈全脑室系统时，则需行脑室切开或钻孔冲洗引流，前者多在剖开术中同时施行，后者则可行双侧额角脑室穿刺，用生理盐水等量交替冲洗，尽量排出积血，必要时亦可应用尿激酶溶解血凝块，以便减少脑室扩张、脑积水，同时，也减轻对丘脑下部和脑干上端的挤压，从而避免该区灰质核团发生缺血、缺氧性继发损害。

（七）多发性血肿

1. 多发性血肿的治疗

对术前已通过影像学检查，定位诊断明确的多发血肿，可以合理设计手术入路、方法和次序；但对术中始疑有多发血肿的病例，应根据致伤机制、着力点和颅骨骨折等情况慎加分析，进行探查，或采用 B 超术中适时探测。

2. 同一部位不同类型血肿的清除

最常见的是额颞前份对冲性脑挫裂伤，急性硬脑膜下伴脑内血肿，属混合性同一部位的血肿，往往彼此相连，故可在同一手术野内一并清除，偶而需行脑穿刺始能发现；其次是硬脑膜外血肿伴发硬膜下或局部脑内血肿，可疑时必须切开硬脑膜探查硬膜下或行脑穿刺，证实后予以清除。

3. 不同部位同一类型血肿的清除

较多见的是双侧硬脑膜下血肿，好发于额、颞前份或额、顶凸面。其次是双侧颞部硬膜外血肿，较少见。手术探查及清除这类双侧的血肿时，患者头位宜仰卧垫高，消毒铺巾须兼顾两侧施术的要求。一般急性双侧血肿应先于有脑疝的一侧，或血肿较大的一侧行骨窗开颅清除血肿，另一侧行钻孔引流或扩大钻孔至适当的骨窗清除血肿。对亚急性双侧血肿，可以一次手术双侧骨瓣开颅，亦可按血肿之大小分次剖开清除。对慢性硬脑膜下血肿大多采用双侧钻孔引流术。

(八) 颅后窝血肿

颅后窝血肿较为少见，由于后窝容量较小，为脑脊液经第四脑室流入蛛网膜下隙的孔道所在，并有重要生命中枢延髓位于其间，较易引起脑脊液循环受阻，颅内压急骤升高而引起小脑扁桃体疝，小脑扁桃体或血肿可直接或间接压迫延髓而出现中枢性呼吸、循环衰竭，因此病情多急而险恶，应及早行手术以清除血肿，抢救脑疝，挽救患者生命。颅后窝血肿除在时间上有急性、亚急性和慢性血肿之分，在部位上也有硬膜外血肿、硬脑膜下血肿、小脑内血肿及多发性血肿四种。通常因为出血来源和速度不同，脑损伤程度轻重各异，故临床表现亦有差别。急性血肿系指伤后3天内即出现颅内压增高、小脑和脑干受压症状者；亚急性血肿为伤后4～21天出现症状，慢性血肿则为22天以上出现症状者。

1. 单侧颅后窝探查术

患者采侧卧位，患侧居上，为防止呼吸骤停，多选用气管内插管全身麻醉。在枕外粗隆至乳突后缘连线中外 1/3 处，做纵向切口，切开时应避免损伤枕大神经，但枕动脉往往横过切口中段，须予结扎剪断。将肌肉自枕骨上分离，牵向侧方暴露骨折线，然后在骨折线附近钻孔探查，确认血肿后扩大骨窗清除血肿。如屏幕上下骑跨型硬膜外血肿，即需向幕上扩大骨窗彻底清除之；若系硬膜下及 (或) 小脑内血肿，则应切开硬膜清除血肿和挫碎的脑组织。如果血肿排除后颅内压仍不能满意缓解时需行枕下减压术。同时，应行脑室穿刺，并考虑到多发性血肿的可能，尤其是幕上额、颞前端的对冲伤部位，不可疏漏。

2. 双侧颅后窝探查术

用于累及双侧的颅后窝血肿，麻醉与体位同上。手术经枕后颈中线切开，上起枕外粗隆、下至 C_4 棘突，如能严格沿项中线项韧带剖入则切口出血甚少。将枕下肌肉自骨面向两侧剥离，于儿童甚易分离，但在成年人常须切断枕肌在项上、下线的附丽缘，始能充分显露颅后窝。先行双侧钻孔，再用咬骨钳咬除两侧枕骨鳞部至适当大小以便探查，或 Y 形切开硬脑膜探查硬膜下及 (或) 小脑内血肿。若清除血肿后颅内压仍高时，应切除枕骨大孔后缘及寰椎后弓，敞开硬脑膜，行枕下减压术。必要时脑室穿刺引流并对疑有多发血肿处探查。

(九) 外伤性硬膜下积液

积液的治疗，一般多采用钻孔引流术，即在积液腔的低位处，放置引流管，外接封闭式引流袋 (瓶)，防止气颅。于术后 48～72 小时，在积液腔已明显缩小，脑水肿尚未消退之前，拔除引流管，以免复发。对慢性积液者，为使脑组织膨起，更好地闭合积液腔，术后可以不用或少用强力脱水剂。患者采平卧或头低位卧向患侧，以促进脑组织复位。必要时尚可经腰穿缓慢注入 20 ~ 40 mL 生理盐水，亦有利于残腔的闭合。对少数久治不愈的复发病例，可采用骨瓣或骨窗开颅术清除积液，将增厚的囊壁广泛切开，使之与蛛网膜下隙交通，或置管将积液囊腔与脑基底部脑池连通，必要时可摘除骨瓣，让头皮塌陷，以缩小积液残腔。术后再经腰穿注入生理盐水或过滤空气以升高颅内压，亦可通过增加静脉补液量，或适当提高血压，同时，给予钙阻滞剂减低脑血管阻力，从而改善脑组织的灌注压，以促进脑膨起。

硬脑膜下积液患者，原发性脑损伤一般较轻，如果处理及时合理，效果较好，若脑原发性损伤严重及（或）伴有颅内血肿者，则预后较差，死亡率可达 9.7% ~ 12.5%。

第八节　颅脑损伤后综合征

颅脑损伤后综合征是指在颅脑损伤后 3 个月以上，仍然有许多自主神经功能紊乱和癔症样症状，但神经系统检查并无明显客观体征的一种临床现象。又称为脑震荡后综合征或脑损伤后神经征，但都不确切。

本病根据其病史和临床表现，属于中医学"内伤头痛""眩晕"等疾病范畴。

一、病因病机

本病的病因明确，颅脑外伤是直接原因，为头部遭受直接暴力所致，如重物击伤、碰撞伤或堕跌，头部着地而受伤。任何暴力使脑在颅骨腔内受到撞击、摩擦、旋转、牵拉以及头颅受挤压变形、骨刺端刺伤、骨折块压迫等均可造成头部内伤，致脑外伤后头痛头晕等症的发生；脑外伤后瘀血不散，血瘀阻络是本病的继发因素，经络不通，不通则痛，致使脑外伤后头痛如刺，部位固定不移，经久不愈；外伤惊恐伤肾，久则肾精不足，脑海空虚，故临床上常见头晕、耳鸣、健忘、记忆力减退等症。

另外，肾精不足，水不涵木，又可导致肝阳上亢，肝风内动；肾精不足，不能上济于心，心火独亢，心肾不交，则失眠、心烦不安。病程日久，心脾不足，气血两虚，脑失所养，而脾虚运化失常，水湿不运，痰湿内生，痰浊上蒙清窍。

现代医学有关脑外伤后综合征的发病原因是器质性或为功能性，仍无定论。但有足够的证据证明，很多脑外伤后的症状是有组织学基础的。伤后脑组织内点状出血、脑水肿，继之出现脑内小软化灶和退行性改变。显微镜下可见神经细胞的异常变化，轴突及髓鞘变性或坏死。神经放射学检查可观察到脑沟增宽、脑室轻度扩大。这些变化可能导致脑细胞功能的减退。而脑外伤后蛛网膜下隙出血，可造成局部或广泛的蛛网膜粘连，引起对脑膜和神经根的刺激，严重时表现为脑积水。

总之，颅脑外伤，血气逆乱，心肾两虚，气血失调，脑失所荣而发为本病。

二、诊断

（一）临床表现

1. 症状及体征

有颅脑损伤病史，急性损伤时伤情多不严重，甚至无昏迷史。初诊时多诊为脑震荡，经常规对症、健脑治疗，症状改善不明显，且持续 3 个月以上。临床特点：头痛、头昏、头晕、耳鸣、注意力不集中、记忆力减退、烦躁不安、易激怒、怕声响、失眠、心悸、多汗、手足发抖等。症状伤后即有，可好一段时间，遇到某些刺激因素时，症状又复出现甚至较前加重，或者还出现新的症状。

2. 常见并发症

患者常有失眠、记忆力减退、注意力不集中、烦躁、易激动、对外界反应迟钝，以及头昏、眩晕、多汗、无力、心慌、气急、恶心等。

（二）实验室及辅助检查

1. 颅骨 X 线片

只要病情允许应做常规检查，照正、侧位片或特殊位。开放伤更有必要，以便了解颅骨骨折部位、类型及颅内异物等情况。

2. 腰椎穿刺

以了解脑脊液压力和成分改变，但对已有脑疝表现或疑有颅后凹血肿者应视为禁忌。

3. 超声波检查

对幕上血肿可借中线波移位，确定血肿定侧，但无移位者，不能排除血肿。

4. 脑血管造影

对颅内血肿诊断准确率较高，是一项可靠的诊断方法。

5. 电子计算机断层 (CT) 和磁共振 (MRI) 检查

对颅脑损伤诊断，是目前先进的检查技术。

（三）鉴别诊断

1. 脑震荡

脑震荡是指头部遭受暴力打击后，即刻发生的中枢神经系统一时性功能障碍。临床表现为头部损伤后有短暂意识障碍和近事性遗忘，醒后常有头痛、头昏、畏光、耳鸣、心悸、失眠、健忘等症状，一般均较轻微，多于数日内逐渐消失。颅脑损伤后综合征有头部外伤史，多发生于外伤 3 个月后，持续时间较长。

2. 神经衰弱

其表现与颅脑损伤后综合征极为相似，如有头痛、头晕、耳鸣、失眠、乏力、注意力不集中、健忘、精神不振等，有些也可出现自主神经症状如心悸、多汗等，这些症状可因意外刺激而加重。本病无脑外伤史，多因精神创伤或长期过度紧张、疲劳等因素而产生。神经系统检查可出现对称性腱反射亢进，脑电图检查、脑血管造影检查均无阳性发现。

三、治疗

1. 对症治疗

对有精神症状者，可选用氯丙嗪或氯普噻吨；有自主神经功能紊乱者，可选用谷维素、吡硫醇、吡拉西坦、钙溴合剂、异丙嗪、东莨菪碱、苯巴比妥等西药；头痛明显者，可选用索米痛片、镇脑宁及氟桂利嗪等药。

2. 心理治疗

要重视心理治疗，解除对颅脑损伤的重重顾虑，合理安排作息时间，使生活规律，配合适当的体育锻炼,如气功治疗和太极拳等。饮食宜清淡易于消化,因为体虚而进食滋腻之物不利脾胃消化,反致胃呆不能受纳。保持精神愉快,恬淡虚无,怡乐自得。

四、预防

预防和治疗同等重要。伤后急性期患者安静卧床休息,勿过多思考问题,暂停阅读长篇读物等。急性期过后,可让患者早期活动。对存在的临床症状给予适当的镇静和镇痛剂,关心体贴患者痛苦,以解除患者思想上对所谓"后遗症"为不能治愈的紧张和忧虑,适当地进行一些体疗,气功,太极拳等,配合中医活血化瘀药物的治疗,症状有了进步就鼓励患者逐渐转入正常的生活、学习和工作。

第九节 颅脑损伤并发症和后遗症

一、脑脊液漏

(一)部位和类型

脑脊液漏好发于颅底骨折,颅前窝骨折常致鼻漏,颅中窝骨折多为耳漏。由于儿童的颅骨较软、富于弹性,且鼻窦尚未发育完全,因此,儿童的外伤性脑脊液鼻漏发生率不足1%。不过,小儿的鼓室、乳突气房发育较早,故脑脊液耳漏并不少见。

脑脊液漏多数于伤后立即出现或于数日内发生,属急性脑脊液漏;少数患者迟至数月甚至数年之后开始出现,称为延迟性脑脊液漏。前者大多数在1周左右自行封闭愈合;后者一旦出现则常迁延不愈,时停时漏,往往导致颅内继发感染、反复发作性脑膜炎。

(二)临床表现

脑脊液鼻漏多见于前颅窝骨折。急性患者伤后常有血性液体自鼻腔溢出,一般在坐、垂头时漏液增加。

脑脊液耳漏常为颅中窝骨折累及鼓室所致。若耳鼓膜有破裂时溢液经外耳道流出,鼓膜完整时脑脊液可经耳咽管流向咽部,甚至由鼻后孔反流到鼻腔再自鼻孔溢出,酷似前颅窝骨折所致鼻漏。

(三)诊断

脑脊液含糖量较高,故可用"尿糖试纸"测定之。有时漏出液混有血液,生化测定难以确诊,故可采用红细胞计数法,比较漏液与血液的血球计数来判定。确切的诊断仍须依靠颅骨X线片、CT、放射性核素脑池造影等检查方法。

(四)治疗

1. 非手术治疗

一般均采取头高30°卧向患侧,使脑组织沉落在漏孔处,以利贴敷。同时应清洁鼻腔或耳道,避免擤鼻、咳嗽及用力屏气,保持大便通畅,限制液体入量,适当给减少脑脊液分泌的药物,如乙酰唑胺,或采用甘露醇脱水。必要时亦可行腰穿引流脑脊液。

2. 手术治疗

只有在漏孔经久不愈 (3 个月以上) 或自愈后多次复发时才需要行脑脊液漏修补术。

二、脑神经损伤

1. 嗅神经损伤

半数以上的嗅神经损伤都是额部直接暴力所致，嗅神经丝在穿过筛板处被撕脱，且同时伴有鼻窦骨折。约有 1/3 的患者系由枕部受力所引起的对冲性额叶底部挫裂伤所致。伤后随即出现一侧或双侧嗅觉减退或丧失，并常伴有脑脊液鼻漏。若为部分嗅觉障碍，日后可有不同程度的好转，于恢复之前常出现异常嗅觉有如烧焦的气味。若系双侧完全嗅觉丧失，持续 2 个月以上，则常难恢复，亦无治疗良方。

2. 视神经损伤

大多为单侧受损，常因额部或额颞部的损伤所引起，特别是眶外上缘的直接暴力，往往伴有颅前窝及 (或) 颅中窝骨折。直接的原发性视神经损伤，患者伤后立即出现视力障碍，表现为失明或视敏度下降，眼球常完好无损。瞳孔直接光反应消失，但间接光反应正常。单侧视神经受损，只有单眼视力障碍，如视交叉部损伤则为双侧视力受损，典型的表现是双颞侧偏盲和黄斑分裂，或一眼全盲，一眼颞侧偏盲，重者双目失明。后者多同时伴有垂体柄及 (或) 丘脑下部损伤。通常不完全性视神经损伤，可于伤后数日或数周视力即有所改善，如果逾时 1 个月没有进步，则往往残留永久性失明或弱视。视神经管减压手术，仅适用于伤后早期视力进行性障碍，并伴有视神经管骨折变形、狭窄或有骨刺的患者。对于那些伤后视力立即丧失且有恢复趋势的患者，手术不但无益反有加重损伤的可能，应视为禁忌。

3. 动眼神经损伤

常为颅前窝骨折累及蝶骨小翼所致，亦可因颅中窝骨折穿过海绵窦而引起，偶尔继发于颈内动脉海绵窦瘘、动脉瘤或海绵窦血栓。动眼神经完全麻痹时，患者伤后随即出现上睑下垂、瞳孔散大、光反射消失，眼球偏向外侧稍下方且向上、向下、向内的运动及辐辏功能丧失。如系不完全麻痹时，则上睑下垂和瞳孔散大程度较轻，但患者常有复视，特别是向健侧凝视时更为明显，向患侧看时可减轻或消失。通常动眼神经的不完全损伤，常于伤后 2 ~ 3 个月即有明显好转，复视症状消失或减轻。不过如果持续 6 个月以上仍无改善时，则恢复无望。

4. 滑车神经损伤

滑车神经损伤可因蝶骨小翼骨折或眼眶骨折累及上斜肌的滑车部而引起，但显著的滑车神经麻痹多为眶后出血所致。其临床特点是当患者向下凝视时出现复视，虚像较实像为低，尤其是近距离注视时更为显著。

5. 三叉神经损伤

三叉神经损伤多见于颌面部骨折累及其分支眶上神经或眶下神经。眼支损伤后常致前额部感觉障碍，角膜反射消失或减退。上颌支损伤后除颊部及上唇麻木之外，尚有上颌牙齿感觉障碍。下颌支损伤常同时伤及三叉神经运动支，除下颌部的皮肤和黏膜麻木外，下齿槽感觉亦有丧失，且咀嚼无力，张口时下颌偏向患侧。三叉神经或其分支损伤后期，可因部分神经纤维再生粘连或受压而产生剧烈的神经痛，类似三叉神经痛性抽搐。三叉神经损伤的治疗主要依靠药物和理疗。绝大多数三叉神经损伤，于伤后数周至数月均有不同程度的恢复，仅少数出现顽固性疼痛发作。

6. 展神经损伤

完全性损伤可使眼球内斜、外展不能，部分性损伤时患者仅在患侧凝视时出现复视。致伤原因常系颅中窝岩骨尖部或蝶鞍底骨折，偶尔可因斜坡骨折而致。

7. 面神经损伤

面神经损伤的常见原因是颅中窝岩骨部及乳突部的骨折，特别是与岩骨长轴平行的纵行骨折。早发型者，伤后立即出现面肌瘫痪，患侧失去表情，眼睑闭合不全，口角偏向健侧，患眼常有暴露性角膜炎。如果面神经损伤在鼓索神经近端，则同侧舌前 2/3 味觉亦丧失。迟发型者常于伤后 5 ～ 7 天出现面肌瘫痪，多因出血、缺血、水肿或压迫所致，预后较好。面神经损伤后恢复的可能性较大，早期处理应以非手术治疗为主。在神经外科，对持久的完全性面瘫多采用替代修复手术，如面 - 副神经吻合术或面 - 膈神经吻合术。

8. 听神经损伤

听神经损伤引起单侧或双侧耳聋是颅脑损伤的重要并发症，均伴有岩骨骨折并累及中耳腔。患者伤后患侧听觉立即失聪，其原因可能有以下几种情况：中耳腔积血最为常见，因属传导性耳聋，当血液吸收后听力即有所改善或完全恢复；其次是直接损伤内耳结构，听神经遭受牵扯、撕裂及挫伤等，系神经性耳聋，听力往往完全丧失，恢复亦差；另外，偶有因听骨链受损，为锤骨利砧骨脱位引起的传导性耳聋，常残留不同程度的听力障碍，尤其是老年人恢复较差。听神经包含有耳蜗和前庭两部分神经纤维，故受损后有部分患者表现耳鸣及眩晕症状，耳鸣多与耳蜗神经受激惹或因供应血管被波及有关，眩晕则与前庭神经受累波及迷路有关。

9. 后组脑神经损伤

舌咽神经、迷走神经、副神经及舌下神经属后组脑神经，多因骨折线波及颈静脉孔及舌下神经孔所致。舌咽神经受损后患者吞咽困难，患侧咽反射消失或减退，舌后 1/3 味觉丧失；迷走神经受损表现为伤侧软腭运动障碍，声带麻痹而声嘶；副神经受损时可见患侧胸锁乳突肌及斜方肌瘫痪，患者出现垂肩；舌下神经损伤则半侧舌肌萎缩，伸舌偏向患侧。

三、脑外伤后遗症

(一) 颅骨缺损

颅骨缺损的治疗是施行颅骨修补成形术。单纯凹陷性骨折作塌陷骨片摘除后，即可同期一次手术完成修补术。对开放性颅脑损伤所致颅骨缺损，则应在初期清创术后，伤口愈合 3 ～ 6 个月，开始考虑颅骨成形术。目前公认的手术指征为：①颅骨缺损直径大于 3 cm 者；②缺损部位有碍美观；③引起长期头昏、头痛等症状难以缓解者；④脑膜 - 脑瘢痕形成伴发癫痫者 (需同时行病灶切除术)；⑤严重精神负担影响工作与生活者。

(二) 脑外伤后综合征

脑外伤患者伤后一般情况恢复好，但头昏、头痛及某些程度不一的自主神经功能失调或精神性症状却经久不愈，临床上又没有确切的神经系统阳性体征，甚至通过 CT、MRI 等检查亦无异常发现，症状持续至伤后 3 个月以上仍无好转时，即称之为脑外伤后综合征。脑外伤后综合征的发生与脑组织受损的严重程度并无相应的关系。

（三）迁延性昏迷

迁延性昏迷是长期意识障碍对外界失去反应的状态。均属严重的原发性或继发性脑干损伤或过久的脑缺血缺氧之后，虽然病情渐趋稳定、颅内压亦恢复正常，但意识却处于长期昏迷状态，至少持续 3 个月以上。

第六章　脑积水

脑脊液 (CSF) 是充满于脑室系统、脊髓中央管和蛛网膜下隙内的无色透明液体，属于无功能细胞外液，内含无机离子、葡萄糖和少量蛋白，细胞很少，主要为单核细胞和淋巴细胞，其功能相当于外周组织中的淋巴，对中枢神经系统起缓冲、保护、营养、运输代谢产物以及维持正常颅内压的作用。脑脊液总量在成人约 150 mL，产生的速率为 0.3 mL/min，日分泌量为在 400 ～ 500 mL。它处于不断地产生、循行和回流的平衡状态。脑积水不是一种病，它是由多种病因引起的一种病理结果。脑积水是由于颅脑疾患使得脑脊液分泌过多或 (和) 循环、吸收障碍而致颅内脑脊液量增加，脑室系统扩大或 (和) 蛛网膜下隙扩大的一种病症，通常以脑脊液循环通路梗阻和吸收不良较为多见，而分泌过多者较为少见。广义的脑积水亦应包括蛛网膜下隙积液、硬膜下积液等。

一、儿童脑积水

儿童脑积水是由于脑脊液循环发生障碍，颅内压增高所引起的头颅扩大和脑功能障碍的一种疾病。因有大脑畸形、感染、出血、肿瘤等诸多方面。主要表现是"头大"，常小儿出生头围 33 ～ 35 cm，前半年生长较快，为 8 cm，(42 ～ 45 cm)，后半年增长 3 cm(43 ～ 47 cm)，如果小儿的头围超过以上范围并迅速增长，要注意脑积水的可能。

(一) 病因

脑积水可以由下列三个因素引起：脑脊液过度产生；脑脊液的通路梗阻及脑脊液的吸收障碍，先天性脑积水的发病原因目前多认为是脑脊液循环通路的梗阻，造成梗阻的原因可分为先天性发育异常与非发育性病因两大类。

1. 先天性发育异常

(1) 大脑导水管狭窄，胶质增生及中隔形成：以上病变均可导致大脑导水管的梗死，这是先天性脑积水最常见的原因，通常为散发性，性连锁遗传性导水管狭窄在所有先天性脑积水中仅占 2%。

(2)Arnold-Chiari 畸形：因小脑扁桃体，延髓及第四脑室疝入椎管内，使脑脊液循环受阻引起脑积水，常并发脊椎裂和脊膜膨出。

(3)Dandy-Walker 畸形：由于第四脑室中孔及侧孔先天性闭塞而引起脑积水。

(4) 扁平颅底：常合并 Arnold-Chiari 畸形，阻塞第四脑室出口或环池，引起脑积水。

(5) 其他：无脑回畸形，软骨发育不良，脑穿通畸形，第五，六脑室囊肿等均可引起脑积水。

2. 非发育性病因

在先天性脑积水中，先天性发育异常约占 2/5，而非发育性病因则占 3/5，新生儿缺氧和产伤所致的颅内出血，脑膜炎继发粘连是先天性脑积水的常见原因，新生儿颅内肿瘤和囊肿，尤其是颅后窝肿瘤及脉络丛乳头状瘤也常导致脑积水。

(二) 发病机制

儿童脑脊液产生过程和形成量与成人相同，平均 20 mL/h，但其脑积水临床特点有所不同，儿童脑积水多为先天性和炎症性病变所致，而成人脑积水以颅内肿瘤，蛛网膜下隙出血和外伤多见，从解剖学上看，脑脊液通路上任何部位发生狭窄或阻塞都可产生脑积水，从生理功能上讲，脑积水是由于脑脊液的吸收障碍所致，这种脑脊液的形成与吸收失衡，使脑脊液增多，颅内压增高使脑组织本身的形态结构改变，产生脑室壁压力增高，脑室进行性扩大，有人用腰穿灌注方法研究交通性脑积水患者发现，在正常颅内压范围内，高于静息状态下的颅内压，脑脊液的吸收能力大于生成能力，称脑脊液吸收贮备能力，脑室的大小与脑脊液吸收贮备能力无关，而是脑室扩张引起，脑组织弹性力增加，继而产生脑室内脑脊液搏动压的幅度增大，这种搏动压产生脑室的进行性扩大，脑组织的弹性力和脑室表面积的增加与脑室扩张密切相关。

　　另外，瞬间性脑室内搏动压增高冲击导水管部位，出现脑室周围组织损伤，产生继发性脑室扩大，正常颅压性脑积水主要原因是脑室内和蛛网膜下隙之间压力差不同，而非颅内压的绝对值增高，该类脑积水阻塞部位在脑脊液循环的末端，即蛛网膜下隙，这种情况虽有脑脊液的生成和吸收相平衡，但是，异常的压力梯度作用在脑层表面和脑室之间仍可发生脑室扩张，如果损伤在脑脊液吸收较远的部位，例如矢状窦内时，脑皮质没有压力梯度差，脑室则不扩大，这种情况表现在良性颅高压患者，此时，有脑脊液的吸收障碍和颅内压升高，没有脑室扩张，上矢状窦压力升高可产生婴幼儿外部性脑积水，此时表皮质表面的蛛网膜下隙扩大，这是由于压力梯度差不存在于皮质表现，而是在脑室内和颅骨之间，产生颅骨的扩张，临床上巨颅症的患儿常伴有蛛网膜下隙扩大，有报道儿童的良性颅高压和脑积水多与颅内静脉压升高有关，良性颅高压患者全部为3周岁以上，颅骨骨缝闭合儿童。

　　在婴幼儿中，即使脑内严重积水，脑室扩大明显，前囟穿刺压力仍在 $20 \sim 70\ mmH_2O$ 的正常范围之内，在容纳异常多的脑脊液情况下，颅内压变化仍很小，这与婴幼儿脑积水的颅骨缝和前囟未闭有关，有人认为这种代偿能力对保护婴幼儿的智力有重要意义，也提示婴幼儿脑积水不能以颅内压改变作为分流治疗的指征，脑积水一旦开始则会继发脑脊液的循环和吸收障碍，另外，多数伴有脊柱裂的脑积水患儿多由于原发性导水管狭窄引起，阻塞主要的部位在第三脑室下部，尤其是出口处，伴随脑室扩张，从外部压迫中脑，产生中脑的机械性扭曲，产生继发性中脑导水管阻塞，这种现象在脊髓畸形和其他原因的脑积水患儿中均可发生，交通性脑积水的儿童在分流一段时间后，由于脑组织本身的变化也会发生中脑导水管阻塞。

　　脑积水的程度决定脑组织形态变化，由于枕顶部脑室弧形凸度较大和额角的核团较多，组织较韧等形态结构特征，积水后的顶部脑组织选择性变薄，先天性脑穿通畸形的脑积水表现脑内局部囊性扩大，在囊壁的顺应性超过脑室顺应性时，囊性扩大更加明显，这时患者可表现局灶性神经功能缺失和癫痫发作。

　　儿童脑积水活检发现，在早期阶段，脑室周围水肿和散在轴突变性，继而水肿消退，脑室周围胶质细胞增生，后期随着神经细胞的脱失，脑皮质萎缩，并出现轴突弥散变性，同时脑室周围的室管膜细胞易受到损伤，早期室管膜细胞纤毛脱落，呈扁平状，以后细胞连接断裂，最后室管膜细胞大部分消失，在脑室表面胶质细胞生长，这些变化往往同脑室周围水肿和轴索髓鞘脱失伴行，胼胝体的髓鞘形成延迟，皮质的神经元受累，锥体细胞树突分枝减少，树突小棘也少，并出现树突曲张，这些组织学变化导致儿童的智力低下，肢体的痉挛和智能的改变等临床表现。

脑脊液的生化分析有助于判断脑积水的预后，免疫电泳测定脑脊液中的总蛋白增加，提示脑室内、外梗阻，同时，也与脑室周围白质损伤和血－脑脊液屏障破坏有关，而没有变性疾病；脑脊液中脂肪酸的浓度与颅高压成比例升高，梗阻性脑积水解除后，脂肪酸浓度下降，如术后持续性升高，多提示预后不佳，黄嘌呤和次黄嘌呤在脑脊液中的浓度能反应颅高压性脑室扩大后脑缺氧的情况，在颅高压纠正后，次黄嘌呤浓度下降；神经节苷脂与儿童脑积水后严重智力障碍有关，智力正常的脑积水儿童，脑脊液中的神经节苷脂正常，环磷腺苷与脑积水儿童脑室内感染有关。

（三）病理

儿童脑积水的病理学改变也与成人有所不同，在临床上见到的儿童脑积水或儿童脑积水稳定后，成人时发现的脑积水，大部分病例显示侧脑室枕角相对扩大，而成人脑积水脑室扩大是在侧脑室的额角。其原因目前尚不清楚，有人认为，由于枕、顶部脑室弧形凸度较大和额角的核团较多、组织较韧等形态结构特征，积水后的顶部脑组织选择性变薄。

（四）临床表现

与成人相比，儿童脑积水的临床表现是根据患者的发病年龄而变化，在婴儿急性脑积水，通常颅高压症状明显，骨缝裂开，前囟饱满，头皮变薄和头皮静脉清晰可见，并有怒张，用强灯光照射头部时有头颅透光现象，叩诊头顶，呈实性鼓音即"破罐音"称 Macewen 征，患儿易激惹，表情淡漠和饮食差，出现持续高调短促的异常哭泣，双眼球呈下视状态，上眼睑不伴随下垂，可见眼球下半部沉落到下眼睑缘，部分角膜在下睑缘以上，上睑巩膜下翻露白，亦称日落现象，双眼上，下视时出现分离现象，并有凝视麻痹，眼震等，这与导水管周围的脑干核团功能障碍有关，由于脑积水进一步发展，脑干向下移位，展神经和其他脑神经被牵拉，出现眼球运动障碍，在 2 周岁以内的儿童，由于眼球活动异常，出现弱视，视盘水肿在先天性脑积水中不明显并少见，但视网膜静脉曲张是脑积水的可靠征。

运动异常主要有肢体痉挛性瘫，以下肢为主，症状轻者双足跟紧张，足下垂，严重时呈痉挛步态，亦称剪刀步态，有时与脑性瘫痪难以区别，由于三室前部和下视丘，漏斗部受累，可出现各种内分泌功能紊乱，如青春早熟或落后和生长矮小等及其他激素水平下降症状，另外，脊髓空洞症伴有脑积水者多出现下肢活动障碍，而脊髓空洞症状伴脊髓发育不全时，常有脊柱侧弯。

（五）诊断分析

儿童脑积水诊断的主要依据是头颅发育异常、智力发育迟缓和各种检查脑室扩大。在婴幼儿期间，脑积水的诊断是头颅异常增大，头围的大小与年龄不相称为主要体征。定期测量患儿的头围将有助于早期发现脑积水，并能在典型的体征出现前明确诊断，及时治疗。典型的体征是头大脸小、眼球下落、常有斜视。头部皮肤光亮紧张，前额静脉怒张，囟门和骨缝呈异常的进行性扩大。除智力发育迟缓外，因为日复一日的很微小的变化，父母可能注意不到非正常的迹象。病情进一步发展，即所谓活动性脑积水，如不采取措施许多婴儿将死亡。自然生存者转变静止型脑积水，表现为智力迟钝，出现各种类型痉挛，视力障碍等。

出生前 B 超检查是诊断宫内脑积水的重要依据。出生后 CT 和 MRI 检查对于脑积水的诊断具有重要意义，不仅对脑室的大小可做出明确的判断，而且对脑积水的病因、分类也有一定的帮助。

（六）治疗

1. 药物治疗

(1) 抑制脑脊液分泌药物：如乙酰唑胺（醋氮酰胺），100 mg/(kg·d)，是通过抑制脉络丛上皮细胞 Na^+-K^+-ATP 酶，减少脑脊液的分泌。

(2) 利尿剂：呋塞米，1 mg/(kg·d)。

以上方法对 2 周岁以内有轻度脑积水者应首选，约有 50% 的患者能够控制病情。

(3) 渗透利尿剂：山梨醇和甘露醇。前者易在肠道中吸收并没有刺激性，半衰期为 8 h，1～2 g/(kg·d)。该药多用于中度脑积水，作为延期手术短期治疗。另外，除药物治疗外，对于脑室出血或结核和化脓感染产生的急性脑积水，可结合反复腰椎穿刺引流脑脊液的方法，有一定疗效。对任何试图用药物控制脑积水者，都应密切观察神经功能状态和连续检查脑室大小变化。药物治疗一般只适用于轻度脑积水，虽然有些婴儿或儿童没有脑积水症状，但患者可有进行性脑室扩大，这样一些儿童虽然有代偿能力，但终究也会影响儿童的神经系统发育。药物治疗一般用于分流手术前暂时控制脑积水发展。

2. 非分流手术

1918 年，Dandy 首先用切除侧脑室脉络丛方法治疗脑积水，但是，由于产生脑脊液并非只限于脉络丛组织，而且第三脑室和第四脑室脉络丛没有切除，手术效果不确切，故停止使用。第三脑室造瘘术是将第三脑室底或终板与脚间池建立直接通道用来治疗中脑导水管阻塞。有开颅法和经皮穿刺法，前者由 Dandy 首先施行。术中将第三脑室底部穿破与脚间池相通或将终板切除使第三脑室与蛛网膜下隙形成直接瘘口。经皮穿刺法是 Hoffman 等人 (1980) 首先用定向方法进行三脑室底切开，术中先做脑室造影显示出第三脑室底，在冠状缝前方的颅骨上钻直径 10 mm 孔，用立体定向方法导入穿刺针，当第三脑室底穿开时可见造影剂流入脚间池、基底池和椎管内。由于这类患者蛛网膜下隙和脑池中缺乏脑脊液，因而手术不能使造瘘口足够大，常有术后脑脊液循环不充分，脑积水不能充分缓解，目前应用这种方法不多。

3. 脑室分流术

Torkldsen(1939) 首先报道用橡皮管做侧脑室与枕大池分流术，主要适用于脑室中线肿瘤和导水管闭塞性脑积水。以后对中脑导水管发育不良的患者施行扩张术，用橡皮导管从第四脑室向上插到狭窄的中脑导水管，由于手术损伤导水管周围的灰质，手术死亡率高。内分流术是侧脑室和矢状窦分流，这种方法从理论上符合脑脊液循环生理，但在实际中应用不多。

(1) 脑室颅外分流：该手术方法原则是把脑脊液引流到身体能吸收脑脊液的腔隙内。目前治疗脑积水常用的方法有脑室－腹腔分流术、脑室－心房分流术和脑室－腰蛛网膜下隙分流术，由于脑室心房分流术需将分流管永久留置于心脏内，干扰心脏生理环境，有引起心搏骤停危险及一些其他心血管并发症，目前只用于不能行脑室腹腔分流术患者。脊髓蛛网膜下隙－脑室分流只适用于交通性脑积水。目前仍以脑室－腹腔分流是首选方法。另外，既往文献报道，脑室－胸腔分流、脑室与输尿管、膀胱、胸导管、胃、肠、乳突和输乳管分流等方法，均没有临床应用价值，已经放弃。

(2) 脑室分流装置由三部分组成：脑室管、单向瓣膜、远端管。但脊髓蛛网膜下隙－腹腔分流则是蛛网膜下隙管。近几年来一些新的分流管配有抗虹吸、贮液室和自动开闭瓣等附加装置。

(3) 手术方法：患者仰卧头转向左，背下垫高，暴露颈部，头部切口，从右耳轮上 4～5 cm 向后 4～5 cm，头颅平坦部切开 2 cm 长口，牵开器拉开，钻孔，将脑室管从枕角插入到达额角 10～12 cm 长。一般认为分流管置入额角较为理想，其理由为额角宽大无脉络丛，对侧脑脊液经 Monor 孔流向分流管压力梯度小。将贮液室或阀门置入头皮下固定，远端管自颈部和胸部皮下组织直至腹壁。腹部切口可在中腹部或下腹部正中线旁开 2.5～3.0 cm 或腹直肌旁切开。把远端侧管放入腹腔。另外用套管针穿刺腹壁，把分流管从外套管内插入腹腔。腹部管上端通过胸骨旁皮下组织到达颈部，在颈部与阀门管相接。

禁忌证：①颅内感染不能用抗生素控制者；②脑脊液蛋白过高超过 50 mg% 或有新鲜出血者；③腹腔有炎症或腹水者；④颈胸部皮肤有感染者。

二、成人脑积水

成人脑积水一般多为获得性脑积水。依据积水后颅内压力的高低，分为高颅压脑积水和正常颅压脑积水。

(一) 高颅压脑积水

高颅压性脑积水实质上是由于脑脊液循环通路上的脑室系统和蛛网膜下隙阻塞，引起脑室内平均压力或搏动压力增高产生脑室扩大，以致不能代偿，而出现相应的临床症状。

1. 病因

最常见的原因是脑脊液在其循环通路中各部位的阻塞，而脑脊液的产生过多或吸收障碍则少见。

2. 发病机制

(1) 脑脊液循环通路的发育异常：以中脑导水管先天性狭窄、闭锁、分叉及导水管周围的神经胶质细胞增生为多见，导水管狭窄患者常因近端的脑积水将间脑向下压迫使导水管发生弯曲，从而加重狭窄和阻塞的程度。此外，Dandy-Walker 综合征患者及 Arnold-Chiari 畸形患者均可有脑脊液循环通路的阻塞。脑脊液循环通路阻塞多为不全性，完全性阻塞者难以成活。

(2) 炎症性粘连：脑脊液循环通路的炎症性粘连是引起脑积水的常见原因之一。部位多见于导水管、枕大池、脑底部及环池，也可发生于大脑半球凸面，部分患者可伴有局部的囊肿，引起相应的压迫症状。粘连可由于脑内出血，炎症及外伤引起，颅内出血可引起脑底炎症性反应，血液机化形成粘连或血液吸收阻塞蛛网膜颗粒，从而影响脑脊液的疏通循环及吸收。各种原因引起的颅内炎症，尤其是脑膜炎如化脓性脑膜炎或结核性脑膜炎亦易引起颅内的粘连或阻塞蛛网膜颗粒而引起脑积水。颅脑手术患者亦可因术后颅内积血的吸收及炎症反应而导致脑积水。有些颅内肿瘤如颅咽管瘤、胆脂瘤内容物手术过程中外溢后的反应而引起脑积水改变。

(3) 颅内占位性病变：凡是位于脑脊液循环通路及其邻近部位的肿瘤皆可引起脑积水，如侧脑室内的肿瘤及寄生虫性囊肿等阻塞室间孔可引起一侧或双侧侧脑室扩大；第三脑室内的肿瘤或三脑室前后部的肿瘤如松果体肿瘤、颅咽管瘤等可压迫第三脑室导致三脑室以上脑室系统扩大；四脑室及其周围区的肿瘤如四脑室肿瘤、小脑蚓部及半球肿瘤、脑干肿瘤、桥小脑角肿瘤可压迫阻塞四脑室或导水管出口引起四脑室以上部位的扩大；其他部位病变如半球胶质瘤，蛛网膜囊肿亦可压迫阻塞脑脊液循环通路引起脑积水。

(4) 脑脊液产生过多：如脑室内的脉络丛乳头状瘤或增生，可分泌过多的脑脊液而其吸收功能并未增加而发生交通性脑积水。此外，维生素 A 缺乏亦可导致脑脊液的分泌与吸收失去平衡而引起脑积水。

(5) 脑脊液吸收障碍：如静脉窦血栓形成。

(6) 其他发育异常：如无脑回畸形、扁平颅底、软骨发育不全均可引起脑积水。

3. 分类

依据脑脊液循环障碍的部位不同，将脑积水分为交通性脑积水和梗阻性脑积水，交通性脑积水是脑室以外各种原因引起的脑积水，而梗阻性脑积水是脑室系统内脑脊液循环障碍，此种分类的目的对于临床治疗，确定手术适应证及选择分流手术种类有一定的重要性。但现在研究表明，临床所见到的脑积水病例，除分泌亢进型脑积水是交通性脑积水外，其他均为不全梗阻性脑积水，只不过发生梗阻的部位不同，完全梗阻性脑积水在被发现以前大部分已经猝死。另有研究显示，即便是分泌亢进型脑积水也有脑脊液循环梗阻发生。如脉络丛乳头状瘤，既有脑脊液分泌亢进因素，同时在肿瘤生长的过程中，有少量的血液渗入到脑脊液中，从而引起脑底池的粘连，使脑脊液循环发生障碍，尸检证明了这一点。

按脑脊液蓄积的解剖部位不同称谓，脑脊液单纯蓄积在脑室内者称内部性脑积水，积水在皮质表面蛛网膜下隙者称外部性脑积水。按临床发病的长短和症状的轻重可分为急性、亚急性和慢性脑积水。一般来说，急性脑积水的病程在 1 周之内，亚急性脑积水的病程在 1 周至 1 个月，慢性脑积水的病程在 1 个月以上。按临床症状的有无，可分成症状性脑积水和非症状性脑积水，或进展期脑积水和稳定期脑积水。也有学者试图用反应脑积水病理生理学过程分类，即静止性脑积水和活动性脑积水，前者意味着某种致病因素致使脑室扩大后不再发展，后者则指脑室扩大进行性发展并引起脑皮质的弥漫性萎缩。按颅内压力可分为高颅压脑积水和正常颅压脑积水，不过有人认为，此种分类只是同一疾病病程的不同时期的不同表现而已。按发病年龄可分为成人脑积水和儿童脑积水。本节主要论述成人高颅压脑积水。

4. 临床表现

高颅压性脑积水多数为继发性，可有明确的病因如蛛网膜下隙出血或脑膜炎等。常发生在发病后 2～3 周，在原有病情好转后又出现头痛、呕吐等症状，或症状进一步加重，多数患者原因不明或继发于颅内肿瘤等疾病。

高颅压性脑积水的临床表现以头痛，呕吐为主要临床症状，此外可有共济失调。病情严重者可出现视物不清、复视等症状。患者的头痛呕吐等症状多为特异性，头痛多以双颞侧为最常见。当患者处于卧位时，脑脊液回流减少，因此，患者在卧位后或晨起头痛加剧，采取卧位时头痛可有所缓解。随着病情的进展，头痛可为持续性剧烈疼痛。当伴有小脑扁桃体下疝时，头痛可累及颈枕部，甚至可有强迫头位。呕吐是高颅压性脑积水除头痛外常见的症状，常伴有剧烈头痛而与头部位置无关，呕吐后头痛症状可有所缓解。视力障碍在脑积水患者中常见，多出现于病情发展的中晚期，由于眼底水肿所致，可表现为视物不清、复视，晚期可有视力丧失。复视主要由于颅内压力增高，使颅内行程最长的展神经麻痹所致。患者可出现共济失调，以躯干性共济失调为多见，表现为站立不稳、足距宽、步幅大，极少表现为小脑性共济失调。脑积水晚期患者可有记忆力下降，尤其是近记忆力下降、智力减退、计算能力差等。

随着 CT 及 MRI 的广泛应用,脑积水的诊断已不困难,关键在于有头痛、呕吐等症状的患者,应引起足够重视及时行 CT 或 MRI 检查以早期诊断。

5. 影像学检查

(1) 头颅 X 线片:可见头颅增大,颅骨变薄,由于长期压迫,指压痕阳性;蝶鞍加深,前后床突骨质吸收;偶可见鞍上区或第三脑室后部钙化;必要时可做颅底测量,以确定是否有扁平颅底或其他颅底畸形。

(2) 超声波检查:A 超检查主要探查脑的中线结构,并可显示侧脑室波。B 超可准确显示脑室的大小。

(3) 脑血管造影:在脑血管造影 X 线片上,由于脑组织受压,脑血管床减少,并血管牵拉变直,典型的脑积水特征性的表现为枯树样改变。同时还可诊断颅内占位性病变和脑血管性疾病,如脉络丛乳头状瘤、中线部位的肿瘤、动脉瘤、动静脉畸形等与脑积水有关的影像学改变。

(4) 脑室造影:对于脑积水,脑室造影是较为常用而具有重要诊断价值的诊断方法。但此法常常使原已稳定的脑脊液分泌与吸收之间的平衡状态遭到破坏,而于数日后始能重趋稳定。造影后常须持续脑室外引流,并做好开颅术的准备,以便发现颅内占位性病变时及时进行手术。脑室造影可经侧脑室额角穿刺,也可经枕大池穿刺或腰椎穿刺,但后两者应注意,对于高颅压脑积水有诱发脑疝的可能性,检查后必须采取措施,或应用降颅压药,或开颅探查,并严密观察病情变化。造影剂多用空气,一般注入 20 ~ 40 mL,并在不同的头位进行脑室的定向摄片。如两侧脑室不对称,应特别注意较大一侧的脑室,必要时可注入更多的气体以发现脉络丛乳头状瘤的存在。因气体的刺激作用使脑脊液产生过多而引起颅内压过度增高,故注入的气体应较抽出的脑脊液约少 1/10。用于脑室造影的阳性对比剂包括 Conray、Dimer-x、Metrizamide,因用量小,对颅内压影响不明显,且较空气更容易通过狭窄的孔道。但也有一些副作用,如头痛、呕吐等,最重者为抽搐发作,故须避免这类造影剂与大脑表面直接接触,以免引起抽搐,并可于造影前服用镇静剂等进行预防。脑室造影可发现颅内肿瘤,特别是脑室系统内的肿瘤及脑脊液梗阻的部位,并可准确测量脑室扩大的程度和脑皮质的厚度。如经枕大池或腰椎穿刺,遇有脑室系统梗阻,气体和特殊造影剂则不能进入梗阻以上的脑室系统,也可确定脑脊液梗阻的部位,但无法测量脑室的大小和脑皮质的厚度。

(5) 核素脑扫描:常用的核素脑扫描造影剂为放射性碘化血清蛋白 (RISA)、^{99m}Tc-DTPA 等。将造影剂注入腰部蛛网膜下隙或枕大池,也可经侧脑室注入,并进行脑扫描。一般经腰池注入核素示踪剂后 30 min、1 h、2 h、3 h、6 h、24 h 和 48 h 各行照相一次。在正常人,30 min ~ 2 h,核素示踪剂分布于脊髓蛛网膜下隙,不见脑部显影。3 h 核素上升至小脑延髓池;6 h 继续上行至胼胝体池,前位核素显像呈典型的"三叉状"改变。24 h 上升至大脑凸面和上矢状窦旁,形成矢状窦旁核素浓聚。前位核素显像呈"伞状"。48 h 核素接近于全部被清除,脑室系统几乎没有核素显影。在积水状态下,如果椎管内有梗阻,示踪剂不能上升至脑部。如果脑室系统内有梗阻,则示踪剂依据不同梗阻部位,不能进入相应的脑室系统,沿蛛网膜下隙核素被正常地吸收入上矢状窦。但在交通性脑积水时,由于脑底池的粘连,脑脊液回流障碍,将会出现核素示踪剂向脑室系统内逆流,并在检查后 48 h,仍有核素在颅内残留而不被吸收。经枕大池注入核素与腰池注入核素除相差 3 h 外,其他循环路径相同。经脑室注入核素,对于脑室系统内活瓣性肿物或囊肿引起的脑积水有较大的帮助。最近有报道，在交通性脑积水分流前后，进行核素脑池造影，结果显示，核素向脑室内逆流和核素清除迟缓是交通性脑积水脑室－腹腔分流术的良好指征。同时，对于判断分流术后，分流系统是否通畅是有重要意义的。该项检查在高颅压脑积水时应注意，特别是梗阻性高颅压脑积水经腰穿给药，应严密观察病情变化，必要时给予降颅压措施或开颅手术，以解除高颅压和脑疝的威胁。

(6) 电子计算机断层扫描 (CT)：CT 已公认为诊断脑积水的可靠手段，其特点是无损伤性，较传统的脑室造影更为直观，并且能较好地明确脑积水的病因、分类和区别其他原因引起的脑室扩大。无论是交通性脑积水或阻塞性脑积水均与脑脊液的循环、吸收受阻有关。因此，在 CT 上，表现为病变部位以前的脑室和脑池扩大，如中脑导水管阻塞则造成两侧侧脑室和第三脑室的扩大；基底池的填塞则可使整个脑室系统扩大，同时，可有正常脑沟的缩小或消失。脑积水的脑室扩张以侧脑室的角部和第三脑室较为明显和典型，尤其是侧脑室的颞角和额角，在扩大的同时变钝、变圆，犹如一充气的气球，其扩张力由内向外，与脑萎缩所致脑室扩大不一样，后者为脑室周围组织萎缩，均为牵拉脑室壁而致扩张，故扩张脑室基本维持原形状。第三脑室的扩大，首先殃及视隐窝和漏斗隐窝，然后呈球形扩大，最后隐窝消失，整个第三脑室前下部变为圆钝，第三脑室的前后壁也分别向前后膨隆。侧脑室的枕角扩大出现较晚，但一旦出现对脑积水的诊断意义较大。

在一般情况下，凭经验常可判断脑室是否扩大，但一些病例很不明确，需要用已建立的测量标准进行评估，在这方面有许多测量方法，但由于各种机器不同，测量方法各异，再加上不同年龄组的影响，其结果不尽一致，而且很不精确，到目前为止标准尚不统一。这里介绍一组横断面测量标准，正常人两侧侧脑室前角尖端之间的最大距离不得超过 45 mm，两侧尾状核内缘之间的距离为 15 mm，最大不超过 25 mm，第三脑室宽度为 4 mm，最大不超过 6 mm，第四脑室宽度为 9 mm。此外，还可以用两侧侧脑室前角间距与最大颅内横径之比来判断是否存在脑积水。正常人两者之比 < 25%；脑萎缩者常达 40%，但 < 50%；阻塞性脑积水，此值常 > 45%，可达 55% 以上。

急性期脑积水时，扩大的侧脑室旁脑白质内常可见到间质性水肿，在 CT 上表现为不规则的低密度，但由于 CT 分辨率和部分容积效应的关系，此征象有时可不明显。出现脑室旁不规则低密度的原因，在于脑室内压力升高时，室管膜受压力的作用，其细胞间连接受损，出现小裂隙，水分子通过这一裂隙进入侧脑室周围脑组织。当颅内压力趋于平衡时，此征象则可减轻或消失。应注意的是，这种脑室旁白质的 CT 改变并非脑积水所特有，在高血压、脑动脉硬化患者、部分脑萎缩患者中均可出现，但在这些情况中所见的脑室旁白质改变，其机制与脑积水不同，有些学者认为可能与脑室旁组织变性、胶质增生、细胞萎缩后间隙扩大等原因有关。

(7) 磁共振成像 (MRI)：MRI 在脑积水的病因学诊断方面，与 CT 相比更为优越，它可进行高分辨力的冠状面、矢状面和横断面扫描，尤其是颅后窝，由于矢状面扫描可更好地显示中脑导水管，又无颅骨伪影之虑。故对于脑室系统内占位性病变和阻塞性疾病显示更为清楚，如侧脑室肿瘤、第三脑室肿瘤、第四脑室肿瘤、导水管闭塞等。MRI 在诊断脑脊液向脑室旁渗出方面更为精确，在 T_1 加权图像上，呈低或等信号；T_2 加权图像上呈高信号，并能显示渗出的多少和渗出的范围；当渗出少时，脑室旁呈线状不连续的高信号；当渗出增多时，呈连续的晕环样高信号；同时，脑室旁白质也可表现为片状高信号。据最近研究的结果显示，对于脑积水而言，一旦出现脑室旁高信号，预示着脑积水的进展期，有学者把这一表现认为是脑积水外科治疗的良好适应证。由于 MRI 的高分辨率，脑沟和脑池显示特别清晰，梗阻性脑积水和部分交通性高颅压脑积水，脑池和脑沟明显变浅或消失。但是，在一部分交通性脑积水或伴有轻度脑萎缩的脑积水，脑沟和脑池可正常或轻度增宽。

动力学 MRI(cineMRI) 技术，在脑积水的脑脊液动力学检查方面具有重要意义。一般来说，学者们经常探测中脑导水管的脑脊液动力学。研究结果显示，中脑导水管的脑脊液随着心脏的收缩与舒张，进行着往复流动，可以探测脑脊液流动的最大流速、最大流量、即时流速、即时流量、脑脊液的净生成量及脑脊液流动图；在交通性脑积水时，脑脊液的流速和流量均增加，表现为高动力学，脑脊液的净生成量减少，脑脊液流动图近似于正弦曲线；而在梗阻性脑积水时，依不同的梗阻部位脑脊液动力学表现为高等、低动力学；如中脑导水管本身的阻塞，表现为低动力学或无脑脊液通过，第三脑室水平的病变，表现为等或低动力学，第四脑室病变取决于第四脑室的大小，残存脑室小，为等动力学，残存脑室大或第四脑室出口阻塞，则表现为稍高动力学。从而可以间接地判断脑脊液梗阻的部位。梗阻性脑积水的脑脊液流动图为不规则的流动曲线。目前认为，交通性脑积水如脑脊液流动表现为高动力学，是脑积水的分流适应证，如表现为等动力学或低动力学，则可能为脑萎缩所致的脑室扩大，则无分流适应证。

5. 穿刺检查

临床常用的穿刺方法有两种，脑室穿刺和腰椎穿刺，另一种是枕大池穿刺，由于危险性较大，现在很少应用。脑室穿刺的目的在于测量脑脊液的压力、作脑脊液常规或特殊化验检查、脑脊液动力学的测定、脑脊液净生成量的测定以及脑室外引流。腰椎穿刺主要是测量脑脊液压力、常规或特殊化验检查和脑脊液在椎管内是否有梗阻等。用于脑积水的检查通常两种方法联合应用，先做脑室额角穿刺，后做腰椎穿刺，分别测量两处的脑脊液压力，并分别抽取少量脑脊液做细胞学和蛋白含量检验。然后两穿刺针各接一个压力管，如脑室与腰部蛛网膜下隙畅通，则两处压力相等，压迫颈静脉时两处压力升降相同。还可将检查台的头尾交替升降，两处压力管中的液柱面也相应地升降而处于同一水平面。如有梗阻存在，则颈部加压或升降检查台头尾部时，两处压力管内的液柱升降不相关联，且不处于同一水平面，即头高时脑室的液面高，脚高时腰部的液面高，两处脑脊液的蛋白质含量也可能不同，但一般情况下，脑室内的脑脊液蛋白质含量较腰池内脑脊液蛋白质含量要低。

另一鉴定交通性及梗阻性脑积水方法，即在压力测定结束后，向脑室内注入中性酚红 1 mL(6 mg)，使脑脊液自腰穿针缓慢滴出并用浸以碱性液体的纱布接之，如有酚红滴在纱布上呈粉红色。在正常人或交通性脑积水，于 2 ~ 12 min 即可自腰部滴出酚红，如 20 min 后仍未滴出则为阻塞性脑积水。

于注入酚红后即收集全部的尿以测定酚红的排除量。饮入充分的水以保证有足够的尿量。正常时 2 h 内应排除 25% ~ 40%，12 h 内应排除 50% ~ 70%。如酚红于 2 ~ 12 min 内自腰部滴出，而 12 h 内尿中排除量仅为 8% ~ 15%，表示枕大池远端的蛛网膜下隙有重度阻塞。如自腰部滴出的时间正常而于 12 h 内尿中排除量少于 10% 时，表示枕大池或其上方的脑室系统内有完全的阻塞。另一注药检查法是向脑室内注入靛胭脂 1 mL，正常时于 4 ~ 5 min 内即自腰穿针滴出。如不能滴出即表示有完全阻塞，10～15 min 始滴出者表示有部分阻塞。

6. 诊断分析

目前对高颅压脑积水做出诊断比较容易，除临床表现为高颅压症状和体征，即头疼、呕吐及视盘水肿外，常规头颅 CT 扫描显示脑室系统扩大，便可确立其诊断。但确定脑积水的病因、类型、脑脊液动力学、分流手术适应证的选择及判定预后则应依赖前述各项辅助检查。

高颅压脑积水通常与脑室内囊性病变、脑室内寄生虫性囊肿及脑室穿通畸形相混淆，脑室内囊性占位病主要表现为脑室系统不对称性扩大，一侧侧脑室内病变，CT 表现为同侧脑室较对侧扩大明显，第三和第四脑室内囊虫，可表现为各脑室扩大失去比例。MRI 及动力学 MRI 对于此病的鉴别具有重要意义，如为脑室内囊肿则囊液是非流动性的，故可做出判断。

7. 治疗方案

对于急性高压力性脑积水治疗应以手术治疗为主。手术方法根据可有以下三个方面。

(1) 针对病因的手术如切除引起脑积水的颅内肿瘤等手术。

(2) 减少脑脊液产生的手术如脉络丛切除术等已少用。

(3) 脑脊液引流或分流术，是目前脑积水的主要治疗方法。除手术治疗外亦可应用药物治疗，主要使用脱水剂如甘露醇、利尿剂如氢氯噻嗪 (双氢克尿噻) 等增加水分的排出，或以乙酰唑胺 (醋氮酰胺) 以抑制脑脊液分泌，但对于急性高压力性脑积水治疗应以手术治疗为主。手术方法根据可有以下三个方面：①针对病因的手术如切除引起脑积水的颅内肿瘤等手术；②减少脑脊液产生的手术如脉络丛切除术等已少用；③脑脊液引流或分流术，是目前脑积水的主要治疗方法。除手术治疗外亦可应用药物治疗，主要使用脱水剂如甘露醇、利尿剂如氢氯噻嗪 (双氢克尿噻) 等增加水分的排出，或以乙酰唑胺 (醋氮酰胺) 以抑制脑脊液分泌，但药物治疗不宜长期应用。对颅高压性脑积水引起视力急剧减退或丧失者，应急症处理，行脑脊液分流术，暂无分流条件，应在病房重症监护室内行脑室穿刺，持续外引流。常用穿刺部位：在鼻根后 10 cm，中线右侧旁开 3 cm(即额部)，头皮局部浸润麻醉，颅骨钻孔或锥孔，穿刺额角，可以留置穿刺针，置入硅胶管更好，并在出头皮切口以前在头皮下穿行 3～5 cm，这可减少颅内感染。这种引流可持续 5 天。在脑积水患者病情允许情况下，应选择脑室分流术或切除颅内原发病变解除脑积水。近年来，随着神经影像的发展和显微外科技术的进步，更多地提倡切除原发病灶以解除梗阻性脑积水。曾有文献提出，肿瘤引起的梗阻性脑积水，可在肿瘤切除前做脑室分流术，可防止出现术前颅高压和术后脑室系统阻塞不缓解产生的危险，但是，也有研究表明：对肿瘤产生的脑积水，在肿瘤切除前分流与否，术后结果相近似，并且，小脑中线部位肿瘤较大时，分流后有出现小脑幕裂孔上疝的可能。如病灶属于恶性肿瘤，有肿瘤细胞沿分流管扩散到其他部位的危险。在肿瘤切除手术时，先做脑室穿刺，放出脑脊液，这有利于术中的肿瘤暴露，并穿刺骨孔，也可为术后急性脑室穿刺放液、持续性外引流提供方便。

8. 预后

对于非占位性病变所致的脑积水，无论在婴儿或成人，常用的分流术几年内维持良好效果者为 50%～70%，维持终生有效者仅为 28%～58%。并且并发症较多，分流管的堵塞率较高。因此总的来说，治疗效果还很不满意，并且分流术的施行只是治疗的开始而非结束。患者症状体征的改变及脑室系统的大小必须永远置于医师的观察之下。因为分流系统可能随时发生各种问题而须要进行处理。在一组 202 例脑积水分流术后，在 127 例 (62.8%) 存活者中，有 34 例 (26.7%) 自行静止而不再依赖分流，但大部分不能静止，也即除少数患者外，一旦施行分流术，将永远依赖分流，也永远需要医师的监护。近年来，有人提出脑积水分流术的疗效是可以预测的，并提出建立分流预测记分表，即多项术前检查按预测分值的大小给予评分，评分高者分流有效率高，反之则低。具体的预测方法是脑室外引流预测、MRI 预测、CT 预测、脑电地形图预测、核素脑池造影预测和甘露醇静点预测。预测记分见表 (如下 6-1)。

表 6-1 脑积水分流术疗效的预测

预测方法	有效标准	预测分值
脑室外引流	症状缓解	4
MRI	脑室旁晕环	3
CT	脑室旁低密度	3
脑电图	波增多	2
核素脑池造影	代谢缓慢	2
甘露醇	症状减轻	1

上述记分表总分为 15 分，经临床研究 11 ～ 15 分，分流效果优良；8 ～ 10 分，分流效果良好；≤ 7 分，分流效果不佳。

(二) 正常颅压脑积水

正常颅压脑积水 (NPH) 是一种脑室虽扩大，而脑脊液压力正常的交通性脑积水综合征。主要症状是步态不稳、记忆力障碍和尿失禁。

多数患者症状呈进行性逐渐发展，有些在病情出现后，其病程为数月或几年。患者没有明显头痛，但有行为改变、癫痫或帕金森症。近期记忆丧失是最明显的特点，患者常表现呆滞，自发性或主动性活动下降，谈话、阅读、写作、爱好和创造性减弱，对家庭不关心、淡漠或冷淡、孤僻、工作效率差。

1. 病因

该病因可分为两类，一类是有明确病因的，如蛛网膜下隙出血和脑膜炎等。另一类是散发性无明显病因。最常见的病因是蛛网膜下隙出血，其次是颅内肿瘤，也有家族性正常颅压性脑积水。Paget 病有时产生脑底面的蛛网膜下隙广泛性阻塞。脑膜感染，如结核性脑膜炎，在病变后期易产生蛛网膜粘连；外伤性蛛网膜下隙出血和颅内手术出血流入蛛网膜下隙等均可产生脑积水。中脑导水管狭窄也是一种较常见的病因。

2. 病理生理

正常颅压情况下，脑室扩大的机制尚不完全清楚。目前主要是脑脊液动力学变化学说。

(1) 脑内压力梯度形成：在蛛网膜颗粒内阻塞时，并不产生脑积水，而首先发生良性颅内压增高。脑脊液在脑室系统和蛛网膜下隙流动阻力增加时，产生脑室扩大和脑积水。因而提出脑室和脑皮质表面压力梯度形成，是产生脑室扩大的原因。已有人用白陶土诱导的猫脑积水实验模型证明了这种压力梯度形成学说。

(2) 脑脊液搏动增高：有人测定正常颅压脑积水平均脑脊液压不增高，但可有脑脊液搏动压增高，使脑室扩大。提出在正常情况下，脑实质中小静脉、细胞间隙蛋白质和脂质有类似海绵样弹性物质，其中的液体成分在颅内压升高时可被挤出。在一定程度的压力下脑实质可被压缩，这种压力称为脑组织生物弹性值。在该值以下的脑内压力只作用于脑组织内，而没有任何脑实质内的液体挤出，但脑室周围承受的压力比脑实质内的压力要大，这就产生脑室扩张。动力学 MRI 检查也证实了这一学说。当交通性脑积水时，中脑导水管脑脊液动力学显示为高动力学，脑脊液流动图呈正弦曲线 (一个心动周期的流动图)，脑积水时到头端峰值的时间延长，而这一时期正是心脏收缩的早期，也是脑室侧壁承受相对高的压力阶段，这一时间的延长，即使平均颅内压力不高，也可使脑室继续扩大。

(3) 密闭弹性容器原理：有人提出，正常颅压脑积水患者最初颅压增高，产生脑室扩大，根据 Lapace 原理，即在密闭弹性容器内的液体压力 (P) 与容器壁的面积 (A) 的乘积等于容器壁承受力 (F)，(F=PXA)。这样一旦脑室扩大后，虽然脑压恢复到正常，但作用于脑室壁的压力仍增加。也有提出正常颅压脑积水是由于脑组织顺应性改变所表现的脑室扩大。Welch 等报道，高血压动脉硬化脑血管病的脑积水发生率比同龄患者高 3 倍以上，推测脑血管壁弹性的变化使脑组织顺应性增加，并可出现脑表面的压力梯度发生明显改变。

3. 临床表现

正常颅压脑积水主要表现为进行性智力改变、步态异常及尿失禁。

(1) 智力改变比较常见，一般最早出现，但有时先见步态异常。智力改变主要表现为反应缓慢、近事记忆减退、迟钝、易倦、淡漠等，进一步出现思维能力减退、计算力下降、性格改变，类似于 Alzheimer 病。

(2) 轻度的步态异常表现为走路缓慢不稳、步基变宽，但无明显的小脑体征。重者行走、站立、起立都有困难，晚期则卧床不起。下肢的运动障碍重于上肢，表现为不完全的锥体束损害，常有腱反射亢进，病理征阳性。

(3) 尿失禁出现相对较晚，程度不一。

(4) 头颅 CT 或 MRI 可以显示双侧脑室对称性扩大，第三脑室及第四脑室也扩大，脑萎缩。连续颅内压监护可发现患者熟睡后的眼动期出现颅内压升高现象，据此可与脑萎缩引起的老年性痴呆相鉴别。腰椎穿刺示脑脊液压力正常，CSF 检查正常。

4. 检查

腰椎穿刺，患者侧卧位时，脑脊液压力通常不高于 24 kPa(180 mmH$_2$O)，在不伴有颅内其他病变时，脑脊液的糖、蛋白和细胞计算均在正常范围内，腰穿放液后，如症状改善可提示分流有效。

(1) 影像学检查：头颅 CT 检查是正常颅压脑积水检查重要手段，它可确定脑室扩大和皮质萎缩的程度及引起脑积水的病因，同时，也是观察术后分流效果及并发症的手段，典型的 CT 扫描表现为脑室扩大而皮质萎缩不明显，MRI 影像可从矢、冠、水平全方位观察较小的颅内病变并优于 CT，同时通过 MRI 可观察脑脊液的动力学变化，对脑积水进行评价，脑室周围 T$_1$ 加权像低信号改变可表明脑积水呈进展趋势。

(2) 核素脑池造影：用放射性核素腰穿注入蛛网膜下隙，在进入脑和脑室时照相观察，最

常用的是碘 ^{131} I 标记人体血清蛋白 (RISA)，近来有用铟——二乙胺五醋酸 (DTPA) 作为标记物，约 500 UC 注入蛛网膜下隙，分别在 4 h、24 h、48 h 和 72 h 扫描观察，扫描可见到三种情况。

1) 正常型：放射性核素在大脑凸面，而不流入脑室内。

2) 正常颅压脑积水：放射性核素进入脑室内并滞留，72 h 内脑凸面不能显示。

3) 混合型：多数患者为此型，即脑室和脑凸面在分期扫描均可显示，由于放射性核素扫描对判断分流效果没有肯定的关系，这种检查对评价正常颅压脑积水没有太大的帮助，目前临床并不常用。

(3) 其他检查：颅骨 X 线片一般无慢性颅高压症象；脑电图可见持续性广泛慢波；在正常颅压脑积水患者中 ^{131} I 可显示脑血流量的减少，脑血管造影侧位像可见大脑前动脉格外伸直，大脑中动脉侧裂点向外移位，有脑萎缩时，在毛细血管期见到小血管与颅骨内板之间距离增宽，气脑造影见全部脑室和不同程度的脑池扩大，以上这些在脑积水的临床检查中已不常用。

5. 诊断分析

多见于成年人和老年人，临床表现为走路不稳、智力下降和尿失禁三主症，CT 或 MRI 脑室系统扩大，诊断并不困难。但须与脑萎缩的脑室扩大相鉴别，两者的临床表现也极为相似，有时脑积水伴有轻微的脑萎缩，普通 CT 和 MRI 很难对两者做出判断，但动力学 MRI 对于两者的鉴别有较大的帮助。当脑积水时，动力学 MRI 检查呈高动力学，而脑萎缩时则呈低动力学。核素脑池造影也有助于两者的鉴别，脑积水时，核素代谢障碍并有核素向脑室内逆流 (交通性脑积水)，脑萎缩时核素代谢正常。

6. 治疗

本病以手术治疗为主。应根据各项检查、有无蛛网膜下隙阻塞、年龄及病程等因素，慎重判断以决定手术指征。

(1) 脑脊液分流术：包括颅内分流及颅外分流两种。颅内分流术适用于脑室系统阻塞，但无蛛网膜下隙阻塞。脑脊液吸收无障碍者。现常用的方法包括侧脑室 - 小脑延髓池分流术和第三脑室造瘘术。颅外分流术包括将脑脊液引流至心血管的手术及引流至其他脏器或体腔的手术。常用脑室 - 心房分流术、侧脑室 - 腹腔分流术、椎管 - 腹腔分流术。

(2) 药物治疗：主要使用脱水剂如甘露醇、利尿药如氢氯噻嗪 (双氢克脲噻) 等以增加水分的排出，或乙酰唑胺以抑制脑脊液分泌。一般疗效不明显，不宜长期使用。

7. 预后

采取脑脊液分流术治疗后，可明显控制脑积水病情发展。但手术并发症较常见，如脑室胸腔分流可引起胸腔大量积液而产生呼吸困难；脑室乳突分流易引起脑膜炎或脑脊液耳漏；脑室或脑池输尿管分流易导致患儿水电解质失衡；腰蛛网膜下隙腹腔分流易诱发小脑扁桃体下疝。

第七章 颅内肿瘤

第一节 概 述

颅内肿瘤即各种脑肿瘤，是神经系统中常见的疾病之一，对人类神经系统的功能有很大的危害。一般分为原发和继发两大类。原发性颅内肿瘤可发生于脑组织、脑膜、脑神经、垂体、血管残余胚胎组织等。继发性肿瘤指身体其他部位的恶性肿瘤转移或侵入颅内形成的转移瘤。

颅内肿瘤可发生于任何年龄，但以 20～50 岁为最多。少年儿童以颅后窝及中线肿瘤较多见，主要为髓母细胞瘤、颅咽管瘤及室管膜瘤。成年人则以大脑半球胶质细胞瘤为最多，如星形细胞瘤、胶质母细胞瘤，其次为脑膜瘤、垂体腺瘤及听神经瘤等，这些肿瘤均以 40 岁左右为发生的高峰。至于老年人，以胶质母细胞瘤及转移瘤为多。颅内原发性肿瘤发生率的性别差异不明显；男性稍多于女性。

一、病因

总体上说，发病原因并不明确，有关病因学调查归纳起来分环境因素与宿主因素两类。环境致病原包括物理因素如离子射线与非离子射线，化学因素如亚硝酸化合物、杀虫剂、石油产品等，感染因素如致瘤病毒和其他感染。但除了治疗性的离子射线照射以为，迄今还没有毫无争议的环境因素。宿主的患病史、个人史、家族史同颅内肿瘤发生发展的关系，有些已经肯定，有些并未受到广泛的认可，而有些已经基本排除。

二、颅内肿瘤的分类

(一) 按组织发生学分类

1. 发源于神经胶质的肿瘤

如星形细胞瘤、星形母细胞瘤、多形性胶质母细胞瘤、少突胶质细胞瘤、髓母细胞瘤及室管膜瘤。

2. 发源于脑膜的肿瘤

如脑膜瘤、脑膜肉瘤及蛛网膜囊肿。

3. 发源于垂体的肿瘤

如生长激素腺瘤，泌乳激素腺瘤、促肾上腺皮质激素腺瘤等。

4. 发源于脑神经的肿瘤

如听神经瘤、三叉神经鞘瘤等。

5. 发源于血管细胞的肿瘤

如各种血管瘤及血管网织细胞瘤。

6. 发源于胚胎残余组织的肿瘤

如颅咽管瘤、脊索瘤、胆脂瘤、皮样囊肿及畸胎瘤。

7. 发源于松果体的肿瘤

如松果体瘤及松果体母细胞瘤。

8. 由其他部位转移或侵入的肿瘤

如各种转移瘤及鼻咽癌等。

（二）按肿瘤好发部位分类

1. 幕上肿瘤

(1) 大脑半球：如胶质瘤、凸面脑膜瘤及转移瘤。

(2) 鞍区：如垂体瘤、颅咽管瘤、异位松果体瘤。

(3) 脑室内：室管膜瘤、脉络丛乳头状瘤。

(4) 前颅凹与中颅凹底：如嗅沟、蝶骨嵴、鞍旁脑膜瘤。

2. 幕下肿瘤

(1) 小脑半球：如胶质瘤、血管网织细胞瘤、转移瘤等。

(2) 小脑蚓部肿瘤：如髓母细胞瘤。

(3) 脑桥小脑角区肿瘤：如听神经瘤、脑膜瘤及胆脂瘤。

(4) 脑干肿瘤：如胶质瘤。

(5) 第四脑室：如室管膜瘤。

Kernohan（克诺汉）按照间变学说，将胶质瘤分为四级。这种分类能说明肿瘤来源、区分肿瘤的恶性程度并说明预后，适合于临床、病理及 CT 的对照研究。

1. 星形细胞瘤：1 ～ 4 级。

2. 室管膜瘤：1 ～ 4 级。

3. 少突胶质细胞瘤：1 ～ 4 级。

4. 神经 - 星形细胞瘤：1 ～ 4 级。

5. 髓母细胞瘤。

三、颅内肿瘤的发病率

据我国六城市居民中调查，颅内肿瘤患病率为 32/10 万，一项世界性的统计为 40/10 万。说明颅内肿瘤的发病率并不低，值得重视。就全身肿瘤的发病率而论，脑瘤居第五位 (6.31%)，仅低于胃、子宫、乳腺、食道肿瘤。在成人，脑瘤占全身肿瘤总数的 2%，儿童期脑瘤在全身各部位肿瘤中所占比率相对较多，占全身肿瘤的 7%。

脑瘤可发生于任何年龄，以成人多见。婴幼儿与 60 岁以上老年人发病皆较少。一般发病与性别无大的差异，但个别肿瘤与性别有关。肿瘤发生的部位，幕上者多于幕下，两者发病率之比约为 3：1，幕上的脑瘤位于额叶、颞叶者居多，幕下者多见于小脑半球与蚓部，四脑室、脑桥小脑角。

脑胶质细胞瘤（简称胶质瘤）是颅内肿瘤中最多的一类，接近颅内肿瘤的半数，依次多见的为脑膜瘤、垂体腺瘤及神经纤维瘤，其他类肿瘤较少。

脑瘤的发病年龄，好发部位与肿瘤类型存在相互关联。如儿童期脑瘤多发生在幕下及脑的中线部位，常见肿瘤为髓母细胞瘤、星形细胞瘤、室管膜瘤、颅咽管瘤与松果体瘤等。成人脑瘤多见于幕上，少数位于幕下，常见的肿瘤为星形细胞瘤、脑膜瘤、垂体腺瘤与听神经瘤等。

老年人多位于大脑半球，以多形性胶质母细胞瘤、脑膜瘤、转移瘤等居多。

四、临床表现

男性患者多于女性，男女之比为 (1.2 ～ 1.5)：1。颅内肿瘤的起病有多种形式，一般以缓慢进行性神经功能障碍的形式为主，如视力的进行性障碍、各种感觉运动的障碍等。但亦可表现为突发的抽搐或进行性的颅内压增高症状。较少见的为卒中样发作，多半是由于肿瘤的突然出血、坏死或囊性变所造成。

颅内肿瘤的主要表现有两大类。

（一）颅内压增高的症状

颅内肿瘤－头痛有逐渐加剧的间歇性头痛，以清晨从睡眠中醒来及晚间出现较多。部位多数在两颞，可涉及枕后及眼眶部。咳嗽、使力、喷嚏、俯身、低头等活动时头痛加重。头痛剧烈时可伴有呕吐，常呈喷射性，严重者不能进食，食后即吐，可因此影响患者的营养状况。视盘水肿为颅内压增高的客观体征，如存在则有较大诊断价值。除此以外，颅内压增高还可引起两眼外展神经麻痹、复视、视力减退、黑矇、头晕、猝倒、意识障碍等。

（二）局灶症状

取决于肿瘤所在的部位，可出现各种各样的症状及综合征，这里只能将各部位脑肿瘤所产生的较常见的临床表现做一简单的介绍。中央区肿瘤：包括额叶的中央前回及顶叶的中央后回及其相邻部位。有对侧的中枢性面瘫、单瘫或偏瘫及偏感觉障碍。优势则半球受累可出现运动性失语。如有癫痫发作，以全身性发作较多，发作后抽搐肢体可有短暂瘫痪，称为 Todd 麻痹。

额叶肿瘤：主要表现为精神症状，如淡漠、不关心周围事务、情绪欣快、无主动性。记忆力、注意力、理解力和判断力衰退，智力减退，不注意自身整洁，大小便常不自知。典型病例有强握反射及摸索动作。癫痫发作亦以全身性为多见。优势半球有运动性失语及失写。额底部病变可引起嗅觉丧失及视力减退。

顶叶肿瘤：感觉障碍为主，以定位感觉及辨别感觉障碍为特征。患者用手摸不能辨别物体的形态、大小、重量、质地。肢体的位置感觉亦减退或消失，因而可能有感觉性共济失调征。优势则病变可有计算不能、失读、失写，自体失认及方向位置等的定向能力丧失。患者因而时常迷路。癫痫发作时常以感觉症状为先兆。肿瘤累及顶叶旁中央小叶时，可有双侧下肢痉挛性瘫及尿潴留。

颞叶肿瘤：可有对侧同向性象限盲或偏盲。优势则病变有感觉性失语，癫痫发作以精神运动性发作为特征。有幻嗅、幻听、幻想、似曾相识感及梦境状态等先兆。

枕叶肿瘤：亦有幻视，常以简单的形象、闪光或颜色为主。有对侧同向性偏盲，但中心视野常保留。优势则病变可有视觉失认、失读及视力变大或变小等症。

岛叶肿瘤：主要表现为内脏反应，如打呃、恶心、腹部不适、流涎、胸闷、"气往上冲"及血管运动性反应等。

胼胝体肿瘤：以进行性痴呆为特征。胼胝体中部的肿瘤因侵犯两侧运动感觉皮质而有双侧运动感觉障碍，下肢重于上肢。胼胝体后部的肿瘤可因压迫四叠体而引起与松果体区相似的症状，有双侧瞳孔不等、光反应及调节反应消失、两眼同向上视不能等，称之为 Parinaud 综合征。由于脑导水管容易被，脑积水及颅内压增高症状亦较易出现。

第三脑室肿瘤：主要表现为间歇性颅内压增高的症状，与头部的某种位置有密切的关系。当头部处于这一位置时，可突然发病，有剧烈头痛、呕吐、意识障碍甚至昏迷，伴有面潮红、出汗等自主神经症状，有时可导致呼吸骤停而死亡。也可表现为两下肢突然失去肌张力而跌倒，但意识保持清醒。改变头部位置可使症状缓解。肿瘤侵及第三脑室底时可有嗜睡、尿崩、肥胖、生殖功能减退等。部分患者有早熟现象。

第四脑室肿瘤：症状较不明显，早期呕吐症较突出。阻塞第四脑室出口时可引起脑积水表现。

侧脑室肿瘤：症状隐袭，以 ICP 增高症状为主。患者意识淡漠、嗜睡、记忆衰退，甚至出现痴呆。情绪易激动，有精神症状，以迫害观念、谵妄及各种幻觉杂有内分泌方面的症状。女性有月经失调、多尿、肥胖等，男性则以性欲减退为主。涉及丘脑腹外侧部时可有主观感觉障碍、轻偏瘫等。涉及丘脑内侧部时有智力下降。晚期有 ICP 增高症状。部分患者有震颤、手足徐动及舞动症。但典型的丘脑性自发疼痛甚为罕见。

底节肿瘤：主要症状为主观上的感觉障碍，早期可有轻偏瘫、肌张力增高、震颤、舞动、手足徐动等。共济失调及眼球震颤亦常见。癫痫的发生见于 20% 的病例，以失神经性小发作为常见。精神症状有痴呆、记忆力减退等，约见于 25% 的病例。

脑干肿瘤：特点是出现交叉性麻痹，即病侧的脑神经麻痹和对侧的偏瘫。①中脑肿瘤如位于底部，有对侧的痉挛性偏瘫及偏感觉障碍，病侧的动眼神经麻痹 (Weber 综合征)。中脑顶盖部的肿瘤可引起粗大的震颤动作、舞蹈动作及 Magnus 位置性反射 (当将头部转向一侧，该侧的上肢屈曲，下肢伸直；如将头部转向对侧，则对侧的肢体出现上述姿势)。肿瘤位于中脑四叠体时可引起 Parinaud 综合征。②脑桥肿瘤产生病侧的周围性面瘫及外展神经麻痹、复视、对侧偏瘫等。如肿瘤涉及三叉中脑束，可有病例面部感觉减退、角膜反射迟钝或消失、咀嚼无力等。如肿瘤偏于外侧，可有自发的水平或垂直性眼震。晚期可有双侧共济失调征。③延脑肿瘤以呕吐及呃逆为突出症状。病例有Ⅸ、Ⅹ、Ⅺ、Ⅻ脑神经麻痹症状，表现为咽喉反射消失、吞咽有呛咳、软腭麻痹、悬雍垂偏向对侧、喉音嘶哑，病列舌肌萎缩伴随有舌肌纤维颤动，对侧偏瘫。

小脑半球肿瘤：有患侧肢体协调动作障碍，语音不清，眼球震颤，肢体肌张力明显减少，腱反射迟钝，行走时步态蹒跚，易向患侧倾倒等。

小脑蚓部肿瘤：有步态不稳 (鸭步)，逐渐发展至行走不能。站立时向后倾倒。肢体的协调动作障碍常不明显。如引起第四脑室阻塞，则出现颅内压增高及脑积水症状。

桥小脑角肿瘤：有眩晕、患侧耳鸣、进行性听力减退以至耳聋。患侧三叉及面神经相继部分瘫痪，眼球震颤及病侧有小脑征。晚期有Ⅸ、Ⅹ、Ⅺ等脑神经麻痹及颅内压增高症状。

鞍内及鞍上区肿瘤：早期症状是内分泌失调，女性以停经、泌乳、不育、肥胖等症状为主，男性以性功能减退、毛发脱落、皮下脂肪增多为主。肿瘤扩展至鞍上时可有双颞侧偏盲以及双眼先后失明。眼底见视神经乳头呈原发性萎缩。生长激素腺瘤有垂体功能亢进症状 (巨人症或肢端肥大症)，但视力的影响不如泌乳素腺瘤明显。

鞍旁及斜坡肿瘤：早期症状为外展或三叉神经的单神经麻痹，表现为复视，病侧眼球内转、面部感觉减退。稍后可出现颅内压增高及锥体束征。

五、诊断及鉴别诊断

(一) 诊断

颅内肿瘤的诊断至少要针对下列三个问题之一做出回答：①颅内有无肿瘤；②肿瘤在什么部位；③肿瘤的病理性质如何。很显然，只有第一个问题是阳性的回答，第2和第3个问题才有存在的价值；反之，对第2、第3两个问题之中的任何一个做出回答，都包含着对第一个问题的肯定回答。因此对颅内肿瘤的诊断，最终当然落实在肿瘤的定位和定性两个方面。

颅内肿瘤的定位诊断和定性诊断是从不同侧面或层次对同一事物的认识，两者既有区别又有联系。例如，区别肿瘤生长部位在脑内还是脑外实际上是个定性诊断的问题；反之垂体瘤、颅咽管瘤、松果体瘤等许多定性的诊断名词，实际包含着定位诊断的内容。

颅内肿瘤的诊断方法很多，首先应通过详细了解病史和反复全面而重点地进行周身及神经系统检查，做出初步结论，亦即临床诊断或印象。必要时有针对性地选择一种或几种辅助性检查方法，对临床所得的印象加以检验。为此必须对各种检查或诊断方法的特征及其诊断价值有所了解。

1. 临床诊断

通过问诊和物理检查了解患者的症状特征，凡有进行性颅内压增高并伴有局灶性神经系统体征者，应首先考虑颅内肿瘤。慢性进行性颅内压增高，虽然没有定位体征，也应通过辅助检查排除颅内肿瘤的可能性。为了早期发现颅内肿瘤，有些症状值得特别注意，如晚发癫痫 (即成年以后才开始癫痫发作，特别是局限性发作)、育龄妇女非妊娠性闭经泌乳、单眼突出、视野缺损、成人一侧听力逐渐减退等，都应及时进一步检查以排除颅内肿瘤的可能性。

2. 影像诊断

包括头颅 X 线片及断层、脑血管造影、脑室和脑池造影、CT 以及同位素脑扫描等。尽管检查手段各异，但其诊断方法的原则相同。由于影像方法具有直观的特点，因此它在颅内肿瘤的诊断方法中占有特殊重要的位置，甚至常起决定性作用。

(1) 头颅 X 线片：阴性率为 50% ~ 90%，其中包括颅内压增高征象以及肿瘤的定位和定性征象。颅内生理钙化 (主要是松果体钙斑) 移位对定位诊断有帮助；肿瘤钙化对定位和定性诊断都有意义。局限性骨质改变主要见于生长在脑外或接近脑表面的肿瘤，对颅内肿瘤的诊断很有价值，有些肿瘤甚至可以根据头颅 X 线片 (包括断层) 确定诊断。如垂体瘤对蝶鞍呈球形扩大，颅咽管瘤除有蝶鞍骨质破坏外尚可出现鞍区钙斑，一侧内听到扩大则是诊断听神经瘤的可靠证据。

(2) 脑血管造影：包括颈动脉造影和椎动脉造影，其病理征象可分为两类：一类是正常血管移位或曲度改变，即占位征象，另一类是新生血管，亦即病理血循环。

颈动脉造影的定位诊断有以下几个典型：①额叶病变：大脑前动脉呈弧形移向对侧，大脑中动脉起始部及颈内动脉鞍上段向后下移位，额顶升支呈弧形向后移位；②顶叶病变：胼周动脉水平段向对侧移位，侧裂动脉后段压低，额顶升支呈弧形向前移位，颞叶病变；③大脑前动脉垂直部移向对侧，大脑中动脉呈弧形向内向上移位，侧位像上还可见脉络膜前动脉拉直；④枕叶病变：大脑前动脉可无移位，大脑中动脉末梢抬高并被向前压缩；⑤鞍区病变：颈内动脉鞍上段向外向上移位，虹吸弯可张开，大脑前动脉脑底段呈弧形抬高。

椎动脉造影的定位诊断有以下几个典型：①斜坡肿瘤：压迫基底动脉使之与斜坡的距离增宽，甚至向后呈弧形；②脑桥小脑角肿瘤：压迫小脑前下动脉使之呈弧形，小脑上动脉及大脑后动脉近端向上向内移位，基底动脉亦可移向对侧。

脑血管造影的定性诊断主要根据肿瘤的病理血循环。如脑膜瘤病理血循环丰富，肿瘤中心由颈外或脑膜动脉供血，肿瘤新生血管排列比较规则，多呈放射状，静脉期肿瘤"着色"比动脉期更明显，呈雪团状密度增高阴影，引流静脉通常包绕在肿瘤表面；此外脑膜瘤还有特殊的好发部位，并能显示脑外肿瘤的特点。胶质瘤的病理血循环随肿瘤恶性程度的增加而愈趋丰富，通常供血动脉不明显，无颈外动脉供血，肿瘤的新生血管不规则，可为斑点状或窦状间隙，恶性胶质瘤常有早期静脉引流，即在动脉期出现引流静脉。转移瘤可为单发亦可为多发，肿瘤血循环类似胶质瘤，多数有清晰的肿瘤轮廓，如肿瘤侵犯硬脑膜时亦可有颈外动脉供血。

(3) 脑室和脑池造影：对一些部位的肿瘤，其定位诊断价值很高。尤其对深部或脑室系统肿瘤诊断的准确率高出脑血管造影，甚至不能完全被 CT 扫描所取代。其基本病理征象可分为两类：一是脑室和脑池系统移位或变形，即占位征象；另一是肿物阴影，即显示为充盈缺损或囊腔充盈。

大脑半球肿瘤：透明隔和第三脑室移向病变对侧，病变对侧侧脑室可有轻或中度扩大，病变侧侧脑室的移位或变形可因肿瘤所在部位不同而异，如额叶肿瘤主要影响前角，使之缩短或压低。顶叶肿瘤将侧脑室体部下压，侧脑室上缘可出现弧形压迹。枕叶肿瘤使后角消失、三角部狭窄并向前移。颞叶肿瘤使下角缩短或闭锁，亦可显示为下角狭窄并抬高。

幕上中线及第三脑室附近肿瘤：共同特点是脑室（包括脑池）系统显示充盈缺损，两侧侧脑室均扩大。透明隔肿瘤显示两侧侧脑室间隔加宽，胼胝体池呈弧形上移。鞍区肿瘤的第三脑室前部可有充盈缺损，基底池内亦可显示肿物阴影。松果体区肿瘤使大脑大静脉池闭锁或后移，第三脑室后部充盈缺损。丘脑肿瘤使第三脑室和透明隔下端呈弧形移向病变对侧，病变侧侧脑室底部抬高。

颅后窝肿瘤：两侧侧脑室和第三脑室对称性扩大，导水管和第四脑室的变化因肿瘤部位不同而异，脑干及小脑脑桥角肿瘤可使导水管和第四脑室拉长并向后移位，小脑半球肿瘤则使导水管折曲，第四脑室向前上移位。第四脑室肿瘤使导水管增宽及缩短，第四脑室前部扩大及后部充盈缺损构成向下的喇叭口状。正位或枕位像，小脑半球和小脑脑桥角肿瘤均可使第四脑室向病变对侧移位。

(4)CT 扫描：由于能够分辨颅内不同组织对 X 线吸收值的细微差别，可使颅内的软组织结构，如脑室和脑池系统、灰质和白质结构以及病变组织清晰显影，故对颅内肿瘤的诊断有很大价值。CT 诊断颅内肿瘤通常主要根据肿瘤病理组织形成的异常密度区以及肿瘤对脑室和脑池系统的压迫移位来判断，后者原则上与脑室和脑池造影相同，前者为 CT 特有的征象。

根据肿瘤组织形成的阴影与周围组织的密度对比，可以分为三种基本类型，即高密度病变等密度病变和低密度病变。实质性肿瘤通常显示为高密度病变。对有些肿瘤来说更常见的情况是，CT 扫描时密度对比不显著或显示为等密度病变，静脉注射造影剂后病变区密度才显著增高。如有学者报道听神经瘤约有 52.5% 在 CT 扫描时完全看不见。Robbins 和 Marshall 报道 39 例听神经瘤，扫描时仅 6 例肿瘤显影，注射造影剂后又有 23 例显影。脑膜瘤注射造影剂后显著增强。

囊性肿瘤包括水瘤、上皮样囊肿、皮样囊肿等均显示为低密度病变，其影像不为造影剂所增强。其中皮样囊肿因含有脂肪组织，密度更低，CT 值常低于 10 Hu 以下。低度恶性胶质瘤扫描亦可显示为低密度病变，一般无清晰轮廓，对比度亦较微弱，静脉注射造影剂后影像可略有增强。

(5) 同位素脑扫描：由于技术熟练程度及所用仪器和放射源的不同以及病变部位、大小和病理类型不同而有较大的差异，阳性诊断率常在 70% ～ 90% 之间。同位素脑扫描诊断是利用某些放射性同位素能够浓集于肿瘤部位的特点，通过颅外扫描计数描绘出病变的图形，确定肿瘤的部位和大小。主要对定位诊断有意义，定性诊断的价值较小，不过肿瘤的病理性质与同位素在局部密集的程度，即阳性诊断率还是有一定关系的，颅内肿瘤恶性程度越高或病理血管越丰富者，扫描阳性率越高，如胶质母细胞瘤、转移瘤、脑膜瘤等阳性率最高；肿瘤恶性程度较低者如星形细胞瘤、室管肿瘤、垂体瘤、颅咽管瘤等阳性率较低。

3. 脑电图诊断

1930 年有学者首先提出脑瘤患者的脑电图上有慢波，1936 年 Walter 又发表了结论相同的论文，同时他提出利用双极直线定位及三角定位法从位相倒置来做肿瘤的定位，以后在开颅手术时直接在脑皮层上记录脑电图证实肿瘤本身无电位活动 (称电沉默区)，而肿瘤周围有慢波。因此根据肿瘤周围出现的慢波对肿瘤做定位诊断。尤其是大脑半球的肿瘤脑电图诊断的阳性率比较高。虽然现在用 CT 扫描诊断脑瘤较为直观及精确，但它是一个解剖形态上的变化，而对于脑瘤时所引起的大脑皮层功能障碍，肿瘤周围神经细胞的代偿等脑功能的变化是不能反映出来的，而脑电图则能提供很大的帮助，它是一种简便、安全对患者无痛苦的方法。目前随着电子计算机技术的发展，脑电图的电子计算机分析和脑电图的二次处理 (即等电位圈) 将为临床提供更有价值的资料。脑电图的检查应该在 CT 检查、脑血管造影、气脑造影及脑室造影之前进行。

(二) 鉴别诊断

眼底检查发现有视盘水肿，应即考虑有颅内肿瘤可能。可选择性地做一些检查来肯定或排除颅内肿瘤的诊断。

(1) 电检查：包括脑电图及脑电地形图描记，脑诱发电位记录。

(2) 神经放射学检查：包括头颅 X 线片、各种脑血管造影、脑造影、脑室造影等。自 CT 及 MRI 较普遍应用于临床以来，除脑血管造影外其他的造影检查已很少应用。

(3) 放射性核素脑扫描：对大脑半球表面、血供较丰富的肿瘤如脑膜瘤、恶性胶质瘤等有较高的诊断率。但由于核素制剂药箱的供应限制及解剖定位上不够精确，限制了它在临床上的应用。

(4) CT 扫描：各颅内肿瘤可产生不同的 X 线衰减度，从而在图像上出现不同密度的病灶区。密度减低区可见于脑水肿区、肿瘤囊变、软化或低密度的肿瘤；密度增高可见于肿瘤质地较密、出血、钙化等。另外，脑室系统的变形、移位亦要提示肿瘤的位置。注射造影剂后可使病灶的对比度得到加强，称为增强 CT，更有利于脑肿瘤的定位诊断。

(5) MRI：能显示人体组织的解剖结构图像及组织系列化方面的改变，因而比 CT 能提供更多有关病变的信息。近年来采用顺磁性物质 (钆化合物 Gd-DTPA) 做静脉注射能增强图像的分辨，对提高诊断效果有帮助。

颅内肿瘤须与下列情况进行鉴别。

1. 视神经盘炎

可误认为视盘水肿而需予以区别。视盘炎充血比视盘水肿明显，乳头的隆起一般不超过 3 个屈光度，较早就有视力障碍，可与视盘水肿区别。

2. 脑蛛网膜炎

可因颅内压增高、脑局灶性症状及视力减退而与颅内肿瘤混淆。但脑蛛网膜炎的病程长，可多年保持不变。如病程中有感染及中毒等病史则区别不难。困难病例可做成像学检查来鉴别。

3. 癫痫

为颅内肿瘤的常见症状之一，故需与特发性癫痫作鉴别。后者起病较早，很少于 20 岁以后发病，没有颅内压增高症状及局灶性体征。脑电图中可见痫性放电。但对不典型病例应做成像检查来鉴别。

4. 脑积水

小儿颅内肿瘤常引起继发性脑积水，应与小儿先天性脑积水作区别。先天性脑积水起病早，绝大多数在 2 岁以前，而颅内肿瘤 2 岁以下发病者少见。先天性脑积水病孩病程长、智力发育障碍明显，而一般营养状良好。

5. 内耳性眩晕

需与桥小脑角及小脑的肿瘤相鉴别。内耳性眩晕没有其他脑神经如面神经、三叉神经等症状，颅骨 X 线片中内耳孔不扩大，脑脊液中蛋白质含量不增高，因而鉴别不难。

6. 脑血管意外

卒中型颅内肿瘤常有突发偏瘫、失语等情况，易与脑血管意外混淆，但后者的年龄较大，有高血压史，无前驱症状。对疑难病例可做成像学检查来鉴别。

7. 慢性硬脑膜下血肿

有颅内压增高症状、意识进行性障碍及偏瘫等，与颅内肿瘤症状相似。但病史中有外伤史，症状发展慢且轻。成像检查可予鉴别。

8. 脑寄生虫病

有脑血吸虫病、脑囊虫病、脑肺吸虫病、脑包虫病等。患者都有抽搐与颅高压症状。病史中有与感染源接触史。大便检查、虫卵孵化、痰液检查能发现有寄生虫卵。如有皮下结节，活检有助于诊断。血清及脑脊液的补体结合试验、皮肤反应试验在囊虫及肺吸虫病例中可呈阳性结果。

9. 假脑瘤

患者都有颅内压增高症状但没有局灶性症状。脑脊液检查正常，病程进展缓慢，腰穿放液后常可有明显好转。有自发病情缓解期，但可复发。各种成像检查都未能发现有肿瘤存在。

六、治疗

（一）降低颅内压

颅内压增高是产生临床症状并危及患者生命的直接原因，因此，降低颅内压在颅内肿瘤的整个治疗过程中始终是个中心问题。降低颅内压最根本的办法是彻底摘除肿瘤。有的肿瘤无法手术根治而给予化学药物治疗或放射治疗，在此治疗过程中乃至手术过程中为了缓解颅内压增高的症状，赢得治疗时机，采取一些临床降低颅内压的措施是十分必要的。

降低颅内压的临床措施就其作用机制而言可分为两类：一类是针对脑水肿肿胀采取的药物治疗，即脱水治疗；另外一类是针对脑脊液通路（主要是脑室系统）梗阻采取的临时措施，即脑脊液外引流。

1. 脱水治疗

不应看作是单纯使用脱水药物的问题，而是一组综合的治疗措施。

(1) 合理体位：除合并休克者外，如需采取体位治疗时应将床头抬高 15°～30°，避免颈部扭曲及胸部受挤压，以利于颅腔静脉回流。

(2) 限制水入量：对于需要强烈脱水的患者应严格限制入量，不能进食者每天输液量应限制在 1500～2000 mL（小儿按 60～80 mL/kg 体重计算）之间。钠盐的供给应限制在体内需要的最低限度，以防由于水、钠潴留而致的脑水肿。

(3) 保持呼吸道通畅：对于昏迷患者是至关重要的，因为缺氧可使脑水肿加重。气管切开同时吸氧通常是必要的。对严重的患者有条件时还可用高压氧舱治疗，一般在 3 个大气压下吸氧，每次 45 min，每日 2～3 次，对预防和治疗脑水肿有好处。

(4) 脱水药物的应用：常用脱水药物按其药理作用可分为渗透性脱水药物和利尿性脱水药物。前者利用高浓度药物溶液或药物的大分子使血液渗透压增高，从而造成水分由脑组织向血管内转移，达到组织脱水的目的。后者则是通过促进水分由体内向体外排泄，使血液浓度增加，因而增加从组织间隙吸水分的能力。

脱水药物的作用时间有一定限度，一般不超过 6 h，以后颅压还可能回升，甚至达到比用药前更高的水平，这种现象称作"反跳"。一般脱水作用越强的药物，"反跳"作用也越强，因此必须重复使用。持续用药的时间间隔和剂量，随选用药物和需要脱水程度的不同而异。

脱水药物的用法可分为强烈脱水和一般脱水两类，前者又可分为一次性脱水和持续性脱水。一次性脱水用于脑疝的急救，应选用药理作用最强的药物，采用静脉注射，如静脉快速滴注或推入 30% 尿素溶液 200 mL，或 20% 甘露醇 250～500 mL。持续性强烈脱水也应选择脱水作用较强的药物，以静脉给药为好，如使用 20% 甘露醇或 50% 葡萄糖溶液，每隔 4～6 h 重复一次；亦可使用呋塞米肌内注射。一般性脱水治疗应以口服药物为主，也要时辅以肌内或静脉注射药物。

强烈脱水时应特别注意防止水电解质平衡的紊乱。对于老弱及小儿，应注意勿因脱水导致休克、虚脱。休克及严重脱水患者未得到纠正前不能应用脱水药物。肾功能不全者忌用利尿性脱水剂及尿素。

(5) 冬眠降温：可以降低脑组织的代谢率，从而提高脑神经细胞对缺氧的耐受力，改善脑血管及神经细胞膜的通透性，减少脑水肿的发生。通常体温每降 1℃，脑组织基础代谢率降低 6%～7%，颅内压下降 5%～6%。当冬眠体温下降到 32℃ 时，脑组织代谢率可降低至正常时的 50%。冬眠降温多用于高热、躁动及有去大脑强直的患者，持续时间不宜过长，一般为 3～5 d。

(6) 激素应用：肾上腺皮质激素有调节血脑屏障、改善脑血管通透性、抑制垂体后叶抗利尿激素、减少潴钠和排钾以及促进细胞代谢、增强机体对伤病的应激能力等特点，因而对防治脑水肿起作用。常用的肾上腺皮质激素为地塞米松和氢化可的松。地塞米松成年首次用量

10 mg 静脉点滴，以后每 6 小时肌内注射 5 mg，或维持静脉点滴，每天总量 20 mg。氢化可的松稀释后静脉点滴，每天 100 ～ 200 mg，最大可达 300 mg。应用肾上腺皮质激素治疗应注意预防感染，大剂量用药还应注意水电解质平衡失调问题。一般大剂量用药时间不可持续过久，以 3 ～ 5 d 为宜。

(7) 中药治疗：根据临床表现及症型选择不同治法。如对气血郁结型，治法以活血化瘀、攻逐血积、软坚散结为主，可用血府逐瘀汤加减。痰湿内阻型治法以燥湿祛痰为主。可用涤痰汤加减。肝肾阴虚型肝血不足为主者以一贯煎加减，肝肾阴虚者杞菊地黄丸加减。热毒内蕴型治法为主，可用清瘟败毒饮或龙胆泻肝汤加减。

(8) 其他：如预防术后高热、感染（尤其肺炎）、癫痫等，对预防脑水肿都有重要意义。

2. 引流脑脊液

对于因梗阻性脑积水引起的颅内压增高，脑室穿刺排放脑脊液能够收到迅速降低颅内压的作用，此外脑脊液持续外引流还可以引起到监视颅内压的作用，故常用于脑疝急救及开颅手术前后监护期。

(1) 侧脑室穿刺：为达到急救或持续引流脑脊液的目的，通常穿刺侧脑室额角。进皮点选择在额部发际内中线旁 2 ～ 2.5 cm 处。颅骨钻孔后以脑针向假想之两侧外耳孔连线中点方向穿刺，直到有脑脊液流出。一般只需在一侧穿刺，如有室间孔梗阻，则应分别穿刺两侧脑室。排放脑脊液的速度不可过快，防止因颅内压骤然下降造成脑室塌陷或桥静脉撕裂引起颅内出血。

(2) 脑脊液持续外引流：多用开颅术前，暂时缓解症状及监视颅内压增高，在此期间由于脑室系统对外界开放，应特别注意预防感染，如采取专室隔离、更换引流器械时严格无菌操作等。持续脑脊液外引流还应注意避免颅内压过低的问题，尤其是颅后窝肿瘤，急剧或过度引流脑脊液有可能诱发小脑幕切迹上疝，或使局部脑压迫症状明显加重，因此引流期间脑脊液压力应维持在不低于正常的水平。

（二）手术治疗

对于原发性肿瘤，予以外科手术切除，尽可能将肿瘤细胞移除干净，避免细胞增生仍是最普遍的治疗模式。在手术切除上，有研究指出利用 5-aminolevulinic acid(5-ALA) 标定癌细胞，使其显现荧光，能够帮助肿瘤切除率的提升，现已有产品 Gliolan(medac GmbH) 在欧洲取得核准上市。而针对一些较深层的肿瘤或无法以传统开刀手术移除的肿瘤，立体定向放射手术 (Gamma knife、Cyberknife or Novalis Tx radiosurgery) 也是另一种手术的选择。

对于良性肿瘤，采用手术完全切除的概率较高，患者的存活率也较高，如大脑或小脑星状细胞瘤、蝶鞍颅咽管瘤、脑室脉络丛瘤等，不需进行放射线或化学药物治疗，复发概率低，但需定期做 CT 或 MRI 复检。未能以手术全部切除的残余的良性瘤可视情况予以观察追踪或随即使用化学药物治疗，或放射线治疗。

对于一般的恶性脑瘤，如退行性星状细胞瘤、髓母细胞瘤、脑室膜瘤、畸胎瘤等，能够完全切除或接近完全切除者，预后较佳，但必须加上放射治疗及或化学药物治疗，方能达到控制肿瘤生长的目的。

初发性脑瘤患者的存活率与肿瘤的类型及患者的年龄和生理机能有相当大的关联性，这些因素将会影响患者选择治疗的模式。

（三）放射治疗

放射线治疗是利用放射线或者 δ 射线、高速中子射线对肿瘤细胞进行杀灭，简称放疗。

放射线治疗是最常见的肿瘤辅助治疗手段，一般于手术后 1～2 星期开始。放射线治疗主要利用肿瘤细胞对放射线比较敏感，容易受到放射线的伤害来杀死肿瘤细胞，一般治疗约需 4～8 个星期，会依据不同的肿瘤病理诊断、分化程度及影像医学检查结果而决定照射范围的大小及剂量。对许多恶性肿瘤及无法安全切除的深部位良性瘤，放射线治疗是一种有效的方法。目前放射线治疗已发展至随形或定位方式，包括直线加速器的放射治疗、伽偶射线定位放射手术、光子刀等。但部分恶性脑瘤仍需进行大范围脑部放射线治疗或全颅及脊椎放射治疗。

正常脑组织对放射线的反应，主要表现为血管扩张、充血、脑水肿及脑实质的急性炎性反应，因而能够加重颅内压增高症状，如表现剧烈头痛、频繁喷射呕吐，严重时可有体温升高、烦躁不安、神志不清，甚至可形成脑疝而死亡。大面积大剂量照射反应可在 24 h 内出现，少数延迟到 7 d 方显出症状。因而在放射治疗早期应特别注意观察。为防止放射治疗加速颅内压增高进程，治疗期间可辅以脱水药物；对颅内压很高又不能切除的肿瘤，最好在放射治疗前施行减压或脑脊液分流手术。

1. 体外照射法

现已普遍采用高能辐射，如 ^{60} 钴射线、高能电子束、快中子等。高能辐射比普通 X 线穿透力强，皮肤剂量低，骨吸收剂量小，旁向散射少。高能电子束和快中子更适合治疗颅内肿瘤，因为它在组织中具有一定射程，放射剂量可集中在病变需要的深度，从而可以减少对正常脑组织的损伤。

2. 体内照射法

即将放射性同位素植入肿瘤内进行照射，这样可能最大限度地减少对正常脑组织的放射性损伤。理想的体内照射源应该是产生纯射线，不溶于水（不易扩散到周围组织和血液中去），半衰期以 2 周左右为适当，化学稳定性好，便于消毒，没有毒性作用。

（四）肿瘤化学药物治疗

目前癌症的化学治疗已经取得很大进步，但是由于脑部血脑屏障 (BBB) 的特殊结构，脑瘤的化学治疗仍受到许多限制，任何化疗药物只能通过药物的脂溶性通过血管内膜细胞，进而进入肿瘤细胞产生作用，这样的模式影响了药物作用的速度与效率。

目前临床常用的化疗药物是亚硝脲类烷化剂 BCNU 和 CCNU，或者用 PVC 方案（丙卡巴肼 + 长春新碱 +CCNU)，有一定疗效，但有延迟和累积骨髓抑制和肺毒性等副作用，易产生耐药性。

在新型治疗脑瘤的化疗药物研发方面，目前有了新的进展。一种是口服药物"Temozolomide"，另一则是于手术时直接植入的药物芯片"Gliadel(BCNU)"。

Temozolomide(替莫唑胺)(schering-plough)

Temozolomide 是一个具有抗肿瘤活性，含有咪唑四嗪 (imidazotetrazine) 环的烷化剂类抗肿瘤药物。它本身并没有活性，属于前体药物，须在生理水平 PH 下经非酶途径转化为活性化合物 MITC[5-(3- 甲基三氮烯 -1- 基) 咪唑 -4- 酰胺]，后者再进一步水解成活性代谢方能显现抗肿瘤活性。理论上，MTIC 的抗肿瘤活性主要是通过与鸟嘌呤的第六位氧原子产生主要的烷基化作用，同时也会与鸟嘌呤的第七位氮原子发生次要的附加性烷基化作用，因此随后发生的细胞毒性被认为是与这些异常修复的甲基化合物有关。

Temozolomide 采用口服给药的方式，可采用放射治疗同步进行辅助性治疗，可用于治疗新诊断的多形性神经胶母细胞瘤或复发性恶性神经胶质瘤，在治疗过程中需严密监测化疗过程中嗜中性白细胞以及血小板的数量，避免发生血液毒性的副作用。

Gliadel 卡莫司汀植入片（美国百博医药）

美国 FDA 于 1996 年批准由 Guilford 公司开发，以 BCNU 为活性成分，聚苯丙生 20 为释放基质，制成植入药物芯片 Gliadel，治疗复发性恶性脑瘤的申请，可在手术后，将药物直接放置于复发性恶性胶质细胞瘤之脑组织中，让药物缓慢释放，进行持续性化学治疗。经过多年多中心临床试验，FDA 于 2003 年加大其治疗适应证，批准 Gliadel 用于原发性恶性脑瘤的治疗，据文献报道，Gliadel 可延长原发性及复发性恶性脑瘤患者的中间存活期。

该治疗方法的独特之处在于其给药方式及释放系统。在外科手术过程中，先将肿瘤组织切除，留下一个小空腔，然后植入这种定期释放的芯片。这些芯片会在 2～3 周之内慢慢地分解、融化，释放出的药物可直接进入肿瘤区，杀死那些在外科手术中没有切除干净的肿瘤细胞，并且能在不损害其他组织的情况下使病变局部能达到有效的血药浓度，延缓了疾病的进展。

美国癌症中心联盟 (National Comprehensive Cancer Network，NCCN) 针对恶性脑瘤的最新治疗原则中指出，原发及复发恶性脑瘤患者皆可予以手术切除肿瘤时同时置入 Gliadel(BCNU)，术后辅以放射线治疗或 Temozolomide 等化疗药物治疗，据文献报道，采用此治疗模式可有效延长患者的存活中位数。

（五）其他治疗方法

1. 免疫治疗

包括主动免疫和被动免疫疗法，目前对颅内肿瘤的治疗均未达到令人满意的效果。

2. 中药治疗

尽管迄今为止对颅内肿瘤尚无肯定的疗效，然而仍不失为一个值得继续进行探索的领域。

第二节 脑干肿瘤

脑干是生命中枢，过去认为是手术禁区，近年的探索表明，脑干的良性病变可以通过手术治愈，脑干恶性肿瘤经积极的手术及放、化疗等综合治疗，可以达到减轻症状、延长生命的目的。

一、病理

星形细胞瘤最常见，占 30%～40%，其次分别为海绵状血管瘤、血管网织细胞瘤、室管膜瘤及胶质母细胞瘤等。

二、临床表现

生长于脑干的肿瘤，其临床表现与肿瘤的发生部位、类型及恶性程度等有密切关系。最常见的症状及体征为多发性脑神经损害、锥体束征及小脑体征，病程晚期患者可表现有颅内压增高。

（一）中脑内肿瘤

较少见，患者可出现眼睑下垂等动眼神经瘫痪症状。由于肿瘤向背侧发展、造成第四脑室或中脑导水管的狭窄或闭锁，故早期即可出现颅内压增高症状，患者常有头痛、眩晕、躁动不安和伴有恶心与呕吐等。随着肿瘤的压迫和发生占位效应，可表现出典型的中脑损害临床综合征。

（二）脑桥肿瘤

常出现眼球内斜、复视、嘴歪、面部麻木等展神经、面神经或三叉神经受累症状；并有运动、感觉和小脑症状等表现。该部位肿瘤的颅内压增高出现较晚，因肿瘤多呈浸润性生长，故症状和体征表现较为复杂。

（三）延髓肿瘤

多有明显的症状和体征，如延髓两侧性损害，可表现为双侧后组脑神经麻痹，患者有吞咽呛咳、声音嘶哑、舌肌麻痹和萎缩等。随着肿瘤的发展，累及脑干腹侧面的锥体束时，则出现交叉性瘫痪，表现为同侧的脑神经麻痹和对侧的肢体肌力下降、肌张力增高、腱反射亢进及病理征阳性。肢体的瘫痪常先从一侧下肢开始，继之发展到该侧上肢。但有些生长缓慢的肿瘤早期表现常不明显。延髓肿瘤早期一般无颅内压增高症状，但肿瘤内出血或囊性变、影响脑脊液循环时，则可出现颅内压增高。因此，对多发性脑神经损害或进行性交叉性麻痹，并伴有锥体束征者，应考虑该部位肿瘤之可能。此外，小脑体征亦不少见，表现为步态不稳，闭目难立征阳性，眼球震颤及共济失调。晚期可出现双侧脑神经受累和锥体束征。部分患者还可因肿瘤侵及延髓及上颈髓而出现强迫头位等。

（四）恶性弥漫型肿瘤

一般病程短，病情发展迅速，伴有严重的脑干损害体征，包括脑神经麻痹等表现。但早期颅内压增高体征却较少见，多出现于病情的晚期。

（五）膨胀型肿瘤

神经功能损害表现通常进展缓慢，有些病例脑干局灶性损害体征很轻微。中脑肿瘤可有多种不同的肢体痉挛表现。

三、检查

（一）脑干听觉诱发电位

脑干听觉诱发电位结合其他听觉功能检查，对准确地诊断肿瘤部位多有所帮助。

（二）CT扫描

通常脑干胶质细胞瘤以低密度灶和脑干肿胀多见，少数呈等密度或稍高密度影，囊变甚少；向上可侵及视丘，向后外可发展至脑桥臂及小脑半球。强化扫描可有不均匀增强或环形增强。海绵状血管瘤在出血的急性期为均匀的高密度；在亚急性及慢性期为低密度。室管膜瘤为高密度，能增强。血管网状细胞瘤为高密度，显著增强。结核球呈环形高密度，中央为低密度，能显著加强。为区别脑干肿瘤和脑干外肿瘤，必要时可进行脑池造影CT扫描。CT扫描可将脑干肿瘤分为3型：I型为无强化病灶，表现为低密度病变；II型弥漫性强化；III型为环形强化。其中I型多见，II、III型较少见。

（三）MRI 检查

脑干胶质细胞瘤常呈长 T_1 和长 T_2 信号改变，多无囊变或出血，边界一般不清，形态不规则，多数肿瘤有 Gd-DTPA 增强。与 CT 扫描相比，由于其多视角成像及无颅底骨伪影干扰，能更清晰地显示病变部位及范围。海绵状血管瘤在出血的急性期 T_1W_1 及 T_2W_1 上皆为均匀的高密度，轮廓清晰，常呈圆形，在亚急性及慢性期 T_1W_1 及 T_2W_1 上也皆为高密度。室管膜瘤为长 T_1、长 T_2，向脑干外发展至第四脑室或小脑脑桥角，血管网状细胞瘤为长 T_1 及长 T_2，球形位于延髓后方。结核球为环形高密度，加强后更显著，中间为低密度。

四、治疗

（一）一般治疗

加强支持和对症治疗，控制感染，维持营养和水电解质平衡。对有延髓性延髓性麻痹、吞咽困难和呼吸衰竭者，应采用鼻饲，气管切开，人工辅助呼吸等。有颅内压增高者，应给予脱水剂，并加用皮质类固醇药物，以改善神经症状。

（二）手术治疗

脑干肿瘤在以往被认为是手术"禁区"，这是因为脑干在很小的范围内集中有许多神经核团、传导束和网状结构等。脑干肿瘤多为浸润性生长的胶质细胞瘤，因而手术困难较大，易造成脑干内的重要结构损伤，手术致残及手术死亡率较高，预后不良。近年来随着显微神经外科技术的迅速发展，使脑干肿瘤手术效果明显改善。尽管脑干肿瘤手术仍有较大风险，但对于较局限、呈结节状或囊性变、分化较好的肿瘤，应积极采用手术切除，其预后较好。对于良性型的脑干肿瘤，采取全切除手术方式是可以获得根治效果的。

此类肿瘤的手术目的在于：①明确肿瘤性质；②恢复脑脊液循环；③良性肿瘤应争取获得全切除或次全切除，如星形细胞瘤Ⅰ级、血管网状细胞瘤或结核球（瘤）等，可望全切而获治愈效果；④恶性肿瘤亦应力争全切除，或行次全切除，部分切除，以达到充分的内减压效果；⑤胶质细胞瘤术后辅以放疗和化疗，可延长患者的生存期。

（三）放射治疗

长期以来，放射治疗的方法被认为是治疗脑干肿瘤的主要手段。根据临床和影像学检查可以确诊的脑干肿瘤，即可施行放射治疗。70%～90% 的患者在接受第 1 个疗程放射治疗后，症状和体征多有改善。一般采用放射总量为 50～55 Gy(5 000～5 500 rad)，疗程 5～6 周；高于 6 Gy 者，易引起脑放射性损伤。放疗可以单独进行，亦可与手术后治疗相配合。

（四）化学药物治疗

常用药物有尼莫司汀 (ACNU)、卡莫司汀 (BCNU)、洛莫司汀 (CCNU) 等，依患者病情、年龄及体重等合理用药。

第三节　脑膜瘤

脑膜瘤分为颅内脑膜瘤和异位脑膜瘤，前者由颅内蛛网膜细胞形成，后者指无脑膜覆盖的组织器官发生的脑膜瘤，主要由胚胎期残留的蛛网膜组织演变而成。好发部位有头皮、颅骨、眼眶、鼻窦、三叉神经半月节、硬脑膜外层等。在颅内肿瘤中，脑膜瘤的发病率仅次于胶质瘤，为颅内良性肿瘤中最常见者，占颅内肿瘤的 15% ～ 24%。

一、病因和发病率

脑膜瘤的发生可能与一定的内环境改变和基因变异有关，可能与颅脑外伤、放射线、病毒感染等有关。脑膜瘤的人群发病率约 2/10 万，占原发脑肿瘤的 20% 左右。

二、病理

呈压迫性生长，和脑组织界限清楚，可侵蚀硬脑膜及颅骨，分为内皮型、成纤维型、血管型、砂粒型、混合型、恶性脑膜瘤及脑膜肉瘤。

三、临床表现

1. 脑膜瘤属良性肿瘤，生长慢，病程长。有报道认为，脑膜瘤出现早期症状平均 2.5 年，少数患者可长达 6 年之久。Firsching 等人观察 17 例脑膜瘤长达 21 个月，发现肿瘤的平均年增长体积 3.6%，仅 2 例增长速度为 18% 和 21%。

2. 局灶性症状，因肿瘤呈膨胀性生长，患者往往以头疼和癫痫为首发症状。根据肿瘤部位不同，还可以出现视力、视野、嗅觉或听觉障碍及肢体运动障碍等。在老年患者，尤以癫痫发作为首发症状多见。

3. 颅内压增高症状多不明显，尤其在高龄患者。在 CT 检查日益普及的情况下，许多患者仅有轻微的头痛，甚至经 CT 扫描偶然发现为脑膜瘤。因肿瘤生长缓慢，所以肿瘤往往长得很大，而临床症状还不严重。有时患者眼底视盘水肿已很严重，甚至出现继发视神经萎缩，而头痛并不剧烈，没有呕吐。值得注意的是哑区的肿瘤长得很大，而脑组织已无法代偿时，患者才出现颅内压增高的表现，病情会突然恶化，甚至会在短期内出现脑疝。

4. 脑膜瘤对颅骨的影响：临近颅骨的脑膜瘤常可造成骨质的变化。可表现为骨板受压变薄，或骨板被破坏，甚至穿破骨板侵蚀至帽状腱膜下，头皮局部可见隆起。也可使骨内板增厚。增厚的颅骨内可含肿瘤组织。

四、诊断

脑膜瘤的临床特点是发病缓、病程长。不同部位脑膜瘤可有不同的临床表现，因成人发病较多，故凡成年人有慢性头痛、精神改变、癫痫、一侧或两侧视力减退甚至失明、共济失调或有局限性颅骨包块等，特别是伴有进行性加重的颅内压增高症状时，要考虑脑膜瘤的可能性。眼底检查常发现慢性视盘水肿或已呈继发性萎缩。

肿瘤的确诊还需要依靠辅助性诊断检查。诊断脑膜瘤，具有重要参考价值的检查包括颅骨 X 线片、CT 或磁共振 (EMR) 扫描和脑血管造影。不仅可以达到定位，还可以了解肿瘤大小和定性。

（一）颅骨 X 线片检查

由于脑膜瘤解剖上与颅骨的密切关系，以及共同的供血途径，极易引起颅骨的各种改变，头颅 X 线片的定位征出现率可达 30% ～ 60%。颅内压增高症在没有 CT 诊断的情况下可达 70% 以上。主要表现有：

1. 局限性骨质改变

可出现内板增厚，骨板弥漫增生，外板骨质增生呈针状放射。一般认为，肿瘤细胞到达硬膜后，通过血管途径进入颅骨，引起周围或骨细胞的增生反应。无论有无肿瘤细胞侵入，颅骨增生部位都提示为肿瘤的中心位置。脑膜瘤引起局部骨板变薄和破坏的发生率为 10% 左右。

2. 颅板的血管压迹增多

可见脑膜动脉沟增粗扭曲，最常见于脑膜中动脉沟。局部颅板板障静脉异常增多。

(二)CT 扫描

在 CT 出现以前，根据患者的临床表现，再辅以头颅 X 线片和脑血管造影，对脑膜瘤即可做出确诊。CT 的出现，使脑膜瘤的定位以及定性诊断水平大大提高。典型的脑膜瘤，在未增强的 CT 扫描中，呈现孤立的等密度或高密度占位病变。其密度均匀一致，边缘清晰，瘤内可见钙化。增强后可见肿瘤明显增强，尽管一部分肿瘤在脑血管造影中并非显示富于血管。这是因为对比剂从脑膜瘤四周的毛细血管直接进入脑组织内，两者间无血脑屏障。约 15% 的脑膜瘤伴有不典型的坏死、囊变或瘤内出血。观察脑膜瘤在 CT 的表现，要注意肿瘤与邻近组织如颅骨、小脑幕、矢状窦的关系，因此行冠状及侧位的重建有时是很重要的。

肿瘤四周的脑水肿对判断肿瘤的生长速度是有帮助的。肿瘤生长缓慢，水肿可能很轻，甚至没有水肿，富于血管的脑膜瘤周围水肿多较广泛。偶尔脑膜瘤四周合并大片水肿，需与恶性脑膜瘤或脑转移癌相鉴别。脑膜瘤引起周围水肿的原因尚不十分清楚，可能与脑膜瘤患者的正常血脑屏障遭到破坏以及脑膜瘤组织分泌出某种物质有关。最近有人研究认为，幕上脑膜瘤周围的水肿与肿瘤的前列腺素水平或肿瘤黄体酮受体释放作用有关。

(三) 脑血管造影

各种类型的脑膜瘤都是富于血管结构的。在 CT 临床应用以前，脑血管造影是诊断脑膜瘤的传统的重要手段。特别是近年来开展的数字减影技术 (Digital Substract Angiography，DSA) 和超选择血管造影，对证实肿瘤的血管结构，肿瘤富于血管程度，主要脑血管的移位，以及肿瘤与大的硬膜窦的关系，窦的开放程度 (决定术中是否可以结扎) 都提供了必不可少的详细资料。同时造影技术也为术前栓塞提供了条件。对颅底和凸面脑膜瘤术前栓塞供应动脉，减少术中出血提供了帮助。

约一半左右的脑膜瘤脑血管造影可显示肿瘤染色。通常脑膜瘤在脑血管造影像上的表现如下。

1. 脑膜血管一般表现粗细均匀，排列整齐的小动脉网，动脉管腔纤细，轮廓清楚呈包绕状。

2. 肿瘤同时接受来自颈外、颈内动脉或椎动脉系统的双重供血。位于前颅窝的脑膜瘤可接受眼动脉，筛动脉和大脑前动脉分支供血。位于中颅窝的脑膜瘤可接受脑膜中动脉、咽升动脉供血。后颅窝脑膜瘤可由枕动脉、椎动脉脑膜前支、脑膜后动脉供血。

3. 肿瘤的循环速度比脑血流速度慢，造影剂常在肿瘤中滞留。在造影的静脉期，甚至窦期仍可见肿瘤染色，即迟发染色 (Delayed Blush)。

4. 脑膜瘤周围脑血管呈包绕状移位。

上述特点在脑膜瘤的脑血管造影中可同时出现，亦可能部分出现。

此外，腰椎穿刺可反映颅内压增高、脑积液蛋白含量增高的情况，在诊断与鉴别诊断上仍有一定参考意义。

五、治疗

(一)手术

脑膜瘤是一种潜在可治愈性肿瘤，外科手术可治愈大多数脑膜瘤。影响手术类型的因素包括部位、术前脑神经损伤情况（后颅凹脑膜瘤）、血管结构、侵袭静脉窦和包裹动脉情况。如患者无症状且全部肿瘤切除有产生难以接受的功能丧失的危险，应选择部分切除。对大脑凸面的脑膜瘤，力争全切肿瘤并要切除受累硬膜以减少复发机会。蝶骨翼内侧、眶、矢状窦、脑室、脑桥小脑角、视神经鞘或斜坡的脑膜瘤可能难以完全切除。对海绵窦脑膜瘤，要考虑到有损伤脑神经和颈内动脉的风险，外科治疗要求高，一般采取伽马刀治疗。手术能逆转大多数神经系统体征。

(二)立体定向放射外科

包括伽马刀、X 线刀和粒子刀。适用于术后肿瘤残留或复发、颅底和海绵窦内肿瘤，以肿瘤最大直径 ≤ 3 cm 为宜。伽马刀治疗后 4 年肿瘤控制率为 89%。本法安全、无手术的风险是其优点，但是长期疗效还有待观察。

(三)栓塞疗法

包括物理性栓塞和化学性栓塞两种，前者阻塞肿瘤供血动脉和促使血栓形成，后者则作用于血管壁内皮细胞，诱发血栓形成，从而达到减少脑膜瘤血供的目的。两法均作为术前的辅助疗法，且只限于颈外动脉供血为主的脑膜瘤。

(四)放射治疗

可作为血供丰富脑膜瘤术前的辅助治疗，适用于：①肿瘤的供血动脉分支不呈放射状，而是在瘤内有许多小螺旋状或粗糙的不规则的分支形成；②肿瘤以脑实质动脉供血为主；③肿瘤局部骨质破坏而无骨质增生。术前放射剂量一般 40 Gy 为 1 个疗程，手术在照射对头皮的影响消退后即可施行；④恶性脑膜瘤和非典型脑膜瘤术后的辅助治疗，可延缓复发。

六、各论

(一)矢状窦旁脑膜瘤

矢状窦旁脑膜瘤（parasagittal meningioma）又叫傍矢状面脑膜瘤，是指肿瘤基底附着在上矢状窦并充满矢状窦角的脑膜瘤，在肿瘤与上矢状窦之间没有脑组织。其瘤体常突向一侧大脑半球，肿瘤以一侧多见，也可以向两侧发展。矢状窦旁脑膜瘤约占脑膜瘤的 18%。其基底位于矢状窦壁，瘤体突向大脑半球。多发生在矢状窦中 1/3 段，依次为前 1/3 与后 1/3 部位。以一侧性者多见，少数肿瘤向两侧生长。临床所见的病例有下列情况：①肿瘤位于矢状窦壁，向大脑半球凸面，或沿大脑镰伸长，肿瘤主体嵌入大脑半球内侧，仅有一小部分肿瘤裸露于矢状窦旁，类似脑内肿瘤；②肿瘤同时侵入上矢状窦，窦腔呈部分性或完全性梗死；③肿瘤由矢状窦旁向两侧生长，瘤组织有时跨于上矢状窦，将静脉窦包围，窦腔多已部分性或完全性闭塞，硬脑膜与颅骨经常受肿瘤侵犯，颅骨显著增生，向外隆起，有时可误为骨瘤。头皮动脉参与肿瘤供血，常见受累的颅骨，硬脑膜与肿瘤结成一体。这类脑膜瘤的血运特别丰富；④肿瘤同时累及大脑镰，基底较宽广。

外观上，矢状窦旁脑膜瘤多呈分叶状或结节状，肿瘤裸露于脑表面的部分与硬脑膜紧密粘连，周围脑组织因长期受压、软化、变性呈黄白色。该区域蛛网膜下隙闭塞，在肿瘤周边的蛛网膜下隙或有少量积液。肿瘤表面蜿蜒的静脉汇入邻近的大脑上行静脉，流向上矢状窦。中央区矢状窦旁脑膜瘤上面的中央沟静脉不仅显著扩张，有时还可能被包埋在肿瘤表面的瘤组织内。个别的肿瘤尚可生长在窦汇区域。

1. 临床表现

下肢无力，感觉异常，或以局限性癫痫发病，同时有慢性头痛。定位症状具有特征性。矢状窦前 1/3 段的脑膜瘤可有精神症状，表现为欣快感、不拘礼节，或淡漠少语，有时出现癫痫大发作。神经系统检查除可能发现视盘水肿锥体束征外，不一定有阳性体征，所以在早期易漏诊。肿瘤位于矢状窦中 1/3 者，常有局限性或 Jackson 癫痫，肢体无力最先表现在脚趾与下肢，或同时有感觉减退。上肢的症状比下肢稍轻。两侧矢状窦旁脑膜瘤可引起典型的两侧下肢痉挛性瘫痪，肢体内收呈剪状，易与脊髓病变引起的两下肢痉挛性瘫痪混淆。后 1/3 者因累及枕叶，可能引起视幻觉和对侧同向偏盲，这一部位的两侧性肿瘤，个别的可引起失明。

CT 扫描矢状窦旁显示相当于肿瘤大小的高密度影像，密度均匀，注射造影剂后影像明显增强。脑血管造影可见特征性的脑膜瘤肿瘤染色和抱球状的供血动脉影像。鉴别诊断需与结节型的胶质瘤区别。

2. 治疗

矢状窦旁脑膜瘤的生长情况比较复杂，因此术前准备需要更加充分。术前行脑血管造影，了解肿瘤的供血情况及上矢状窦、回流静脉的通畅与否对手术有一定的指导作用。有些患者需同时行肿瘤主要供血动脉栓塞术，再手术切除肿瘤，以减少术中出血。另外，术前需详细了解肿瘤所在部位的解剖关系，了解肿瘤与上矢状窦，大脑镰和颅骨的关系。

一侧生长的矢状窦旁脑膜瘤可采用一侧开颅，切口及骨窗内缘均抵达中线，如肿瘤向对侧生长，切口设计则可过中线。为避免锯开骨瓣或掀起骨瓣时矢状窦及周围血管撕裂引起大出血，尤其是肿瘤侵透硬脑膜和侵蚀颅骨并与之粘连紧密时，可在矢状窦一侧多钻数孔，用咬骨钳咬开骨槽的办法代替线锯锯开，并轻轻分离与颅骨的粘连，可以减少血管及矢状窦撕裂的机会。翻开并取下游离骨片后，要立即着手处理骨板出血，封以骨蜡。矢状窦旁脑膜瘤血供丰富，术中止血和补充血容量是手术成功的关键因素之一。除了术前可行供血动脉栓塞外，术中还可采取控制性低血压的方法。矢状窦表面出血可用吸收性吸收性吸收性明胶海绵（吸收性吸收性明胶海绵）压迫止血，硬脑膜上的出血可以用电凝或压迫的方法，也可开颅后先缝扎脑膜中动脉通向肿瘤的分支。双侧生长的肿瘤可采用以肿瘤较大一侧为主开颅，切口及骨瓣均过中线。

肿瘤与硬脑膜无粘连或粘连比较疏松时，可将硬脑膜剪开翻向中线，如粘连紧密则要沿肿瘤周边剪开硬脑膜。对于体积较小的肿瘤，可仔细分离肿瘤与周围脑组织的粘连，最好在显微镜下严格沿肿瘤包膜和蛛网膜层面分离瘤体，由浅入深，逐一电凝渗入肿瘤供血的血管，并向内向上牵拉瘤体，找到肿瘤基底，予以分离切断，常可将肿瘤较完整地取出。

对于体积较大的肿瘤，尤其是中 1/3 的矢状窦旁脑膜瘤常可见到中央静脉跨过肿瘤生长，为避免损伤中央沟静脉及邻近的大脑皮质功能区，可沿中央沟静脉两侧切开肿瘤并将之游离后，再分块切除肿瘤。术中应尽量保护中央沟静脉及其他回流静脉，只有在确实完全闭塞时方可切除。

对残存于矢状窦侧壁上的肿瘤组织有效而又简单易行的方法就是电灼，电灼可以破坏残留的肿瘤细胞，防止复发，但要注意电灼时不断用生理盐水冲洗，防止矢状窦内血栓形成。若肿瘤已浸透或包绕矢状窦，前 1/3 的上矢状窦一般可以结扎并切除，中、后 1/3 矢状窦则要根据其通畅与否决定如何处理。只有在术前造影证实矢状窦确已闭塞，或术中夹闭矢状窦 15 min 不出现静脉瘀血，才可考虑切除矢状窦，否则不能结扎或切除。也可以将受累及的窦壁切除后用大隐静脉或人工血管修补。也有作者认为窦旁脑膜瘤次全切除术后肿瘤复发率较低，尤其在老年患者中，肿瘤生长缓慢，即使复发后，肿瘤会将矢状窦慢慢闭塞，建立起有效的侧支循环，再行二次手术全切肿瘤的危险性要比第一次手术小得多。肿瘤受累及的硬脑膜切除后需做修补，颅骨缺损可根据情况行一期或延期手术修补。

（二）大脑凸面脑膜瘤

起源于大脑凸面的脑膜瘤，其发病率仅次于矢状窦旁脑膜瘤，约占颅内脑膜瘤的 25%。在大脑前半部的发病率比后半部高。大多数患者有头痛、呕吐等颅内压增高症状，多数病例有视盘水肿，导致视力减退。

临床表现大脑凸面脑膜瘤的症状主要取决于肿瘤的部位，从精神症状到运动障碍、感觉障碍、视野缺损均可出现。此病癫痫的发生率较高，并常为首发症状。头痛、呕吐等颅内压增高症状见于绝大多数患者，相当多的病例视盘水肿，导致视力减退。

手术切除大脑凸面脑膜瘤技术上一般难度不大，可参照矢状窦旁脑膜瘤的手术方法。切除肿瘤时，如肿瘤与周围脑组织粘连紧密，要小心地由浅入深进行分离，避免伤及供应肿瘤周围区域脑组织的供血动脉，更要防止伤及言语中枢与运动区脑皮质。手术要求将肿瘤连同受累的硬脑膜一并切除。

（三）大脑镰脑膜瘤

大脑镰脑膜瘤位于大脑纵裂，这一部位脑膜瘤的发生率占颅内脑膜瘤的 6.8%，可为一侧性或两侧性。肿瘤呈球形，突入一侧或两侧大脑半球之内。少数大脑镰脑膜瘤为扁平形，在大脑镰内浸润生长，个别有累及大脑镰全长者。也有在扁平型肿瘤上又长出较大的瘤结节，形成两种情况的混合。肿瘤的血液供应来自大脑镰脑膜动脉与大脑前动脉，在肿瘤基底及周围的大脑镰内，贯穿有多数扩张的静脉，使大脑镰呈瘀血状态。因肿瘤深埋于大脑半球内侧，早期很少出现定位症状，以致发病时肿瘤多已长到相当大，逐渐出现颅内压增高症状，下肢无力，少数引起癫痫、排尿困难。大脑镰前 1/3 段脑膜瘤，可引起精神症状；后 1/3 部位引起对侧同向偏盲。该区域的两侧性巨大脑膜瘤由于压迫两侧枕叶距状裂，可以引起失明。晚期病例颅内压增高症状突出。

诊断上有时与矢状窦旁脑膜瘤及胶质瘤不易区别，通过 CT 扫描与脑血管造影可以确诊，并有利于了解肿瘤的范围与血液供应。

手术切除较大的大脑镰脑膜瘤相当困难，因为肿瘤埋在大脑纵裂之中，大脑上行静脉往往阻碍手术入路。尤其是大脑镰中段者，因正在大脑运动区，表面有扩大的中央沟静脉，不可切断。多有颅内压增高，手术时要求手术野宽敞，需采取有效的脱水降低颅内压的措施。手术由大脑上行静脉之间、大脑纵裂深入至肿瘤区。可以切断 1～2 条次要的上行静脉以扩大显露，减少对脑组织牵拉。

处理这一类位置深、基底宽、血运极丰富的大脑镰脑膜瘤时，因为手术野显露有限，应避免简单地伸入手指去游离和剜出肿瘤，也不能过度牵拉脑组织。只能用脑压板自纵裂轻柔地向外牵开一侧大脑半球，沿肿瘤周围用吸引器头游离，逐一用电凝处理进入肿瘤的动脉小分支，而不伤及胼缘与胼周动脉主干，以免影响远处脑组织供血。然后由瘤内分块地切除肿瘤直至其基底。

肿瘤在大脑镰浸润生长的，可以绕肿瘤的基底做一圈切开，将受累的大脑镰连同残留肿瘤切除。大脑镰出血用电凝、银夹止血。这种由分块切除，逐渐缩小肿瘤体积，以达全切除的方法，是在显露较窄、解剖关系复杂部位切除肿瘤的通用方法，很适合处理大脑镰脑膜瘤。肿瘤较小的，可先切断肿瘤基底，而后断开周围供血动脉，将肿瘤整个切除。

两侧生长的肿瘤，手术从肿瘤较大的一侧进入，做跨中线切口，骨瓣达中线，必要时也可跨过中线。在切除一侧肿瘤之后切开大脑镰，显露对侧肿瘤，稍加游离，多能将对侧瘤结节一并切除。如两侧的瘤体等大，手术由非主侧半球侧进入，以减少手术反应。困难情况下，可分期处理另一侧肿瘤。

应特别注意防止损伤中央沟静脉与大脑运动区以免造成下肢瘫痪。避免对枕叶牵拉过度，伤及距状裂区域而致偏盲。如两侧枕叶损伤，有引起两眼失明的危险。切除肿瘤后经脱水降压治疗，如脑水肿仍很明显，最好不缝合硬脑膜，或辅加颞肌下减压术，以缓解颅内压，预防术后发生脑疝。肿瘤广泛浸润大脑镰者，常需分期手术。

（四）蝶骨嵴脑膜瘤

蝶骨嵴脑膜瘤是起源于蝶骨大、小翼上的脑膜瘤。内起自前床突外抵翼点。早年 Cushing 将蝶骨嵴脑膜瘤分为内、中、外三个部位 Watts 建议将此传统的定位分类方法简化为两型，即内侧型和外侧型肿瘤多为球型，可以向周围各个方向生长。蝶骨嵴脑膜瘤可向颞部、额部和额颞交界处生长。内侧型肿瘤可起源于前床突，向眼眶内或眶上裂侵犯也有少见的肿瘤向前颅窝底生长，从而引起相应的临床表现。外侧型蝶骨嵴脑膜瘤早期不出现症状。

临床不易早期诊断。患者有慢性头痛、一侧视力下降、精神症状，或在颞窝发现骨性包块。有时出现一侧眼球突出才引起注意。内侧型肿瘤压迫视神经可致视力减退，出现原发性视神经萎缩，而对侧由于颅内压增高表现为视盘水肿，称为 Forster-Kennedv 综合征。肿瘤向颅中窝伸长者，可引起颞叶癫痫。至晚期，患者多有明显的颅内压增症状。颅骨 X 线片显示蝶骨嵴骨质增生。

CT 扫描蝶骨嵴部位显示高密度的肿瘤影像，有助于早期发现肿瘤。肿瘤甚小的，脑血管造影不一定发现阳性征象，肿瘤长到一定体积，形成占位，使大脑中动脉向后、向上移位，大脑前动脉向对侧移位，同时可显出肿瘤的病理循环。

蝶骨嵴脑膜瘤的治疗，蝶骨嵴脑膜瘤全切蝶骨嵴脑膜瘤又不损害患者的神经功能并非易事。内侧型脑膜瘤由于可能侵犯海绵窦和颈内动脉而尤为困难。无论是内侧型或外侧型多采用以翼点为中心的额颞入路对于直径大于 2.0 cm 的肿瘤，不要企图完整切除肿瘤，以免损伤重要的血管和神经组织。在分离肿瘤与大脑中动脉的粘连时应特别小心，对于大脑中动脉的任何分支都应小心将其自肿瘤壁上分离下来，如分离确实困难可将与动脉粘连的部分瘤壁留下来，尽量不要损伤大脑中动脉及其分支，以免术后造成严重的后果。

内侧型肿瘤的深处是颈内动脉和视神经。多数情况是肿瘤呈球形生长，将颈内动脉向内推移，少数情况是颈内动脉被肿瘤包裹。前者，肿瘤与颈内动脉和视神经之间有一层蛛网膜相隔。手术显微镜下包膜内切除肿瘤，使术野空间扩大再将瘤壁向一方牵拉可以找到颈内动脉和视神经，小心分离多能全切肿瘤如确有困难，不可勉强。但如肿瘤将颈内动脉包裹，颈内动脉可呈环状缩窄，甚至闭塞，此时切除颅内动脉四周的肿瘤确有困难。

侵犯海绵窦的肿瘤，已能做到全切。分离肿瘤时应注意辨认和保护Ⅲ、Ⅳ、Ⅵ脑神经，对于海绵窦的出血可用吸收性吸收性吸收性明胶海绵（吸收性吸收性明胶海绵），止血纱布，肌肉等材料压迫止血。

（五）鞍结节脑膜瘤

鞍结节脑膜瘤是由 Stewart 于 1899 年首次介绍，Cushing 等于 1929 年将其称之为"鞍上脑膜瘤"，包括起源于鞍结节、前床突、鞍隔和蝶骨平台的脑膜瘤。鞍结节脑膜瘤属鞍区肿瘤，发生率约占颅内脑膜瘤总数的 1/10。Cushing 称之为鞍上脑膜瘤。肿瘤生长缓慢，由鞍结节向上、向前、向后和向侧方生长。其中有一类肿瘤向侧方压迫视神经、向后压迫视交叉，也向前与向上发展，但未累及颈内动脉与大脑前动脉。另一类肿瘤较大，朝向视神经与视交叉上方及下方伸长，压迫视神经，向外挤压颅内动脉，并将大脑前动脉第一段与前交通动脉推压向上移位，甚至将动脉包围。鞍结节脑膜瘤的直径在 2.5 cm 以下者为小型，4 cm 以上者为大型，介于其间者为中型。少数情况下，肿瘤可侵入视神孔与眶上裂，引起眼球突出与眶上裂综合征。

[临床表现]

1. 视力、视野障碍

为鞍结节脑膜瘤最常见症状。几乎所有患者都有视力、视野的改变，80% 以上的患者为首发症状。视力障碍多为缓慢、进行性减退，可持续数月或数年。早期一侧视力减退伴颞侧视野缺损，单侧视力障碍占 55%，随后对侧视神经和视交叉受压表现为双眼视力下降或双侧视野缺损，双侧视力障碍者占 45%，最后可导致失明。但双侧视力或视野的改变往往不对称，不规则，甚至极少数患者一侧已经失明而另一侧尚属正常。这部分患者常首诊于眼科。此外，由于视神经、视交叉受压，眼底常出现视盘原发性萎缩，可高达 80%。晚期由于颅内压增高，也可同时发生继发性眼底水肿。

2. 头痛

头痛为早期常见症状。约半数以上患者有头痛病史。多以额部、颞部、眼眶等间歇性疼痛为主，不剧烈。颅内压增高时，头痛加剧，伴有呕吐，常在晚间和清晨发作。

3. 垂体和丘脑下部功能障碍

垂体内分泌功能障碍和下丘脑损害症状较少见，但肿瘤长大后压迫垂体时，也可发生垂体功能减低的症状，如性欲下降、阳痿或闭经；丘脑下部受累时，也可出现多饮、多尿、肥胖及嗜睡等表现。

4. 邻近结构受累症状

影响嗅束时有一侧或两侧嗅觉减退或消失。累及额叶时可产生嗜睡、记忆力减退、焦虑等精神症状。压迫海绵窦时可引起动眼神经麻痹及眼球突出等。

5. 颅内压增高症状

肿瘤晚期，由于肿瘤增大或由于肿瘤突入第三脑室内阻塞室间孔导致脑脊液循环障碍，发生脑积水所致。主要表现为头痛、恶心、呕吐、视盘水肿等。

6. 其他

少数患者以癫痫为主诉就诊，有的患者可出现锥体束征。

鞍结节脑膜瘤由于缺乏特异性的症状及体征，故不易早期发现，因此凡发现成年人有进行性视力减退、单或双颞侧偏盲，伴有头痛，眼底有原发性视神经萎缩或 Foster-Kennedy 综合征者，即应考虑鞍结节脑膜瘤的可能性，确诊主要靠影像检查。CT、MRI 的普及为此病诊断提供了简单易行、安全可靠的诊断手段。在无上述检查设备的基层医院，颅骨 X 线拍片及脑血管造影也有一定的诊断价值。

确诊依靠放射学检查，需常规照颅骨 X 线片。鞍结节脑膜瘤常引起鞍结节部位与蝶骨平板骨质增生，或有骨质破坏，累及前床突与蝶骨小翼。蝶鞍通常并不扩大，而垂体瘤常有蝶鞍扩大。平片如可见到视神经孔与眶上裂扩大，多表明肿瘤向神经管与眶上裂伸长。脑血管造影，肿瘤较小的，不一定有血管移位征象。中等以上大小的肿瘤，可有大脑前动脉第一段及前交通动脉向上向后移位。这些动脉因受肿瘤挤压、血管牵张或被瘤组织包围而变细。少数病例引起动脉闭塞。CT 扫描鞍结节脑膜瘤的典型征象是在鞍上区显示出造影剂增强的团块影像，密度均匀一致。

手术切除肿瘤是本病的根本治疗，多在全麻与控制性低血压下进行。早期病例肿瘤较手术切除肿瘤是本病的根本治疗，多在全麻与控制性低血压下进行。早期病例肿瘤较小，尚未累及视神经与动脉，亦无颅内压增高，易于取得全切除与根治。晚期病例肿瘤已累及视神经、视交叉、颈内动脉、大脑前动脉与前交通动脉，以及垂体与下丘脑等重要结构者，往往使手术非常困难。对于这类肿瘤不能强求全切，千万不可盲目剥离与牵拉肿瘤，以免损伤重要神经血管引起大出血，造成患者残废甚至死亡。

手术入路多采用额颞瓣，由额叶底部外侧沿蝶骨嵴接近肿瘤，或由前额底部从中线部位接近肿瘤。晚期病例肿瘤较大，且已累及神经与血管者，宜采用冠状切口，右侧跨中线的额颞瓣扩大显露，部分切开大脑镰，由大脑纵裂前方进到肿瘤部位。手术切除肿瘤的要点如下。

(1) 鞍结节：脑膜瘤的血液供应主要来自鞍结节，视神经内侧常有一小动脉支进入肿瘤。切除肿瘤，宜先由肿瘤前极与其基底部进行游离，切断肿瘤供血来源，而后游离肿瘤的基底两侧和肿瘤后极。较小的肿瘤采用此法多能顺利予以切除。

(2) 肿瘤较大者最好采用包膜内切除法，分块切除瘤组织，断开肿瘤基底部，使肿瘤缩小、塌陷，与周围脱离联系。至此，进一步游离残余的肿瘤后达到完全切除。避免伤及周围神经血管。

(3) 肿瘤已将大脑前动脉、前交通动脉、颈内动脉及视神经包围，或其后与视交叉垂体紧密黏着者，行包膜内切除一部分瘤组织，争取断开肿瘤基底。下一步骤继续在手术显微镜下，将受累的神经与血管自瘤组织内游离，这种手术需要耐心细心，要花费较长的时间。残余的一部分肿瘤，经过努力最终也能取得全切。但是也有一些病例，手术中虽尽一切努力，仍只能达到大部切除。

(4) 肿瘤入侵视神经管与眶上裂者，宜打开视神经管，尽可能切除肿瘤。

(5) 受肿瘤浸润的增生骨质应予刮除，以减肿瘤复发的机会。

（六）嗅沟脑膜瘤

嗅沟脑膜瘤与硬脑膜地沾着处位于前颅窝底筛板及其后方嗅沟脑膜瘤可分为单侧或双侧，单侧较多见，肿瘤也可以一侧为主向对方延伸。

患者常有慢性头痛与精神障碍，可能误为神经衰弱或其他精神病。因嗅神经受压产生一侧或两侧嗅觉丧失。肿瘤长大到一定程度，引起颅内压增高症状，若肿瘤压迫视神经，可出现原发性神经萎缩，患侧视力下降，或有不规则的视野缺损。少数患者出现癫痫大发作。个别的巨大嗅沟脑膜瘤因压迫额叶底部，间接累及基节引起肢体震颤。

CT 扫描显示颅前窝一侧或两侧近中线部位有均匀一致的团状高密度影像，可以明确肿瘤的范围。脑血管造影显示典型的额叶底部脑外肿瘤引起的血管移位征象，额极动脉、胼周动脉皆受压向上向后呈弧形。

嗅沟脑膜瘤多能完全切除。手术一般做额部冠状切口或一侧切口，额骨瓣达中线或做双侧额骨骨瓣。由硬脑膜内从额叶底部显露肿瘤前极。之后先分离肿瘤基底，用电凝法使肿瘤自嗅沟脱离同时切断由颅底来的供血血管，出血可大为减少。再游离肿瘤的顶部与后部予以切除。瘤体附着于嗅沟的基底，可能较窄，但有时也很宽，并使嗅沟附近骨质破坏与筛窦相通。受累的硬脑膜与骨质应予一并切除或电凝处理。与筛窦鼻腔相通者，颅底脑膜缺损应予修补。切除肿瘤的鞍上区部分时，应细心操作，谨防损伤视神经与大脑前动脉。肿瘤结节伸长至对侧颅前窝者，可切开大脑镰，扩大显露，以同样方式予以切除。肿瘤特大、显露困难时，宜采取由包膜内切除及分块切除的方法，以免过分牵拉而损伤脑组织。

（七）视神经鞘与眶内脑膜瘤

视神经鞘脑膜瘤可能生长在颅眶交界处，向颅中窝与眶内两个方向发展，或仅生长于眶内而位于球后。肿瘤与视神经密切相连，有时将视神经包围。

临床表现为患侧视力下降与眼球突出，眼球活动受限。局限于眶内者，多在眼科就诊。

CT 扫描可显示肿瘤的大小与部位，有时还能看清肿瘤与视神经的局部关系。

肿瘤局限于眶内者，过去多由眼科按眶内肿瘤一般手术方法处理。从眼眶外侧开一骨窗，进行球后肿瘤切除，小的肿瘤，可以达到切除目的。目前趋向于神经外科处理。尤其是颅眶交界处的脑膜瘤，单纯按眼科方法手术，难以完全切除肿瘤，也不易仔细止血。采用额颞骨瓣入路，同时打开眶顶，就能够由颅眶两个方面进行肿瘤切除，仔细从视神经周围将肿瘤切除。应用激光手术刀与超声吸引有利于切除黏着于视神经的瘤组织，提高肿瘤全切率。肿瘤完整切除后，视力与眼球活动可取得部分或完全恢复，使眼球突出消除。反之，因摘除肿瘤不当，损伤视神经与 3、4、6 脑神经，可致失明、眼球活动障碍等不良结果。

（八）颅中窝脑膜瘤

中颅窝前界为蝶骨嵴，后方以颞骨岩部与后颅窝相隔窝的中央为蝶骨体，在这一区域有眶上裂、圆孔和卵圆孔等重要脑神经通路。如患者早期即出现眼球突出和眶上裂综合征，提示肿瘤原发于蝶骨嵴内侧，通常归于蝶骨嵴脑膜瘤中颅窝脑膜瘤是指发生于蝶骨大翼内侧中颅窝底部的脑膜瘤。一般位于硬脑膜内，血运异常丰富。

临床常有海绵窦综合征、颞叶癫痫与颅内压力增高的表现。肿瘤向眶上裂伸长可引起眼球突出。肿瘤巨大压迫颞顶叶时，可出现对侧同向偏盲与轻偏瘫。向外侧生长，使颞骨鳞部变薄并向外隆起。

X线片多能发现阳性征象，如局部骨质增生、颞骨变薄、颅中窝低凹、骨质吸收，有时骨质破坏。脑血管造影可显示典型的颞叶肿瘤征象伴有肿瘤血管团。CT扫描可以明确地看出高密度团状肿瘤影像。

手术切除颅中窝肿瘤时，要充分考虑肿瘤供血异常丰富与肿瘤可能累及海绵窦、颈内动脉及其侧裂分支的特点。术前最好先结扎瘤侧颈外动脉或予以栓塞。手术的进路尽可能接近颅中窝底。显露肿瘤后，先从其基底部开始游离。手术可以参照蝶骨嵴内侧型脑膜瘤切除的方法。肿瘤累及海绵窦与颈内动脉者，分离肿瘤内侧时要格外细致，采用分块切除法。切记不可在肿瘤周围解剖关系尚未弄清的情况下，强行牵拉肿瘤或用手指剥离并深入至肿瘤鞍旁部分伤及下丘脑或海绵窦发生危险。

瘤组织广泛浸入海绵窦者，可在显微手术下，试行一小块、一小块地切除其中的瘤组织。尽管如此多数病例只能做到大部切除肿瘤。鉴于此部位肿瘤可为恶性或恶性变，术中肿瘤冰冻活检是必要的。如肿瘤恶性度高，已向周围结构浸润，更难取得根治。术后可采用放疗。

（九）三叉神经节脑膜瘤

三叉神经节脑膜瘤属于少见的脑膜瘤类型。肿瘤位于三叉神经节囊内，多为小型肿瘤如樱桃或核桃大小。也有较大者，突破三叉神经节囊，在颅中窝底伸长或经岩骨嵴向颅后窝发展。

临床表现为三叉神经痛，但疼痛多为持久性，并同时有三叉神经感觉根与运动根神经损害的表现。可资与原发性三叉神经痛鉴别。脑血管造影不一定显出阳性征象，CT扫描有助于早期诊断。

手术采取颞部入路，开颅时，骨窗尽可能靠近颅底，以利显露肿瘤。进入三叉神经节部位，可见三叉神经节囊隆起，切开硬脑膜与囊壁，即见到肿瘤。细心游离摘除肿瘤结节。

（十）岩骨尖脑膜瘤

岩骨尖脑膜瘤少见。由于该部位解剖关系特殊，这一部位的脑膜瘤也是手术中较为困难的一类。岩骨尖位于小脑幕卵圆形裂孔的侧方，前下为破裂孔与颈内动脉；内侧为海绵窦后部、环池与中脑；后下方为斜坡、脑桥，并有Ⅲ、Ⅳ、Ⅴ、Ⅵ脑神经通过；后外方为Ⅶ、Ⅷ脑神经；上方为岩上窦。这一区域内的主要动脉，除颈内动脉外，尚有基底动脉、大脑后动脉、小脑上动脉等。斜坡附近则有与海绵窦、岩上窦及岩下窦相连的静脉丛。

岩骨尖脑膜瘤早期，肿瘤甚小时，仅在局部使岩骨尖骨质受侵蚀和累及Ⅲ、Ⅳ、Ⅴ、Ⅵ或Ⅶ脑神经。待肿瘤逐渐增长，肿瘤由岩骨尖向颅中窝、颅后窝与小脑幕内侧发展，自然压迫上述神经、血管和脑干。

由于肿瘤长大占位，使脑干移位、环池受阻、导水管受压，以及静脉瘀血，可引起严重的颅内压增高。患者表现尚可有对侧肢体部分性偏瘫，小脑性共济失调。

诊断有赖于CT扫描与脑血管造影，X线片显示岩骨尖及其周围骨质破坏也是一个重要的依据。进行这一部位脑膜瘤的切除手术，要熟悉肿瘤邻近正常的与病理的解剖关系。需要事先进行脑血管造影查明由颈外动脉、颈内动脉及基底动脉多方面而来的供血来源。CT扫描虽然可以提示肿瘤的大小和生长方向，但不能提供肿瘤供血的情况。

手术通常由扩大的一侧颞枕入路，从颞叶底部进至岩骨尖区域显露肿瘤。原则上先从肿瘤基底部分离，采用包膜内分块切除的方式，逐步缩小肿瘤体积，使肿瘤塌陷，然后由肿瘤周围游离，一切断所能见到的进入肿瘤的供血动脉。再将肿瘤与周围相连的脑神经、脑干分开，最后全部切除肿瘤。较小的岩骨尖脑膜瘤可达到整个切除。手术中特别注意应防止伤及脑干和重要的动脉。

（十一）小脑幕脑膜瘤

小脑幕脑膜瘤是指肿瘤基底附着在小脑幕（包括幕切迹和窦汇区）的脑膜瘤，可向小脑幕上或幕下两个方向发展，亦可呈哑铃形生长。因此有幕上型、幕下型和哑铃型之分。也有人将向幕下生长者归入后颅凹脑膜瘤。小脑幕脑膜瘤占全部颅内脑膜瘤 2%～3%，本组 152 例占4.84%。肿瘤可发生在小脑幕的任何部位，常与窦汇、直窦、横窦等处粘着，也可以发生于小脑幕切迹与脑干毗邻。肿瘤以向幕下生长居多，占 41.9%，还有 43.9% 呈哑铃型生长，单纯向幕上生长，仅占 15.1%。

小脑幕脑瘤可向幕上、下分别生长，故可出现颞枕和小脑的不同症状。

生于小脑幕下的肿瘤多压迫一侧小脑，患者多有一侧的小脑体征（本组占 46%），如指向病侧的粗大水平眼震、指鼻和轮替动作不准确；肿瘤向幕上生长者，可压迫颞枕出现视野障碍，如象限盲或同向偏盲。但小脑幕脑膜瘤生长缓慢，早期症状多不明显，许多患者就诊时已出现颅内压增高，其中还有 10% 的患者因继发视盘水肿或偏盲而就医。本组近一半的患者眼底有视盘水肿，这些患者绝大多数是在应用 CT 检查以前就诊的。

手术入路依肿瘤位于小脑幕的上面或下面而定。小脑幕上面的脑膜瘤，采用颞枕瓣入路，切开硬脑膜后，最好先分离切断肿瘤的基底，继续沿小脑幕及大脑镰游离肿瘤。可以缓缓地向外牵引肿瘤，以助游离。肿瘤前极位于小脑幕裂孔处，与脑膜黏着甚紧者，部分游离肿瘤之后，由肿瘤侧面朝前内侧分离，以便看清肿瘤前极的供血来源并予以切断，使肿瘤由小脑幕裂孔缘的附着部分离，将肿瘤整个摘除。当肿瘤基底较宽，难以按此法处理时，则以分块切除为宜。要避免肿瘤前极的血管撕裂，因近侧端血管回缩，很难控制，可引起深部大出血。手术过程中注意勿伤及脑干。

小脑幕下面的脑膜瘤，多采取颅后窝中线切口上端并折向患侧乳突后上方。枕骨骨窗的上部，要达到显露出部分横窦，以便硬脑膜切口尽可能敞开，增加手术显露。接触肿瘤后，沿直窦由浅入深处理肿瘤基底，并由肿瘤的小脑面游离。分块切除或整个切除肿瘤，取决于肿瘤的大小，以及肿瘤固定于小脑幕的情况。不可强行牵拉与剜出肿瘤，以免发生意外的、难以制止的出血与脑干伤。

（十二）小脑凸面脑膜瘤

小脑凸面脑膜瘤不多见。肿瘤起源于小脑半球表面的脑膜，可为孤立性的瘤结节突入小脑半球内，也有一部分肿瘤与横窦壁相连而向小脑半球内伸长。肿瘤可长得很大，占据颅后窝的大半，将小脑、脑桥、延髓推压向一侧。肿瘤表面颅骨可有增生，肿瘤本身有时发生钙化。

临床表现为慢性颅内压增高症状及共济失调等小脑症状。

手术切除肿瘤可采用颅向窝中线直切口或侧方切口，依肿瘤的部位靠中线或靠外侧而定。按大脑凸面脑膜瘤的手术方法原则，多能将肿瘤全切除。

（十三）小脑脑桥角脑膜瘤

小脑脑桥角是颅内脑膜瘤好发部位之一，该部位脑膜瘤的发生率占脑膜瘤的 10% 左右。在小脑脑桥角肿瘤中，听神经瘤最多，脑膜瘤次之。肿瘤的基底部位于乙状窦，颈内静脉孔、岩上窦、岩下窦旁，贴附于脑桥小脑角的硬脑膜生长。肿瘤位置偏于前上，可使Ⅴ、Ⅵ、Ⅶ、Ⅷ脑神经受累；肿瘤位置偏于后下，靠近静脉孔的，可早期出现Ⅸ、Ⅹ、Ⅺ脑神经障碍。肿瘤长大可达中线或超过中线，压迫小脑与脑干，引起小脑与脑干功能障碍和颅内压增高。

患者多有典型的小脑脑桥角综合征，有时与听神经瘤不易鉴别。但此处脑膜瘤，前庭功能与听力障碍较听神经瘤为轻，不引起内耳孔扩大，有的可造成岩骨破坏，肿瘤有时出现钙化，可以提供诊断参考。通过脑血管造影，显示脑膜瘤的丰富供血与肿瘤染色，有助于确诊。CT 扫描可显示小脑脑桥角脑膜瘤均匀一致的高密度球形影像，有助于确诊。

小脑脑桥角脑膜瘤的处理，手术入路有三种选择：①肿瘤偏于前上，贴靠小脑幕，沿斜坡向内发展，瘤体接近或已过中线，使脑干明显受压的，宜采用一侧小脑幕上入路；②肿瘤偏于下外，即使瘤体较大，但尚未达到脑干前方者，可按一般颅后窝侧入路；③肿瘤很大，供血丰富、脑干受压、颅内压特别高者，宜取小脑幕上与颅后窝联合切口，按先后由上、下两个手术野进行肿瘤的游离与切除。在这种联合入路手术时，不宜切断横窦。切除肿瘤需在直视下细致操作。为此，对于晚期病例有必要术前行侧脑室持续引流，术中辅以控制性低血压，酌用脱水药以降低颅内压，以便使脑组织塌陷，扩大手术野，便利肿瘤的游离和切除。较大的脑膜瘤通常多采取分块切除的方式处理肿瘤。

（十四）枕骨大孔区脑膜瘤

枕骨大孔脑膜瘤是指发生于枕骨大孔四周的脑膜瘤，其中一半发生于枕骨大孔前缘，常造成对延髓的压迫。肿瘤可向下延伸到第二颈椎。

临床表现依肿瘤的重要生长部位有所不同，或以小脑症状为主，或类似高颈段脊髓瘤。此部位肿瘤术前较难以定性。CT 扫描或椎动脉造影有利于确诊。

手术多采取颅后窝中线切口，打开颅后窝与寰椎后弓。如肿瘤向下伸长较大，有必要切开 $C_{2 \sim 3}$ 椎板，扩大手术野以利肿瘤切除。位于侧后方的脑膜瘤，在断开肿瘤基底后，常能完全切除。侧前方者因受血管、神经的阻挡，手术野较窄，多采取分块切除。手术中谨防误伤椎动脉、小脑后下动脉与后组脑神经，更要防止牵拉脊髓造成严重损伤发生呼吸衰竭。

（十五）斜坡脑膜瘤

斜坡脑膜瘤少见。肿瘤为扁平形或球形，基底位于斜坡之上部或下部，达枕骨大孔前缘。在解剖上，斜坡的宽度约 3 cm，侧方为左侧与右侧Ⅲ～Ⅻ脑神经或将神经包围。其后为脑干及基底动脉。肿瘤增长必然累及两侧脑神经并压迫脑干。

疾病为慢性过程，有一侧或两侧多发脑神经损害的症状和两侧锥体束征，多伴有轻度或中度颅内压增高。肿瘤偏上者出现Ⅲ～Ⅷ脑神经障碍，肿瘤靠下方者多影响Ⅶ～Ⅻ脑神经，早期常为一侧性，但也可为两侧性。锥体束征多为两侧对称性，肿瘤晚期可引起两侧肢体不全麻痹，感觉障碍发生较少，可误为脊髓瘤，同时需与脑干胶质瘤鉴别。颅内压增高通常出现较晚。

此瘤的诊断在过去依靠脑室造影，显示导水管呈弧形向后移位，目前主要通过椎动脉造影，于斜坡部位可见椎动脉向后移位，并显示出肿瘤血管团。CT 扫描于颅后窝前中央部位出现均匀的高密度肿瘤影像。此部位脑膜瘤的处理，在脑膜瘤手术中最为困难，因为肿瘤位于脑干前方，可能已累及基底动脉，紧连脑干，并累及颅后窝两侧的脑神经。而且这些神经可能已被肿瘤包围。

肿瘤切除术有三种途径：①颅后窝入路，由脑干侧方，通过脑神经之间接近肿瘤；②经小脑幕上入路；这两种入路都因为脑神经阻挡了手术进路，只能分块切除肿瘤，而且很少能够取得全切除；③经口咽入路，即由口腔，切开软腭达到咽后壁，在该处打开斜坡，可以形成一个约 2 cm×2 cm 的骨窗，切开斜坡后方的硬脑膜，达到肿瘤基底，在显微手术下，有可能将较小的球形脑膜瘤切除。而肿瘤较大者，同样难以完全显露和切除。因此，这一类脑膜瘤，长期预后佳。姑息性手术，仅作颅后窝减压，或在颅内压明显增高情况下，采用脑脊液分流术。

手术中防止损伤脑神经与脑干，否则必将加重病状。

（十六）脑室脑膜瘤

脑室内脑膜瘤起源于脑室系统的脉络丛组织。临床上属于少见的脑膜瘤类型，其中又以起源于侧脑室脉络丛的侧脑室内脑膜瘤最为多见。早期神经系统损害不明显，就诊时肿瘤多已较大，多数患者已出现颅内压增高的表现，故常见头痛、视盘水肿。

患者常以颅内压增高起病，或伴有肿瘤邻近部位脑实质受累所引起的定位症状，如侧脑室内脑膜瘤可引起对侧轻微面瘫与肢体无力，三脑室后部者出现两眼上视受限与共济失调，三脑室前部者引起下丘脑损害症状；四脑室脑膜瘤引起躯体性共济失调与眼球震颤。确诊依靠 X 线造影检查，脑室造影可以显出肿瘤充盈缺损影，脑血管造影可显出增粗的供血动脉与肿瘤病理血管，在侧脑室脑膜瘤，脉络膜动脉多有明显增粗，或显出包绕于肿瘤的动脉。CT 扫描于脑室内显示符合于脑膜瘤特征的肿瘤影像。

手术应争取将肿瘤全部切除以求根治，侧脑室三角部的脑膜瘤，手术切口选在顶上小叶或在颞中回后部、脑功能次要的部位，仔细游离肿瘤，通常肿瘤表面很光滑也可呈分叶状，切断供血动脉及与脉络丛的联系后，便可将肿瘤切除。手术切口宁可稍大，防止过分牵拉与撕裂大脑皮层及侧裂部位的大脑中动脉分支。三脑室与四脑室脑膜瘤按该部位其他脑室内肿瘤的手术方法切除。

第四节 颅咽管瘤

一、肿瘤发生学和发病率

颅咽管瘤起源于约在胚胎第 2 周出现的 Rathke 袋，占成人颅内肿瘤的 5% ～ 6%，占儿童颅内肿瘤的 13% ～ 17%。

二、好发部位与临床表现

按部位一般分为鞍内型、鞍上型、三脑室型 3 种。临床上可以表现为颅内压增高及视神经受压，还可以表现为内分泌功能障碍，如生长发育障碍、性功能障碍、尿崩等。

三、诊断与治疗

影像学表现为鞍区病变，多有钙化，结合患者年龄及内分泌改变，诊断不难，治疗以手术切除为首选，多采用经翼点入路或经三室入路。对囊性病变，可考虑行囊液抽吸加内放疗。

四、术后并发症

主要并发症为下丘脑损伤，表现为尿崩、体温失调、消化道出血、昏迷等。

第五节 脊索瘤

一、发生学

起源于胚胎脊索结构的残余组织。

二、好发部位

好发于蝶骨、枕骨底部及其与软骨结合处的周围及骶尾部，颅内常见于斜坡、鞍旁、颅中窝及鞍区。

三、临床表现

大多有头痛，颅内压增高症状出现较晚且较少见，因肿瘤位于颅底，常有多条脑神经受累及长传导束症状，局部症状依肿瘤所在部位而不同。

四、诊断与鉴别诊断

长期头痛，有多条脑神经受累症状者，多考虑此病，如见颅底骨质破坏及钙化，多可确诊，个别需和相应部位常见肿瘤鉴别。

五、治疗与预后

因肿瘤位于颅底，常侵及多条脑神经，手术全切困难，术后可辅以放疗，可能减缓肿瘤生长速度，此病预后较差。

第六节 脑垂体腺瘤

一、概论

垂体腺瘤是常见的良性颅内内分泌肿瘤，Marie 于 1886 年首先描述肢端肥大症，1887 年 Minkowski 论及肢端肥大症由垂体腺排列异常引起，1900 年 Benda 认识到伴肢端肥大症的嗜酸性腺瘤并证明肿瘤是来自腺垂体细胞的真性肿瘤。

二、分类

(一) 按形态分类

按大体形态垂体腺瘤可分为：①微腺瘤：肿瘤直径 < 1.0 cm；②大腺瘤：肿瘤直径 > 1.0 cm；③巨大腺瘤：肿瘤直径 > 3.0 cm。

（二）依据细胞质染色分类

1. 嫌色细胞瘤

临床上发病率高，占 76%，为垂体瘤中最常见者。肿瘤分布于腺垂体的结节部，无分泌激素功能。

2. 嗜酸性粒细胞腺瘤

发病率次之，约占 20%。肿瘤多局限于鞍内，较少发展成巨大型。有分泌激素功能。一般来讲，肿瘤体大小不与其内分泌障碍轻重平行。

3. 嗜碱细胞腺瘤

发病率约占 6%。具有分泌激素的功能，可与皮质醇增多症同时存在。瘤体很小，一般不长出于蝶鞍之外，也不产生局部的压迫症状。

4. 混合型垂体腺瘤

发病率低，兼有两种细胞成分，主要为难染色性与嗜酸性瘤细胞混合存在。

垂体恶性腺瘤很少见，仅占 2% ～ 3%，预后不良，可向蛛网膜下隙及神经系统外转移。亦有恶性泌乳素腺瘤的报道。

发生于神经垂体的肿瘤少见，多为胶质细胞瘤。

实际上这种依肿瘤细胞胞质的染色的方法分类法不能把形态和功能结合起来，不能反映肿瘤的性质。因为嗜酸性细胞可以是生长激素 (GH)、泌乳素 (PRL) 和大嗜酸性细胞；嗜碱性细胞可包括促肾上腺皮质激素 (ACTH) 细胞、促甲状腺素 (TSH) 细胞、促黄体激素 (LH) 细胞和促卵泡激素 (FSH) 细胞，而嫌色细胞则可包括 GH 细胞、PRL 细胞、TSH 细胞、LH 细胞、FSH 细胞等。

（三）垂体腺瘤新的分类方法

近年来，由于内分泌激素测定的进步和电子显微镜下观察超微结构及染色方法的改进，及特异性免疫组化染色在病理上的广泛应用，现在一个比较好的将形态 (组织化学和电镜) 和功能 (临床表现) 相结合的垂体腺瘤的新分类已形成。

1. 泌乳素细胞腺瘤

PRL 腺瘤占垂体腺瘤的 40% ～ 60%。泌乳素是一种由泌乳素细胞分泌的分子质量为 23 500 Da 的多肽激素。泌乳素细胞位于垂体的后外侧，占垂体腺细胞的 15% ～ 20%。泌乳素的生理功能是刺激乳腺发育，促进泌乳。在男性体内的功能还不十分清楚，但与精子发生有关。它与其他被下丘脑调控的垂体激素不同，泌乳素分泌主要受"抑制因子"的影响，多巴胺被认为是所谓的"泌乳素抑制因子"。

泌乳素肿瘤是垂体腺瘤中多见的一种，女性主要表现为停经、溢乳，阳痿是男性主要症状。3/4 的泌乳素细胞腺瘤在光学显微镜下是不染色的。其余为嗜酸性和混合染色。血浆中的泌乳素水平升高，当超过 2 000 ng/mL 时，称之为侵袭性泌乳素瘤。血浆中的泌乳素水平轻微升高不能诊断为泌乳素细胞腺瘤，因为下丘脑、垂体、垂体柄的任何损害都能干扰泌乳素抑制因子的释放，引起血浆中泌乳素水平的升高。病理表现为瘤细胞多为嫌色性，少数瘤细胞为嗜酸性。

2. 生长激素细胞腺瘤

占垂体腺瘤的 20% ～ 30%。临床上主要表现为肢端肥大症或巨人症。血浆中 GH 水平升高，并引起全身代谢紊乱。

生长激素是一种分子质量为 21 000 Da 的单链多肽，由位于垂体侧方的细胞分泌。生长激素细胞占垂体腺细胞的 15% ～ 20%。根据细胞颗粒范围，光镜下表现为嗜酸性或嫌色的特点。腺瘤可以由有稠密颗粒或有稀疏颗粒的细胞构成，发生率基本相等。10% 肿瘤是由混合性细胞构成。生长激素细胞腺瘤患者中，血浆泌乳素水平会升高，这是由于腺瘤分泌两种激素或由于生长激素细胞腺瘤的生长干扰泌乳素抑制因子的释放，使血浆泌乳素水平继发升高。

3. 促肾上腺皮质激素细胞腺瘤

占垂体腺瘤的 5% ～ 15%，其中约 80% 为微腺瘤。促肾上腺皮质激素是一种单链多肽，可以刺激肾上腺皮质，促进皮质醇分泌类固醇。腺瘤细胞有嗜碱性浓密分泌颗粒。15% ～ 20% 的腺垂体细胞为促肾上腺皮质激素细胞，位于腺垂体的中央，这是大多数促肾上腺皮质激素细胞微腺瘤位于垂体的原因。临床上表现为皮质醇增多症，可引起全身脂肪、蛋白质代谢和电解质紊乱。当切除肾上腺皮质后可出现反应性垂体瘤。

4. 促性腺激素细胞腺瘤

很少单独存在，临床上表现为性功能失调，如阳痿、性欲减退等。尿促卵泡素 (FSH) 和促黄体生成素 (LH) 细胞约占正常垂体细胞的 10%，分布于整个垂体腺。

5. 促甲状腺激素细胞腺瘤

甲状腺素刺激激素 (TSH) 细胞腺瘤很少见，小于 1%。临床上表现为甲亢或甲减。用免疫细胞化学染色呈 TSH 阳性。

6. 无内分泌功能细胞腺瘤

占垂体腺瘤的 20% ～ 35%。在临床上和生化检查均无内分泌失调的表现，75% 无内分泌功能细胞腺瘤不染色，多见于中年男性和绝经后女性。当腺瘤长大，压迫视交叉和垂体组织则出现头痛、视功能障碍和垂体功能低下，大腺瘤伴有血浆 PRL 轻度升高 (< 100 ng/L)，多系垂体柄受压，而不是 PRL 腺瘤。临床上，此种腺瘤具有侵袭性，因为激素无异常改变，所以肿瘤生长的很大，患者多有视力的改变。

7. 多分泌功能细胞腺瘤

腺瘤内可含有 2 种或 2 种以上的内分泌激素细胞，有多种内分泌功能失调症状。这些细胞可用免疫细胞化学染色法显示出。

8. 恶性垂体腺瘤和浸润性腺瘤

恶性腺瘤或垂体腺癌占垂体腺瘤的 2% ～ 3%，且预后不良。可伴有蛛网膜下隙及神经系统外的转移，但少见。

约有 10% 垂体腺瘤具有侵袭性，可突破垂体窝、窝的硬膜和周围骨质呈广泛生长。多数侵袭性垂体腺瘤为稀疏颗粒或嫌色，可以是激素分泌活跃，也可以产生泌乳素。

三、临床表现

(一) 多发群体

垂体腺瘤占所有原发脑肿瘤的 10 ～ 15%。流行病学上的评估显示没 10 万人中的年发病率 8.2 ～ 14.7%，占原发颅内肿瘤的第三位，但是这些数据低估了垂体腺瘤的发病率，对一般人群无选择性的尸检研究显示：垂体微腺瘤的发病率约 20 ～ 25%，并被常规的 MRI 扫描中，

10% 或更多的垂体具有轻微信号改变，提示有临床隐性的微腺瘤。因此可以得出，垂体腺瘤出现临床症状并需要干预的只占其中很少的一部分。发病率最高的年龄段是在 30～60 岁，一般的规律是，有功能性垂体腺瘤在年青成人中更常见；而无功能性垂体腺瘤随着年龄的增长变得更突出。垂体腺瘤在小儿中不常见，仅占原发小儿脑肿瘤的 2%。

（二）疾病症状

主要表现为三个临床症状中的一个或多个。

第一：垂体激素高分泌的某些特点表现出垂体功能亢进。

1. 泌乳素腺瘤

是激素分泌性垂体腺瘤中最常见的一种，占 40～60%，多见于 20～30 岁的青年，女性患者显著多于男性。泌乳素腺瘤是导致高泌乳血症的诸多因素中最重要者。女性高泌乳素血症的患者中 35.7% 为垂体泌乳素腺瘤。而男性泌乳素腺瘤患者在男性高泌乳素血症患者中所占比例高达 58.4%。女性典型临床表现主要以泌乳素增高、雌激素减少所导致的闭经、溢乳、不育为临床特征。又称 Forbes-Albright 综合征；重者乏力、嗜睡、头痛、性功能减退、精神异常、骨密度增加、肥胖，有统计 1/3 的不孕患者为高泌乳素血症所致。男性患者少见，表现为性欲减退、阳痿、乳房发育、溢乳、胡须稀少，重者生殖器萎缩、精子少、活性低、不育。

2. 生长激素腺瘤

其在激素分泌性垂体腺瘤中占 20～30%，就诊年龄多在 30～50 岁，由于肿瘤分泌生长激素过多，导致肢端肥大征，在青春期骨骺未融合前起病者表现为巨人症，少数患者于青春期起病，到成年后仍继续发展，表现为肢端肥大和巨人症。垂体生长激素腺瘤的特点是生长缓慢，早期微腺瘤，患者形体变化很小或不明显。常被忽视，随着肿瘤的增大，生长激素分泌增加，典型的临床表现才逐渐明显。肢端肥大表现为头颅面容宽大，眉弓凸起、颧骨高、下颌突起延长、鼻肥大、唇增厚、内脏肥大、甲状腺增大等，高血压、心脏肥大也是常见表现。呼吸道改变如舌咽喉及呼吸道管壁增生，导致睡眠呼吸暂停综合征、气道狭窄、肺功能受损伤、患者言语不清、声音低沉，发生呼吸道感染时病残率及病死率也明显增加。代谢改变，生长激素对胰岛素有对抗作用，并影响胰岛素对葡萄糖的反应，故可导致糖耐量异常、糖尿病。因其可使甘油三酯酶和脂蛋白酶的活性减低，而出现高甘油三酯血症，生长激素增高使肠道对钙的重吸收增加，使肾小球对磷的重新收增加，导致血钙、磷高、尿钙增高等，晚期患者由于正常垂体受压出现垂体功能低下，性腺功能受损最早最明显。生长激素垂体腺瘤患者死亡较早，50% 患者死于 50 岁以前，89% 的患者死于 60 岁以前。死因以心、脑血管和呼吸道并发症及垂体功能衰竭多见。

3. 垂体促肾上腺皮质激素（ACTH）腺瘤

表现为库欣综合征，属于垂体源性库欣综合征。在分泌性垂体腺瘤中占 5～10%，是一种耗竭性疾病，极少自行缓解，若不及时治疗，病死率高。多为青壮年，女性多于男性。患者主要表现：代谢异常，脂肪代谢紊乱和分布异常引起的向心性肥胖、满月脸、水牛背、锁骨上脂肪垫；蛋白质分解代谢高于合成代谢导致皮肤菲薄、结缔组织减少、毛细血管扩张，骨质疏松，导致病理性骨折。糖代谢异常产生胰岛素拮抗，可导致糖耐量降低和糖尿病。水电解质紊乱，表现为低钾血症、低氯血症、高钠血症，水钠潴留导致高血压。性功能异常，过多皮质醇抑制垂体促性腺激素，导致相应的功能障碍，少数患者出现精神异常。青春期前发病者由于过量皮质醇抑制生长激素，会严重影响发育。皮质醇增多可导致血管粥样硬化，血管平滑肌及内皮细胞增殖，故晚期患者多并发心血管、脑血管疾病，晚期患者多因心脑血管疾病、呼吸系统疾病及感染性疾病死亡。

4. 甲状腺刺激素细胞腺瘤

罕见。由于 TSH 分泌过多，T_3、T_4 增高，临床表现甲亢症状，另有继发甲低负反馈引起 TSH 腺瘤。

5. 促性腺激素细胞腺瘤

罕见，由于 FSH、LH 分泌过多，早期可无症状，晚期有性功能减低、闭经、不育。

第二：垂体功能不足，那些体积较大，压迫周围垂体、垂体柄或压迫下丘脑促垂体区的肿瘤的典型表现。不同的垂体内分泌轴对慢性压迫表现出的耐受性不同，促性腺细胞最敏感，首先受累。此后为促甲状腺细胞、促生长激素细胞，最终是促肾上腺皮质细胞相继受累，垂体后叶功能障碍很少发生。因此垂体功能低下通常表现为慢性病程。在垂体瘤卒中的情况下，可以成为急性的、不可预料的危及生命的状态。

第三：表现为与肿瘤相关的症状。头痛是最常见的早期症状，主要是因为肿瘤生长对鞍膈的牵拉所致，鞍膈的支配神经是三叉神经的第一支，是否存在头痛及头痛的严重程度都与肿瘤的体积无明显关系。(早期约有 2/3 患者出现头痛症状，主要位于眶后、前额和双颞侧。当鞍膈突破鞍膈，鞍内压降低，疼痛可减轻或消失。垂体腺瘤最常见的体征是视力视野障碍。这是肿瘤向蝶鞍上生长对前视觉通路压迫引起。尽管视觉障碍的表现形式多样，但双颞叶偏盲是最常见的症状。颞侧上象限最长受累，其次是颞侧下象限。肿瘤向上生长可能影响下丘脑，导致一系列自主神经功能紊乱症状：失眠、易激性、饮食、行为、情感方面的障碍。肿瘤向上三脑室方向生长，压迫室间孔导致脑积水。向侧方生长侵袭海绵窦出现上睑下垂、面部疼痛、复视等症状。肿瘤向颅内侧方可压迫刺激颞叶，导致癫痫发作等。

四、实验室检查

应用内分泌放射免疫超微测量对了解激素分泌情况是有帮助的。可以直接测定垂体和下丘脑多种内分泌激素，以及垂体功能试验，有助于了解垂体及靶腺功能亢进、正常或不足的情况，对垂体瘤的早期诊断、治疗前后变化的评估、疗效评价、随诊观察和预后判断均有重要的意义。垂体激素受机体内外环境的影响，因此单次基础值不可靠，应多次、多时间点做有关垂体功能试验，这样才较可靠。

过去只能测定靶腺内分泌素的变化，如蛋白结合碘、甲状腺素、17- 酮、17- 羟等，但这些靶腺内分泌素在垂体瘤早期常常没有变化。

由于内分泌放免超微测定法的应用，现在可以直接测定血中垂体多种内分泌素的变化。

目前常用的检查有：①泌乳素 (PRL)。②生长激素 (GH)。③促肾上腺皮质激素 (ACTH)。④促甲状腺激素 (TSH)：垂体 TSH 细胞分泌促甲状腺激素。血浆中 TSH 正常值为 5 ～ 10 mU/mL，如促甲状腺激素增高可见于垂体促甲状腺激素腺瘤、下丘脑性甲亢、原发性甲低、甲状腺炎、甲状腺肿瘤等病例。TSH 减低可见于垂体肿瘤、炎症或脓肿、手术和创伤后。在腺垂体功能减退，测定甲状腺素或甲状腺吸碘率可增高。⑤促性腺激素：黄体生成激素 (LH) 正常值为 40 g/L；

尿促卵泡素 (FSH) 正常值为 120 g/L。当发生垂体 FSH 腺瘤和 LH 腺瘤时，血中 FSH 和 LH 水平增高。⑥黑色素刺激素：正常人黑色素刺激素 (MSH) 含量为 20～110 g/mL，腺垂体功能减退患者血中 MSH 增高，增生型皮质醇增多症 MSH 增高，肾上腺皮质腺瘤所致皮质醇增多症中 MSH 低于正常。⑦靶腺细胞分泌功能：由于垂体腺瘤长期压迫所致腺垂体功能不足，靶腺如甲状腺、肾上腺、性腺都可发生功能低下。甲状腺蛋白结合碘、甲状腺素、17-酮、17-羟皆低，精子数目减少，阴道黏膜涂片时雌激素低于正常。

五、影像学检查

(一) 颅骨 X 线片

对诊断垂体腺瘤意义非常重要，微腺瘤蝶鞍可正常，大腺瘤蝶鞍山呈球形扩大，鞍底下移、变薄，有的倾斜呈双底征，后床突、鞍背骨质吸收变薄、竖起、后移或破坏，甚至后床突片状游离，晚期可累计鞍结节。前床突上抬。生长激素腺瘤有的鞍底骨质增厚，蝶鞍呈方凹形。蝶窦气化呈全鞍形者 (86%) 鞍前型者 (11%) 和甲壳形 (3%)。

(二) 蝶鞍区 CT 扫描

一般垂体腺瘤平扫时，多为低密度影，少数为等密度或高密度影，注入造影剂后呈均一或周边强化。肿瘤增大突破鞍膈，可见垂体柄偏移，增强扫描可见肿瘤中心坏死或囊性变。周边强化强化瘤壁厚薄不一。间接征象可见蝶鞍增大，鞍底倾斜，周边骨质吸收变薄和破坏。肿瘤压迫海绵窦，增强后肿瘤与海绵窦密度相等，不易分辨，不能误认为侵入海绵窦。

(三) 核磁共振影像 (MRI)

可以清晰地显示垂体腺瘤及其周围结构。微腺瘤多在 T_1 加权像上呈低信号，质子密度加权像呈等信号，在 T_2 加权像多为高信号。在增强扫描时，正常组织增强较肿瘤早。较大垂体腺瘤在 T_1 加权像呈低或等信号，T_2 加权像呈等信号或较高信号，注入增强剂后明显增强。

(四) 碘水脑池造影

碘水脑池造影经腰穿或小脑延髓池注入水溶性含碘造影剂，变动患者的体位使造影剂扩散至脑基底池，然后摄 X 线片，或做 CT、MRI，可得知垂体瘤是否向鞍上、鞍旁发展。对于协助鉴别空泡蝶鞍，鞍区低密度囊性肿物及脑脊液鼻漏有特殊意义。但因有创伤性，不作为常规检查方法。

(五) MRI

MRI 提高了垂体微腺瘤的诊断率。在 T_1 像上肿瘤表现为低信号，T_2 像上表现为高信号。微腺瘤有时在 T_1 表现为等信号，T_2 上表现为中等高信号。垂体卒中后，表现为混杂信号或高信号。MRI 可清晰显示肿瘤与视神经、视交叉、垂体柄、海绵窦、鞍上池、脑实质等周围结构的关系。MRI 蟹强薄层断层扫描，对直径 < 5 mm 的微腺瘤发现率为 50%～60%。另外，对选择手术入路有较大的价值。

六、诊断分析

垂体腺瘤的诊断主要依据不同类型腺瘤的临床表现、内分泌紊乱、视力视野障碍、其他脑神经和脑损害症状体征以及内分泌检查和放射学检查等。典型的垂体瘤诊断并不困难。但对早期的微腺瘤，临床症状不明显，内分泌学检查不典型，影像学检查不确切，其诊断并不容易，甚至误诊为妇产科、眼科疾病。内分泌改变、视力视野障碍、蝶鞍扩大均非垂体瘤所特有，垂体瘤患者可以但并非一定出现上述症状。即使内分泌学改变、视力和视野改变及影像学改变同时存在，也不一定是垂体腺瘤。所以，要全面了解病史，行多方面检查包括内分泌学检查和影像学检查等，综合分析，做出鉴别，以便确定是否为垂体腺瘤。对垂体腺瘤性质、大小、向鞍内或鞍上发展，周围结构受累程度等进行认真仔细研究，有助于制订治疗方案，评价手术预后，提高治愈率，减小耐损伤。

七、治疗

（一）治疗选择

垂体腺瘤的治疗方法有手术治疗、放射治疗及药物治疗。由于垂体肿瘤的大小不同，各种类型垂体腺瘤对以上治疗方法的效果不同，以及患者年龄及一般情况的不同，故每一患者的治疗方案均需考虑各种因素的影响问题。一般来说，手术治疗适用各种类型的较大垂体腺瘤、微腺瘤中的 ACTH 型、GH 型以及药物治疗不能耐受或治疗不敏感的 PRL 瘤；药物治疗适用于PRL 微腺瘤、TSH 微腺瘤以及部分分泌性大腺瘤术后的患者；放射治疗适用于术后肿瘤残留的患者，或不愿意手术的 ACTH 或 GH 微腺瘤患者。而高龄患者、身体情况差者可选择药物治疗或放射治疗。

垂体 ACTH 瘤 80% 以上为微腺瘤，因药物治疗效果差，故经蝶入路手术是其最佳的选择。过去由于早期诊断困难，患者表现为库欣综合征、双侧肾上腺增生，常误行肾上腺切除术。随之垂体失去靶腺的反馈调节，微腺瘤迅速增大，10% ～ 30% 患者出现纳尔逊综合征。目前由于认识上的改变，对 80% ～ 90% 库欣病已从肾上腺手术转向垂体肿瘤的切除，并取得远较过去满意的效果。国内外治疗该肿瘤的手术治愈率在 60% ～ 85%，儿童患者的治愈率更高。而肿瘤复发率仅 2% ～ 11%，对肿瘤复发者可再次经蝶手术。

与库欣病一样，经蝶入路手术也是肢端肥大症 (GH 瘤) 的首选治疗方法。术后数小时，患者 GH 水平可明显下降，出院前软组织增大可渐消失。GH 瘤的手术治愈率在 58% ～ 82%，术后复发率在 5% ～ 12%。对肿瘤未切尽或激素水平未恢复正常者，可行放疗或药物治疗。

PRL 瘤，尤其是大腺瘤也是手术的适应对象，术后视力可改善，大部分患者激素水平恢复正常。然而肿瘤术后的复发率较高，长期随访复发率为 6% ～ 40%。由于多巴胺促效剂溴隐亭对该瘤有明显治疗作用，又因高 PRL 血症患者经长期随访后，大多数小腺瘤不长成大腺瘤，且激素水平无变化，甚至恢复正常。故近来对 PRL 微小腺瘤的治疗选择趋向于保守或选用药物治疗。

TSH 腺瘤罕见，选择治疗需慎重。当肿瘤较小或是继发于原发性甲状腺功能减退症的通常不需要手术处理，应用药物甲状腺素替代治疗多能奏效。但对肿瘤较大向鞍上生长压迫视路者，可考虑手术切除。必须对原发和继发的 TSH 瘤及非肿瘤形式者 (后者可受到 TRH 的进一步刺激) 提高认识，做出鉴别，否则可产生不良后果，如在原发性甲状腺功能减退患者作不必要的垂体手术，在中枢性甲状腺功能亢进患者中作不恰当的甲状腺切除。

一般说来，促性腺素瘤同无分泌功能腺瘤一样，大多为大腺瘤。根据肿瘤大小、形状、生长方向可选择经蝶或经颅入路手术。术后视路改善者近 70%，但肿瘤复发率较高。

（二）手术治疗

手术切除肿瘤是目前治疗垂体腺瘤的主要手段。手术的目的是解除肿瘤对视路和其他组织的压迫，恢复激素水平，保护正常垂体功能。许多肿瘤通过经颅或经蝶入路手术能被有效治疗。但手术也受到包括肿瘤特征如肿瘤大小、形状、生长方向、组织类型、鞍外扩展程度和患者的特征如年龄、健康状况、视路和内分泌损害程度以及蝶鞍、蝶窦的解剖等情况的影响。在决定手术入路时，肿瘤的体积和蝶鞍扩展程度不如肿瘤的形状和生长方向来得那么重要。在当今显微外科技术较为普及的情况下，对待可以安全经蝶或经颅入路手术的患者，一般倾向于经蝶入路手术。因为经蝶入路更快更直接地达到垂体腺，清晰地区分肿瘤组织和垂体腺，肿瘤切除的彻底性较高，而患者的手术风险及术中损伤视路等结构的可能性小，患者的术后反应轻、恢复快。

1. 经颅手术

垂体腺瘤常规经颅手术有经额下、额颞（翼点）和颞下入路，每一种入路在特殊情况下有各自优缺点。垂体腺额下入路手术可观察视神经、视交叉、颈内动脉、鞍上池、垂体柄和蝶鞍，术中可在直视下切除肿瘤，对视神经、视交叉减压较彻底，适用于较大垂体腺瘤向鞍上发展有视力视野障碍者，但前置型视交叉可阻碍这一入路接近肿瘤，故对临床（视野检查有双颞偏盲性暗点）和 MRI 估计有视交叉前置者应优先采用额颞（翼点）入路。该入路提供了在视神经及视束与颈内动脉之间操作的空间，也可在视交叉前、下及后方探查，且路径短、视角大，充分利用了脑的自然解剖间隙，故适用于垂体腺瘤向视交叉后上方、向鞍旁或海绵窦发展者。缺点是手术者对远侧视神经和鞍内容物的视域受到影响。颞下入路适用于肿瘤明显向视交叉后扩展的罕见情况或向鞍旁发展者，虽然这一入路可对视交叉进行减压，但它对鞍内肿瘤的切除困难。

近 10 年来，随着颅底外科的突破性进展，垂体腺瘤的新手术入路和改良的手术入路得到开发和应用，包括扩大的额下硬膜外入路、经眶额蝶联合入路和经硬膜外海绵窦入路。扩大的额下硬膜外入路能清楚显露颅底的中线区域，如筛窦、蝶窦以至斜坡，故适用于切除长向前颅底、蝶窦、筛窦、鞍区及斜坡的巨大垂体腺瘤。但有些肿瘤长向鞍上区、后床突区及鞍旁海绵窦，成为该手术入路的"盲区"。为解决这一难点，可采用术中联合额下或颞下硬膜内入路一起操作，以增加肿瘤切除的彻底性。该入路暴露范围较经蝶入路广，手术风险较常规经颅入路小，手术需特别注意的是严格修复颅底硬膜，以防术后脑脊液漏和颅内感染。经眶额蝶联合入路是经额和经蝶联合入路的改良，手术也暴露好，容易达到肿瘤全切除目的，但手术创伤大，同样可能有脑脊液漏和颅内感染。经硬膜外海绵窦入路适用对象为侵入鞍旁和（或）鞍上的垂体腺瘤，尤其是常规额下入路或经蝶入路手术复发者。主要手术方法为：①游离中颅底硬脑膜夹层，打开海绵窦外侧壁。②经海绵窦内侧三角、上三角、外侧三角等间隙切除肿瘤及视神经两旁切除侵入蝶窦和筛窦的肿瘤。③肿瘤长向鞍上者，可剪开硬脑膜，打开侧裂，抬起额叶，将隆起的鞍膈连同其下的肿瘤推入蝶鞍内，经硬膜外切除。

经颅手术指征有：①肿瘤向鞍上生长呈哑铃状；②肿瘤长入第三脑室，伴有脑积水及颅内压增高者；③肿瘤向鞍外生长至颅前、中或后窝者；④有鼻或鼻窦炎症及蝶窦气化不能良且无微型电钻设备，不适合经蝶窦手术者；⑤肿瘤出血伴颅内血肿或蛛网膜下隙出血者。

术后视力及视野恢复率为 78%，其中视力改善为 83%，视野改善为 67%，其疗效与以下因素有关：①术前视觉影响程度，即术前视力影响愈严重，术后恢复可能愈小。②视神经受压时间长短，一般视力障碍在 1 年以内者，术后恢复大多良好，视觉障碍在 2 年以上者恢复较差。③视神经萎缩程度，已有明显视神经萎缩者，往往不能完全恢复。

2. 经蝶手术

经蝶窦入路切除垂体腺瘤为 Schloffer(1907) 首先在人体手术成功，后经改进，成为目前最为广泛应用的垂体腺瘤手术方法，它包括经口－鼻－蝶窦、经鼻－蝶窦、经筛－蝶窦、经上颌窦－蝶窦入路等术式。其优点是手术安全度高，采用显微手术技术，对微腺瘤可作选择性全切除，保留正常垂体组织，恢复内分泌功能。近年来，随着经蝶手术经验的不断积累和手术技巧的提高，注意到垂体腺瘤鞍上扩展部分常为非浸润性生长，包膜完整，且绝大多数垂体腺瘤组织质地脆软，有些肿瘤伴有出血、坏死、囊液等改变，容易被吸除或刮除，故国内不少医疗单位对有视神经及视交叉受压的大或巨腺瘤亦乐于采用经蝶入路手术，并能达到肿瘤尽可能多地切除，视路减压满意及保存垂体功能的目的，取得了较好的疗效（占 83%)。国外也有学者对垂体大腺瘤采用经蝶入路、鞍底开放，有意待肿瘤坠落至鞍内后作二期手术的，有效率亦可达 83%。

经蝶入路手术指征一般包括：①垂体微腺瘤；②垂体腺瘤向鞍上扩展，但不呈哑铃形，未向鞍旁侵袭，影像学提示肿瘤质地松软者；③垂体腺瘤向蝶窦内生长者；④垂体腺瘤伴有脑脊液鼻漏者；⑤垂体腺瘤卒中不伴有颅内血肿或蛛网膜下隙出血者；⑥视交叉前置型垂体腺瘤；⑦患者年老体弱，不能耐受开颅手术者。禁忌证包括：①巨型或大型垂体腺瘤向侧方、额底生长，或肿瘤呈哑铃形者；②垂体腺瘤向鞍上扩展，影像学提示肿瘤质地坚硬者；③蝶窦气化不良者；④鼻腔及鼻旁窦有炎症者。

分泌性垂体腺瘤经蝶窦入路手术切除肿瘤的疗效与肿瘤体积大小、有无周边浸润、术前激素水平高低、肿瘤能否全切、正常垂体保留程度以及首次或再次手术等因素有关。其中彻底切除肿瘤最为重要。一般如肿瘤为微腺瘤，无周边侵犯，激素水平轻至中度升高，肿瘤全切除，保留正常垂体及第一次手术者疗效较好。而影响肿瘤全切的因素有：①肿瘤发展阶段及大小，在肿瘤的初期，微腺瘤位于前叶内呈小结节形时为作选择性全切除的最佳时机。若肿瘤向鞍上、鞍旁、蝶窦内生长，体积较大者则不易完全切除。②肿瘤质地，95% 的垂体肿瘤质地软，易于吸除，能达到全切程度。约 5% 肿瘤质硬，难以全切。术前长期服用溴隐亭者，有部分病例的肿瘤可纤维化，质硬不易全切。③肿瘤侵蚀硬膜，肿瘤体积愈大，愈易侵蚀硬膜，以分泌性腺瘤较多见，故不易全切。从以上因素中，可见早期诊断是争取作选择性全切除的先决条件。

（三）药物治疗

药物治疗的目的是试图减少分泌性肿瘤过高的激素水平，改善临床症状及缩小肿瘤体积。虽然当今尚无一种药物能治愈该类垂体腺瘤，但有些药物在临床实践中确实取得了较好的疗效。对无分泌性腺瘤，主要是针对垂体功能低下的症状选用肾上腺皮质激素、甲状腺激素及性腺激素予以替代治疗。

1.PRL 腺瘤：治疗 PRL 瘤的药物效果最为突出，其中主要有溴隐亭、喹高利特 (Norprolac) 及培高利特。

①溴隐亭：该药是一种部分合成的麦角生物碱溴化物，为多巴胺促效剂，可兴奋下丘脑，阻止 PRL 释放，或刺激多巴胺受体有效抑制 PRL 分泌，并能部分抑制 GH 浓度。对女性患者，服药后 2 周溢乳可改善，服药约 2 个月后月经可恢复，并且 90% 停经前妇女可恢复排卵及受孕。在男性患者，服药后数周性功能恢复，3 个月后血睾酮浓度增加，1 年内恢复正常，精子数亦可恢复。而对大腺瘤者，常可降低 PRL 水平，并且可使 60% 的肿瘤缩小，使患者头痛减轻、

视野改善。但溴隐亭的缺点为停药后肿瘤又复增大，PRL 再度升高，症状复发。另外，该药每天需服 2 ～ 3 次，有恶心、呕吐、乏力、直立性低血压等副作用。还可导致服药后肿瘤发生纤维化，造成手术成功率 (44%) 较未服药者的 (81%) 显著降低。溴隐亭适用于：A.PRL 微腺瘤者；B.PRL 大腺瘤患者不愿手术或不适于手术者；C. 手术和 (或) 放疗后无效者；D. 大型 PRL 瘤向鞍外生长，可先服药 3 个月，如肿瘤明显缩小，则为手术创造条件；E. 妊娠期肿瘤长大者；F.GH 瘤和混合性肿瘤 (GH-PRL，TSH-PRL)，但仅部分患者有效。

②喹高利特：商品名"诺果亭"，是一种新型非麦角类长效多巴胺 D2 受体选择性激动药，对 PRL 的抑制作用是溴隐亭的 35 倍，消化道副作用少。药物半衰期为 11 ～ 12 h，故多数患者每天仅需服药 1 次。

③培高利特：系国产麦角衍生物，亦是多巴胺激动药，能作用于 PRL 细胞膜内多巴胺受体抑制 PRL 合成与分泌。国内协作组临床治疗高 PRL 血症 90 例，疗效观察有效率为 98.9%，其中 PRL 降至正常 88 例 (97.8%)，溢乳消失 94.6%，月经恢复 84.8%，妊娠 21.1%，肿瘤缩小及消失 47%，疗效略逊于溴隐亭治疗的对照组。但副作用 (同溴隐亭) 仅有 22.2%，低于溴隐亭治疗组的 35.6%，且症状轻微，不需停药，2 ～ 4 周内自然消失。治疗采用口服 25 ～ 50 mg/d，每 2 周调整 1 次，极量为 150 mg/d。

2.GH 腺瘤

药物治疗 GH 腺瘤主要依靠奥曲肽，其他有溴隐亭、赛庚啶等。

①奥曲肽：是生长抑素的衍生物，能较特异地抑制 GH，且较生长抑素有更强的生物活性 (抑制 GH 的活性比生长抑素高 102 倍)。该药皮下注射后血浆半衰期为 120 min，使 GH 浓度明显下降，故可用于治疗 GH 腺瘤。经观察，该药治疗后可使 2/3 以上的肢端肥大症患者的 GH 水平降至正常，20% ～ 50% 的患者肿瘤缩小，同时对 TSH 分泌腺瘤和促性腺素瘤亦有治疗作用。该药副作用较小，包括局部注射疼痛、腹部痉挛性痛、胆石症和暂时性脂肪性腹泻及对 GH 瘤者的糖代谢呈双重影响。但由于此药需每天 2 ～ 3 次皮下注射，患者常难以长期坚持。

② BIM23 014(BIM-LA)：是一种新长效型 (缓慢释放) 生长抑素类似物，可避免重复注射或持续给药的不便，每 2 周注射 1 次。

③溴隐亭：对肢端肥大者亦有治疗作用，有报道治疗后 GH 水平降低者占 2/3，但降至正常者仅 20%，且治疗剂量较高 PRL 血症者明显为大，每天用量常达 15 ～ 50 mg。

④其他药物：赛庚啶可直接抑制 GH 分泌，有一定疗效。雌二醇作用于周围靶组织对 GH 起拮抗作用，使症状减轻。另有醋酸甲地孕酮 (甲地孕酮)、氯丙嗪、左旋多巴等。

3.ACTH 腺瘤

许多药物已被用于治疗库欣病，包括 5- 羟色胺拮抗药赛庚啶、利他赛宁、多巴胺激动药溴隐亭和肾上腺功能抑制剂或毒性剂如酮康唑、米托坦 (密妥坦)、美替拉酮 (甲吡酮)、氨鲁米特 (氨基导眠能) 等。

①赛庚啶：可抑制血清素刺激 CRH 释放，使 ACTH 水平降低。每天剂量 24 mg，分 3 ～ 4 次给予，疗程 3 ～ 6 个月，缓解率可达 40% ～ 60%，对纳尔逊综合征也有效，但停药后症状复发。适用于重患者的术前准备及术后皮质醇仍增高者。

②利他赛宁：新型长效 5- 羟色胺拮抗药，每天 10 ～ 15 mg，连服 1 个月左右，效果较好

且无明显副作用，但停药后症状往往复发。

③酮康唑：作为临床应用的抗真菌药，能通过抑制肾上腺细胞色素 P-450 所依赖的线粒体酶而阻滞类固醇合成，并能减弱皮质醇对 ACTH 的反应。每天剂量 400～800 mg，分 3 次服用，疗程数周到半年，较严重的副作用是肝脏损害。

（四）放射治疗

在垂体腺瘤的治疗中，放射治疗或可作为手术治疗或药物治疗的辅助疗法，也可作为一种确定的治疗方法。它可分为外放疗和内放疗两种。外放疗常用有超高压照射的 ^{60}Co 和直线加速器，重粒子放疗（a 粒子、质子、中子等）以及 γ 刀、X 刀等。内放疗有放射性核素（^{198}Au、^{90}Y 等），与药物治疗的情况相同，放疗的有效性因垂体腺瘤的不同类型而有所不同。

1. 超高压照射（^{60}Co、直线加速器）：穿透性能较强，对皮肤、颅骨及正常组织影响较小。目前国内应用最多，已取代常规 X 线治疗。常用总剂量为 45～55 Gy，每周 5 次，每次 180～200 Gy。

①无分泌功能腺瘤：多为大腺瘤，早期单纯手术后的复发率为 55%～67%，晚期肿瘤全切除后的复发率在 12%～21%，复发多发生在术后 4～8 年。国外有报道即使肿瘤肉眼全切除，仍可有镜下残留的病变，如 88% 和 94% 的鞍内或向鞍上扩展的大腺瘤有硬膜的侵犯。故为防止肿瘤复发，提高手术治疗的效果，一般主张术后放疗。但近来也有研究者认为肿瘤全切除者，可临床密切观察，定期随访影像学，一旦肿瘤复发才予放疗，以免放疗引起的并发症。无分泌腺瘤对放射线治疗中度敏感，疗效较有分泌功能腺瘤为好。放疗后可使大部分肿瘤组织被破坏、体积缩小，所剩瘤组织增殖力明显减退，复发延缓。

放疗适应证：A. 手术未全切除者。B. 术后肿瘤复发且肿瘤不大者。C. 诊断肯定而临床症状不显著者。D. 年老体弱，或有重要器官疾病等不能耐受手术者。

放疗效果：国外报道单纯放疗肿瘤控制率为 71%，手术后放疗患者的控制率可达 75%。也有许多报道手术加放疗 10 年的局部控制率可达 85%～94%。肿瘤复发后放疗，10 年的控制率为 78%；首次手术后放疗 10 年控制率可达 91%。放疗后约半数患者的视力、视野障碍可望有些恢复，但亦有在放疗过程中或治疗以后发生肿瘤出血或囊变而使症状反而加重。

②分泌性垂体腺瘤：放射治疗分泌性腺瘤的疗效，以内分泌亢进症状较轻及激素升高水平较低者为好。

A.PRL 瘤经放疗后部分病例血清 PRL 浓度可以降低，肿瘤缩小，但 PRL 多不能降至正常水平，部分无效。相对于手术或溴隐亭治疗的效果，放疗效果不满意。

B.GH 瘤对放疗比较敏感，30%～70% 的患者放疗后 GH 水平可低于 5 mg/L，60%～80% 的患者 GH 水平可低于 10 mg/L，治疗的最大效应在 3～5 年。

C.ACTH 瘤的放疗效果在 20%～50%。儿童患者疗效较好，可达 80%，有效时间短于 GH 瘤患者的。对纳尔逊综合征，无论用于预防或治疗，均能减少发生率或控制疾病。

由于开展经蝶显微手术后治疗效果有了明显提高，现多主张治疗分泌性腺瘤（TSH 及 PRL 微腺瘤除外）应首选手术治疗，对手术未能全切除肿瘤病例，术后辅以放射治疗，可以减少肿瘤复发率。对肉眼全切除肿瘤病例，术后是否常规放疗，有研究认为肿瘤与正常组织之间无明显界限，瘤细胞常侵入正常垂体组织中，主张术后应放疗，但目前多认为手术后达到治愈标准者不需作放疗，可定期随访。对术中有脑脊液漏者应延期放疗，以待修补处充分机化。

2.重粒子放疗

国外应用回旋加速器开展的重粒子治疗有 a 粒子束、质子束、负 π 介子、快中子等。利用 Bragg 峰效应，在确切的靶区内 (垂体腺) 可获高能量释放，但在邻近组织内能量释放甚小，故可用较大剂量治疗，而副作用或并发症并不增加。国外用质子束治疗 431 例肢端肥大症患者，在以后的 4 年中有 80% 患者获得控制 (GH < 10 mg/L)，重粒子放疗 258 例 GH 瘤患者，5 年内 90% 患者 GH < 10 mg/L。对 ACTH 瘤，治疗 124 例患者，65% 完全控制，20% 改善，仅15% 失败。

3.γ 刀 (X 刀) 治疗

国内已引进并开展该项技术。它是应用立体定向外科三维定位方法，将高能射线准确汇聚于颅内靶灶上，一次性或分次毁损靶灶组织，而周围正常组织因射线剂量锐减可免受损害。对垂体腺瘤的治疗始于 20 世纪 70 年代，其目的是控制肿瘤生长和激素的过度分泌。由于视器邻近垂体 (瘤) 组织，所耐受的射线剂量较肿瘤所需的剂量为小，故该治疗的先决条件是视器相对远离肿瘤边缘，仅适应于无分泌功能腺瘤术后有部分残留者和高分泌功能微小腺瘤不愿手术及药物治疗无效或不能耐受者。γ 刀的疗效在无功能腺瘤局部控制率为 89% 左右，ACTH 瘤的治愈缓解率为 70% ~ 85%，GH 瘤为 67% ~ 75%，PRL 瘤为 50% ~ 60%。其主要并发症为视路损害和垂体功能低下。

20 世纪初经颅垂体腺瘤手术死亡率在 10% 以上。随着科技的发展，诊疗技术的进步和手术经验的积累，现经颅手术死亡率已下降至 4% ~ 5%，有的报道在 1.2% ~ 16%。北京协和医院经颅手术死亡率为 4.7%，近 20 多年来开展现代经蝶显微外科技术，手术死亡率又下降至0.4% ~ 2%。

据 Laws 治疗 505 例中 7 例死亡，死亡率为 1.38%(死于脑膜炎、脑脊液漏、下丘脑损伤、颈内动脉损伤和脑底动脉环闭塞各 1 例，颅内血肿 2 例)。Zerves 统计国际大宗材料 2 606 例微腺瘤死亡率为 0.27%，2 677 例大腺瘤的死亡率为 0.86%。北京协和医院经蝶手术 892 例，死亡 4 例，死亡率为 0.44%，均为大腺瘤 (1 例死于复发瘤第 2 次手术中异常血管损伤，经止血后突然心室纤颤；死于脑血管病出血和下丘脑出血各 1 例；1 例术后 12 天死于心血管意外)。微腺瘤死亡率为 0%，ACTH 腺瘤 256 例和 PRL 腺瘤 184 例均无死亡。死亡原因除与手术直接有关的并发症外，尚与术后误吸窒息、肺栓塞、心血管意外等有关。

严格掌握手术适应证，提高手术技巧，严密观察病情变化，积极防治并发症，是降低死亡率的关键。

八、垂体腺瘤与蝶鞍区其他病变的鉴别诊断

鞍区肿瘤可位于鞍内、鞍上、鞍旁、鞍底及鞍后，也可以相应的引起一些内分泌异常。视力视野的改变、蝶鞍的变形，并非都是由于垂体腺瘤所致，必须做详细鉴别。一般来讲，鞍底多见蝶窦肿瘤，鞍旁多见脑膜瘤，鞍后多以脊索瘤常见。这些肿瘤依其临床表现、影像学检查、内分泌测定，鉴别并不十分困难。但鞍内鞍上肿瘤之间及蝶鞍邻近部位的其他疾病则常易混淆。

（一）鞍区肿瘤的鉴别

1. 颅咽管瘤

颅咽管瘤是指发生于颅咽管残余上皮细胞的肿瘤，是最常见的先天性肿瘤，约占60%，占颅内肿瘤的5%～6%。为良性肿瘤，可见任何年龄，以儿童及青年多见，男女比例约为2:1。

颅咽管瘤多见于学龄期儿童及青春前期。临床表现：①垂体内分泌功能低下，发育矮小呈侏儒症，约占50%。约有1/3的患者有尿崩症，首发此症仅占10%；②视野变化多不规则，可为双颞侧偏盲，或为一眼颞侧偏盲，亦可无视野缺损；③蝶鞍改变为鞍背缩短，鞍底平坦，蝶鞍稍扩大，多为舟状；④鞍内及鞍上呈现斑块状钙化，鞍上呈弧形或蛋壳样钙化，实质内钙化则为点片状，钙化率为70%；⑤肿瘤多呈囊性，病变的边界清楚，呈圆形或类圆形、分叶状；⑥CT显示病灶大部分为低密度区，密度与脑脊液相仿或略高，提示为囊性，囊壁相对较薄，伴有或不伴有实质性部分。注射造影剂后，囊壁和实质部分可以增强；⑦MRI显示可为长T_1、长T_2，也可以是短T_1短T_2信号；⑧手术时可见瘤内为绿色液体，有的囊液稠如机油，内含胆固醇结晶；⑨成年人颅咽管瘤较少，且多为实质性，可有视力视野的改变、内分泌功能减退等症状，很难与垂体瘤鉴别，有时手术及病理证实才能确诊。

2. 鞍上、蝶骨骨板、嗅沟和蝶骨脊内侧管脑膜瘤

颅底脑膜瘤如发生于鞍结节，鞍隔处脂肪瘤常与垂体瘤相混淆，但脂肪瘤多发生于成年人，大多数无垂体功能减退的症状。可有双眼或单眼颞侧偏盲、视盘原发性萎缩、视力障碍，病程较之常是一眼或双眼失明。但X线片无蝶鞍扩大，蝶鞍一般正常，但鞍结节部位可出现骨质增生。CT扫描示多为实质性，呈均匀高密度影像，很少有囊性改变，注射造影剂呈明显均一强化边界更为清楚，锐利。MRI显示，T_1加权像上多数肿瘤表现为等信号，少数表现为低信号。T_2加权像上，肿瘤可表现为高等或低信号，肿瘤内常因有低信号区并不均匀，这是该处血流丰富的结果。

3. 异位松果体瘤

又名"生殖细胞瘤"，异位松果体瘤多发于儿童，1/3患者有肿瘤压迫症状，同时伴有头痛、呕吐、视力下降、步态异常、尿崩症或其他下丘脑的神经精神症状。绝大多数患者均有视力减退和各种不同类型的视野缺损或改变。60%的患者可表现为双颞侧偏盲及视神经原发性萎缩。下丘脑－神经垂体功能障碍，儿童表现为发育矮小，性成熟期表现为第二性征不发育，蝶鞍多正常。垂体内分泌激素测定正常或低下。CT扫描可见鞍区类圆形高密度区，边界清楚，内有散在钙化点，注射造影剂后高密度区明显均匀增强。CT冠状扫描可见肿瘤进入鞍区、压迫垂体，但尚能与垂体区分。MRI显示T_1加权像上多数肿瘤表现为均匀的等信号或稍低信号。T_2加权像上肿瘤为高信号。有时在手术前与垂体腺瘤很难鉴别，仅手术探查和病理加以确定诊断。

4. 脊索瘤

脊索瘤起源于胚胎残留的脊索组织。在胚胎期间，脊索上端分布于颅底的蝶骨和枕骨，部分达到颅内面，并与蝶鞍上方的硬脑膜相衔接，在枕骨部分可达该骨之下面（即舌咽面），一部分亦可位于颅底骨和咽壁之间。脊索的下端分布于骶尾部的中央及中央旁等部位。因此脊索瘤好发于这些部位，尤以颅底蝶枕部和骶尾部为最多见，脊柱型者次之。

为先天性肿瘤，少见。多发生于成年人。常位于颅底中线部分如斜坡，向鞍区侵犯，有多发性脑神经麻痹症状，伴有较剧烈头痛、视力减退、双颞侧偏盲、视神经原发性萎缩。内分泌症状多不明显，垂体内分泌素测定多为正常或低下。典型者 CT 扫描表现为以斜坡或岩骨尖为中心的圆形或不规则的略高密度影，其间散在点片状高密度影（为钙化灶或破坏骨质的残余部分），病灶边界较清楚，伴有明显的骨质破坏；注射造影剂，肿瘤呈均匀或不均匀的强化。MRI 的 T_1 加权像上肿瘤的信号不均，常低于脑组织的信号强度，在 T_2 加权像上，肿瘤则呈高信号。如并发出血者 T_1 和 T_2 加权像上均显示为高信号。

5. 视神经或视交叉胶质瘤

多见于儿童，早期多为一侧失明，并有患侧突眼，视野缩小及视盘水肿或视神经原发性萎缩，来自视交叉的主要为头痛、内分泌障碍、视力视野的改变。蝶鞍多为正常大小，视神经孔扩大，垂体内分泌测定多为正常。

6. 上皮样囊肿

上皮样囊肿又称为表皮样囊肿、胆脂瘤或珍珠瘤，是源于皮肤外胚层的先天性肿瘤。脑内型常见于第四脑室、侧脑室前角或脑组织内，脑外形可见于脑桥小脑角、鞍区及鞍旁、颅中窝、纵裂、侧裂、四叠体池、枕大池。鞍区及颅中窝的肿瘤可表现为视力下降和眼球活动障碍及复视等第Ⅲ、Ⅳ、Ⅵ脑神经或第Ⅴ脑神经受侵犯的症状。蝶鞍正常大小，垂体内分泌测定多为正常。X 线颅底片及颅底 3D-CT 可显示有颅底骨质破坏。CT 平扫，典型的表皮样囊肿表现为一低密度灶，可以为水样密度或脂肪密度。CT 值大小取决于肿瘤内胆固醇的比例。注射造影剂后，绝大多数肿瘤内容物和包膜均不增强。MRI 检查，在 T_1 加权像上，多数肿瘤表现为低信号，在 T_2 加权像上表现为高信号，其信号明显高于周围脑组织和脑脊液。肿瘤包膜在 T_1 及 T_2 加权像上均为高信号。

7. 神经鞘瘤

侵及鞍区的以三叉神经鞘瘤最多见。早期出现症状为一侧面部阵发性疼痛、麻木。如肿瘤位于颅中窝，可逐渐出现视力障碍、动眼神经麻痹、同侧眼球突出。晚期因影响第三脑室及中脑室导水管等中线结构产生脑积水症状。

8. 蝶骨的肿瘤

除脊索瘤外有骨软骨瘤、蝶骨转移癌、蝶鞍囊肿等，均可有头痛、视力视野的改变、内分泌症状。但于 X 线片中及颅底 3D-CT 表现与垂体瘤所致蝶鞍球形扩大改变有着显著的不同，易于鉴别。

（二）鞍区非肿瘤疾病的鉴别

1. 空泡蝶鞍综合征

空泡蝶鞍综合征，系因鞍隔缺损或垂体萎缩，蛛网膜下隙在脑脊液压力冲击下突入鞍内，致蝶鞍扩大，垂体受压而产生的一系列临床表现。可分两类：发生在鞍内或鞍旁手术或放射治疗后者为"继发性空泡蝶鞍综合征"；非手术或放射治疗引起而无明显病因可寻者为"原发性空泡蝶鞍综合征"。

一般无症状，但有的出现视力视野障碍，有的患者有内分泌功能减退如肥胖、闭经、性功能减退。女性多于男性。大多有些头痛，视力视野障碍常不规则，有肥胖、闭经等内分泌功能减退症状。蝶鞍可正常或略大。CT 扫描蝶鞍内为低密度灶，诊断关键为脑池造影 CT 扫描，发现造影剂进入蝶鞍的蛛网膜下隙。MRI 扫描对空泡蝶鞍有重要的价值。

2. 垂体脓肿

通常为全身性疾病的垂体部位的表现，蝶窦炎的患者易伴发垂体脓肿，50% 患者可找到感染源。大部分患者有头痛、蝶鞍区占位症状及内分泌低下症状，1/3 患者曾有过脑膜炎病史。诊断上易于与垂体瘤相混淆。蝶鞍可见扩大、破坏。CT 扫描显示鞍内占位，呈囊性改变，增强后囊壁有环状增强。

3. 拉克囊

一般认为系来自颅咽管残留组织。位于腺垂体与神经垂体之间有一小囊，直径 1 ～ 5 mm。当囊肿增大可引起垂体功能减退、蝶鞍扩大、视交叉受压及其他神经症状。与鞍内型的颅咽管及无分泌细胞型的垂体瘤临床症状相似，很难鉴别。

4. 动脉瘤

鞍内动脉瘤罕见。动脉瘤一般位于鞍上、鞍旁。一般突然发病，头痛，一侧动脉神经瘫。CT 扫描可见于鞍上或鞍旁边缘较清楚的圆形稍高密度区，有明显均一强化。如动脉瘤破裂可伴有蛛网膜下隙出血、脑内血肿、脑室内出血等并发症，有诊断价值。如疑有动脉瘤需做脑血管造影，为可靠的诊断方法。

5. 交通性脑积水

交通性脑积水可致脑室系统普遍扩大，第三脑室前部扩张伸至蝶鞍内引起蝶鞍扩大，视力视野障碍，少数患者可有内分泌的改变如闭经等。CT、MRI 扫描可帮助鉴别诊断。

(三) 非占位性鞍区疾病鉴别

1. 球后视神经炎症

发现较急，视力呈单侧或双侧迅速减退，眼球转动时感到头痛，但头痛不重，视野改变不典型，有中心暗点，可见周边视野缩小，眼底正常。急性视神经炎的眼底视盘充血、肿胀，偶有渗出。最后皆出现视神经萎缩。蝶鞍不扩大，颅内压高，无内分泌障碍。影像学检查正常。

2. 视交叉蛛网膜炎

视力呈缓慢性减退，常有症状稳定期。少见，视野改变不规则。可出现垂体功能障碍。蝶鞍正常大小。影像学无占位效应。

3. 结核性脑膜炎

结核性脑膜炎 (TBM) 是由结核杆菌引起的脑膜和脊膜的非化脓性炎症性疾病。在肺外结核中大约有 5% ～ 15% 的患者累及神经系统，其中又以结核性脑膜炎最为常见，约占神经系统结核的 70% 左右。近年来，因结核杆菌的基因突变、抗结核药物研制相对滞后和 AIDS 病患者的增多，国内外结核病的发病率及病死率逐渐增高。

因颅底脑膜广泛粘连致使颅压增高，脑积水，鞍区钙化斑，引起视力视野改变。主要依据结核性脑膜炎病史进行鉴别。

4. 高血压动脉硬化、糖尿病视网膜炎

均可引起视力视野改变，视力下降，视野缺损呈不规则形。垂体内分泌素测定多为正常。CT 扫描可明确诊断。

5. 其他

内分泌功能测定低下或亢进需与生理性的月经及妊娠相鉴别。

参考文献

【1】杨树源 . 神经外科学 . 北京：人民卫生出版社 .2008.01

【2】薛庆澄 . 神经外科学 . 天津：天津科学技术出版社 .1990.04

【3】王忠诚 . 神经外科学 . 武汉：湖北科学技术出版社 .1998.01

【4】周良辅 . 现代神经外科学 . 上海：复旦大学出版社 .2015.01

【5】张天锡，赵卫国 . 张天锡神经外科学 . 上海：上海交通大学出版社 .2014.01

【6】王忠诚 . 王忠诚神经外科学 . 武汉：湖北科学技术出版社 .2015.01

【7】王彬 . 实用神经外科学 . 北京：中国医药科技出版社 .2012.12

【8】高长庆 . 实用临床神经外科学 . 长春：吉林科学技术出版社 .2013.05

【9】王洪杰 . 现代临床神经外科学 . 北京：科学技术文献出版社 .2013.09

【10】郝东宁 . 实用神经外科学 . 西安：陕西科学技术出版社 .2011.12

【11】韦鹏翔 . 中国中西医实用神经外科学 . 北京：中国医药科技出版社 .2015.08

【12】刘玉光 . 简明神经外科学 . 济南：山东科学技术出版社 .2010.04

【13】石祥恩 . 简明神经外科学 . 北京：中国科学技术出版社 .2010.01

【14】张维兵 . 实用神经外科学 . 北京：中国工人出版社 .2008.09

【15】费舟 . 神经外科学典型临床病例集锦 . 西安：第四军医大学出版社 .2014.05

【16】朱新洪，肖泽浦 . 临床神经外科学 . 北京：科学技术文献出版社 .2007.08

【17】马廉亭，谭占国 . 微创神经外科学 . 郑州：郑州大学出版社 .2005.12

【18】雷鹏 . 脑神经外科学 . 北京：军事医学科学出版社 .2004.05

【19】只达石 . 实用临床神经外科学 . 北京：科学技术文献出版社 .2009.12

【20】涂通，方兵，等 . 急症神经外科学（第 2 版）. 北京：人民军医出版社 .2007.03

【21】吴承远，刘玉光 . 临床神经外科学 . 北京：人民卫生出版社 .2001.03

【22】周良辅 . 现代神经外科学 . 上海：上海医科大学出版社 .2001.12